龙氏治脊疗法
（第二版）

●名誉主编　龙层花　●主编　范德辉

SPM 南方出版传媒

广东科技出版社 | 全国优秀出版社

·广 州·

图书在版编目（CIP）数据

龙氏治脊疗法 / 范德辉主编. —2版. —广州：广东
科技出版社，2019.7（2023.9重印）
ISBN 978-7-5359-7101-2

Ⅰ.①龙… Ⅱ.①范… Ⅲ.①脊椎病—中医治疗法
Ⅳ.①R274.915

中国版本图书馆CIP数据核字（2019）第074235号

龙氏治脊疗法（第二版）
LONGSHI ZHIJI LIAOFA（DI' ERBAN）

出 版 人：朱文清
责任编辑：刘　耕
装帧设计：创溢文化
责任校对：梁小帆　杨崚松
责任印制：彭海波
出版发行：广东科技出版社
　　　　　（广州市环市东路水荫路 11 号　邮政编码：510075）
销售热线：020-37607413
https://www.gdstp.com.cn
E-mail：gdkjbw@nfcb.com.cn
经　　销：广东新华发行集团股份有限公司
印　　刷：广州市彩源印刷有限公司
　　　　　（广州市黄埔区百合三路 8 号 201 栋　邮政编码：510700）
规　　格：787 mm×1 092 mm　1/16　印张 18.25　字数 380 千
版　　次：2015 年 12 月第 1 版
　　　　　2019 年 7 月第 2 版
　　　　　2023 年 9 月第 12 次印刷
定　　价：88.00 元

编写人员

名誉主编：龙层花

主　　编：范德辉

副 主 编：林海波　袁智先　苏美意　张振宁

编　　委（以姓氏笔画为序）：

王尚巍　王朝峰　邢　航　吕小亮

刘　建　苏美意　李　盈　李锡行

杨晗丹　吴　维　吴晶晶　吴慧琴

何泳芝　张炎明　张振宁　陈旭林

陈俊伟　陈敬伟　范德辉　林海波

林锦坤　欧志文　罗孟西　侯文辉

袁智先　曹志贤　康　健　蒋小军

曾姿霈　黎子轩　魏美华

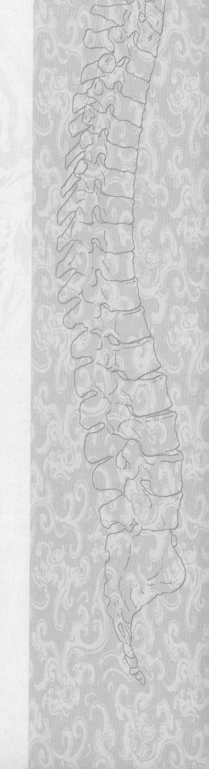

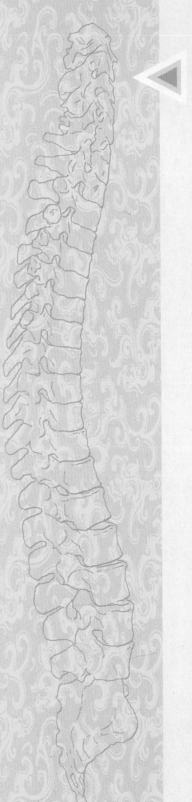

致读者
——兼第二版序言

各位读者朋友：

你们好！《龙氏治脊疗法》这本书跟大家见面已有几年时间了，在这数年时光中，我很欣慰地看到在学生德辉的帮助下，越来越多的同道接受并发展着"脊椎病因治疗学"的理论，推广各种具体的治脊技术。当然，最开心的，莫过于看到你们的双手汇集成千手，去帮助万千患者祛除伤病、守护健康。

包容并蓄、不断创新、精益求精——这些就是龙氏精神的内核。《龙氏治脊疗法》第二版很快就要出版了，德辉执意要我跟大家说点什么，感其诚意，我就"如何学好、用好龙氏治脊疗法"这个话题跟大伙聊聊。

首先，我们要志存高远、不忘初心。"为人类谋健康，在医疗工作中为守护人类健康做出自己应做的贡献。"——这是我数十年来未曾改变的人生心愿和奋斗目标。我特别希望，无论我们走得多远，都不要忘记出发时的承诺，我们学医、从医就是为了患者的健康，绝不是为了名利，医学之路注定是一条慎始善终的道路。

再者，"万丈高楼平地起"，我们想要攀登学术高峰、有所建树，夯实基础就极为重要了。真正的"治脊人"都知道，龙氏治脊绝不是"咔嚓"一声扳动骨骶关节那么简单。为了实现"三步定位",解剖学、神经学、病理生理学、影像学都应该有所涉猎,最好能有深入了解;治脊疗法的载体是各种具体的技术,其中包括正骨、理筋、水针、针灸、针刀、牵引、理疗等,可谓十八般武艺,我们要做到技多不压身、信手拈来;要想顺畅地实现"四步十法",运用好"龙氏正骨",需要长期用心坚持功法训练、触诊历练等,奠定重要的手法心法基本功。

俗话说,"独行快,众行远",就是我想说的第三个关键词"合作"。随着社会进步和医学发展,医疗活动不再是个体行为了,原来的"一根针、一把草、三个指头"就可以悬壶走天下的时代早已成为过去。就脊椎病的诊疗来说,遇到诊断疑难的病患时,我们需要和影像专家探讨;如果保守治疗效果不佳,我们可能需要求助于脊柱外科的大夫;为了提高和稳定疗效,我们需要向医疗体育、营养保健等专家请教;遇有病程缠绵、忧虑警惕、依从性差的病患,精神心理学知识可以帮到我们。所以,一名优秀的医者一定是乐于合作、善于合作的,这样才能够将多学科的知识整合,并运用于临床诊疗工作,也才能获得更大的成功。

其实,我上面所说的初心、基础、合作,都一直蕴含于《龙氏治脊疗法》第二版中。学海无涯、知识无边,或许再次修订的《龙氏治脊疗法》仍无法完美无瑕,但德辉团队在临床、学术工作中不断探讨、创新求实的科学态度和敬业精神让我很是欣慰,故而说了上面这些文字,权当是再版序言了。

感谢各位同道对龙氏治脊疗法事业的支持和推动,感谢德辉及其弟子为龙氏治脊疗法做出的努力和贡献!

2019 年 2 月于南部战区干休所

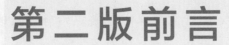

第二版前言

　　充实的时光总是过得很快，不知不觉中《龙氏治脊疗法》跟各位同道见面已有数载。这本书饱含着恩师龙层花教授的深情嘱托，也承载着编委会全体同仁的辛勤劳作和出版社老师的宝贵付出。该书出版后，各种反馈纷至沓来：初学者把这本书作为学习龙氏治脊疗法的启蒙书；有一定脊椎病诊疗基础的同道则把这本书作为精读教材和案头书；有些医院的脊柱康复专科把这本书作为进修医生的必读书单；不少中医药院校和科研机构把这本书列为馆藏书目。诸如此类，难以列举。尤其令人感动的是，有不少深受脊椎病困扰的患友也在"研读"这本书，揣摩里面与自己"有几分相似"的病案，学习保健功法，甚至捧着这本书到广东省第二中医院找到我的团队诊治。

　　这些反馈一方面说明这本书受到各界欢迎，这令我本人和团队感到欣慰——我们给龙老师交的作业及格了！另一方面这也督促我们进一步思考：这本书哪里还可以更精致、更准确一些？它的学术性和实用性还能再好一些吗？还有哪里对读者朋友们有所辜负吗？

　　这种思考萦绕心间、难以释怀，或许这就是龙氏精神的内核所在——龙氏精神就是发展与创新，汲取新技术、新思路不断地完善自身；龙氏治脊疗法理论体系具备宽广的开放性和包容性，吸纳百家之长，从而不断实现自身的丰富完善。

在龙氏精神的感召下，亦有感于社会各界的期待，我们团队带着上述思考再次坐在一起，就《龙氏治脊疗法》的改进和再版形成如下共识：把符合龙氏治脊理念，符合龙氏治脊疗法理论体系的新技术整合进来，丰富施治技法；把第一版中表述过于简单之处予以展开说明，更方便同道理解交流；及时更正疏漏与错误之处，以免贻误后学；充分利用当前媒体融合技术手段，书中提供了近50条短视频，读者可扫描二维码免费学习同步精华课程，直观掌握手法操作精髓，提高学习效率。

2017年7月1日起施行了《中华人民共和国中医药法》，这是我国中医药界翘首共盼的大事，必将为继承和弘扬中医药文化、促进中医药事业健康发展提供强有力的法律支撑。该法明确指出，国家将大力发展中医药事业，实行中西医并重的方针。尤其让中医药学界欢欣鼓舞的是，2018年10月22日下午，习近平总书记考察了珠海横琴新区粤澳合作中医药科技产业园，指出中医药学是中华文明的瑰宝，要深入发掘中医药宝库中的精华，推进产学研一体化，推进中医药产业化、现代化，让中医药走向世界。

在中医药事业发展的新时代，《龙氏治脊疗法》第二版就是我们团队的新作为。我们期待，基础理论和具体技术兼具传统医学、现代医学双重属性的龙氏治脊疗法，能够助力中医药事业的发展，能够为中医药事业在"一带一路"倡议下发挥更大作用，能够为脊柱康复同道提供中西医并重的理法体系，从而更好地服务人民群众，为人民群众的脊柱健康保驾护航。

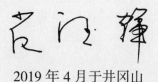

2019年4月于井冈山

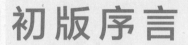

初版序言

　　时光荏苒，犹如白驹过隙，不经意间，距离我和魏征教授开始研究脊椎病因学和治脊疗法已有半个世纪了，那些艰苦付出、点滴积累、品尝酸甜苦辣的时光犹在眼前。

　　让人欣慰的是，脊椎病因学的理论不断丰富和巩固，在此基础上形成的治脊疗法也逐渐得到公认、接受和推广，具备旺盛的生命力。去年，当羊城的木棉花正火红的时候，首届"国际脊椎病因学暨龙氏治脊技术研讨会"如期召开，来自海内外的同行、朋友、弟子们欢聚一堂、深入交流，这标志着脊椎病因治疗学受到全球范围的认可并得到有效传承。这也是我多年的心愿，一朝达成，深感欣喜。

　　弟子德辉，江西井冈山人，受祖辈悬壶行医、济世山民、为人敬重的事迹激励，素爱中医针灸及正骨，在医学道路上潜心钻研、锐意进取，可谓成果斐然：担任广州中医药大学的教授和硕士生导师，教学和科研任务繁重、业绩突出；热爱临床工作，在广东省第二中医院针灸康复科带领治脊团队满负荷地进行科室管理和诊疗

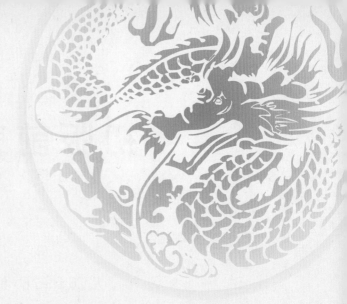

工作，得到来自患者及各界"德艺双馨"的评价，获得"广东省名中医"的殊荣；致力于治脊疗法的推广，连续多年通过国家级、省级继续教育平台举办龙氏治脊疗法学习班，为全国各地培养了治脊人才，一定程度上提高了当地的治脊水平，造福百姓。

尤其让我高兴的是，德辉带领他的团队，将其在治脊疗法道路上的所学、所思、所行及所得加以总结整理，兼蓄各家之所长，出版《龙氏治脊疗法》。本书的出版，无疑是对脊椎病因研究和治脊疗法事业的极大推动，有望为后学者提供系统、准确的学习途径，促进治脊同道的相互交流，最终造福被脊椎相关疾病折磨的广大患者。

我很赞赏德辉注重学习、创新进取、包容交流的精神，故乐为之序。

2015 年 5 月 28 日于流花桥

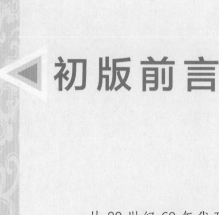

◀ 初版前言

从20世纪60年代开始，魏征、龙层花两位恩师长期开展锲而不舍的研究，创立、丰富和推广了脊椎病因学的理论。在此理论的支撑下，龙老师团队潜心钻研以正骨手法为代表的各种治疗脊椎相关疾病的具体疗法，并加以规范化、系统化，逐渐形成为一种理论扎实、技术丰富、结构完善、疗效可靠的治脊疗法。这极大地提高了脊椎相关疾病的治疗水平，是广大患者的福音，也使得全球治脊同道受益匪浅。

我自20世纪80年代学医、从医以来，一直致力于脊椎关节病与脊椎相关疾病的针灸、手法正骨、中医汤方及现代理疗的综合运用，小有所得。非常荣幸的是，20世纪90年代初，我开始接触龙氏手法，后有幸跟随龙老师系统学习治脊疗法，有赖于龙老师的谆谆教诲及其他老师、学长的悉心指导，知识结构、诊断思维和施治技能都有很大的提高，常有如沐春风、豁然开朗的感觉。近年来，随着诊治患者的数量日益增加，我对于治脊疗法的领会和掌握更加丰富和深入；在对研究生和进修生的临床带教和科研实践中，在对基层医疗机构和从医人员的培训中，关于如何推广龙老师的治脊疗法也有一些经验积累和困惑。每次拜望龙老师，都能在一些疑难病症方面得到宝贵指点，在与国内、国际龙氏弟子和治脊同道的交流中，也多有思想碰撞和交流。以上这些，都强烈地促使我掌灯提笔，以文字形式将如何学习、运用和思考治脊疗法的所得加以记录和整理，其一，向龙老师交一份作业，作为汇报材料，让老师了解我的学习、工作情况；其二，也想以此作为一份辅导材料，在带教及承担培训任务时有所依据，于后学有益处，于传播和推广龙老师的治脊疗法有帮助；其三，这也是一份交流材料，更有利于我和遍布全球的龙氏弟子、治脊同道深入交流，共同造福患者。

现书稿初成，共分6章，从概论、理论基础、诊断、治疗、临床应用及病案分析、功法等方面较为系统地介绍了治脊疗法。关于本书及治脊疗法的命名，龙老师向来是反对以"龙氏正骨"等冠名龙氏的做法，而本书以"龙氏治脊疗法"为名，不仅仅是姓氏的传承，更是为了发扬中国龙的勤劳勇敢、开拓创新、包容进取精神，也是龙老师一直以来治学授业的要求。由于脊椎相关疾病涉及学科多、知识面广，我诊疗、教学与科研任务稍显繁重，故疏漏与错误在所难免，祈望专家和读者不吝赐教。

感谢恩师龙层花教授对于治脊疗法所做的杰出贡献，她的坦荡无私、倾囊相授和钻研进取影响了众多的龙氏弟子，也给无数的患者带来福祉。恩师素来格外崇敬千手观世音菩萨，仰望其普度众生的善举，我们也当努力，让龙氏治脊疗法发扬光大，让所有弟子的双手汇集成龙氏千手，为患者祛除病痛。恩师亦常教诲我们要学弥勒佛宽容大度而快乐的人格品行，"大肚能容天下难容之事"，龙氏治脊疗法具备宽广的开放性和包容性，吸纳百家之长，从而不断获得自身的丰富完善，所以拥有充沛的活力和生命力。

2015年5月于广州白云山畔、麓湖之滨

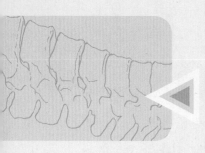

目录

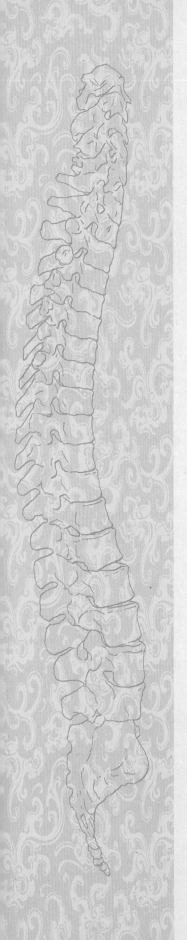

109

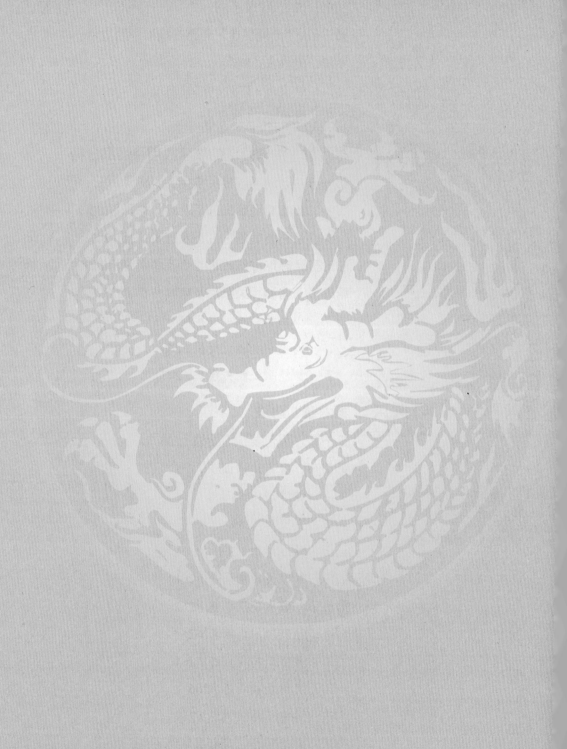

第一章 ▶

治脊疗法概论

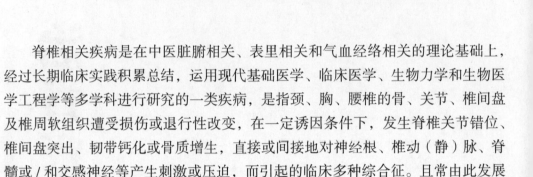

对脊椎相关疾病的认识

脊椎相关疾病是在中医脏腑相关、表里相关和气血经络相关的理论基础上，经过长期临床实践积累总结，运用现代基础医学、临床医学、生物力学和生物医学工程学等多学科进行研究的一类疾病，是指颈、胸、腰椎的骨、关节、椎间盘及椎周软组织遭受损伤或退行性改变，在一定诱因条件下，发生脊椎关节错位、椎间盘突出、韧带钙化或骨质增生，直接或间接地对神经根、椎动（静）脉、脊髓或/和交感神经等产生刺激或压迫，而引起的临床多种综合征。且常由此发展而致自主神经功能紊乱，从而引起所支配的脏器出现病症。可以说，关于脊椎相关疾病的现代定义是来源于丰富的中国传统医学，也有赖于近现代医家所做的大量探索和实践。

一、古代医家对脊椎相关疾病的认识

中医学关于脊椎病的论述，见于痹证、痉证、痿证、头痛、眩晕、项强、颈筋急、颈肩痛、腰腿痛、腰背痛等条目。

临床上治疗脊椎相关疾病最为直接有效的方法是整脊手法，属于中医传统疗法中的外治疗法。整脊手法起源于中国传统推拿，推拿是中国传统医学的重要组成部分。推拿古称按摩、按跷、乔摩等。如按摩见于《素问·血气形志篇》："形数惊恐，经络不通，病生于不仁，治之以按摩醪药。"

整脊手法源自《引书》的腰部踩踏法和腰部后伸扳法治疗肠澼，以颈椎后伸扳法治疗喉痹。其后东晋·葛洪《肘后备急方·卷一》有捏脊治疗卒腹痛；《诸病源候论·卷之一》载有颈椎旋转法治疗颈椎病；唐·孙思邈在《千金要方·卷二十七》用蹋脊背法预防风气时行；唐·王焘《外台秘要·卷八》用捺大椎法治疗食噎证。至清代，推拿逐渐趋于成熟，既用于治疗局部软组织病变，又可用于治疗相关的内脏病变等。近代随着骨伤科的不断发展，正骨手法从传统推拿疗法中分离出来。清代及其以前传承下来的骨伤推拿手法，应用于落枕、颈椎病、腰扭伤、腰椎间盘突出、踝关节扭伤等推拿治疗，有着广泛的群众基础和良好的临床效果。现分述如下：

（一）秦汉及秦汉以前古代医家对脊椎相关疾病的认识

在这一历史时期，中医学理论由萌芽状态逐步发展至理论成型，也是推拿导引手法的萌芽阶段。

1.《引书》中出现拔伸牵引治疗颈椎病。《引书》中记载的推拿手法有摩、摇、拔伸、踩跷、腰部后伸扳法、颈椎后伸扳法等；治疗的疾病包括喉痹、癃闭、肠澼、项痛、背痛、目痛、聋、口痛、心痛等41种病症。这些临床症状均与治脊疗法治疗的脊椎相关疾病症候群十分吻合，为使用推拿等外治法治疗脊椎相关疾病奠定理论基础。

首次提出以仰卧位颈椎拔伸法治疗颈项疼痛。《引书》记载："项痛不可以雁（顾），引之……令人从前举其头，极之，因徐直之，休。复之十而已。即颈项疼痛不可以回顾，用导引法治疗之。"东晋·葛洪《肘后备急方》则载有捏脊法治疗卒腹痛，是通过刺激腰、背、骶部肾俞、大肠俞、小肠俞等穴，以调整肠胃功能，达到治疗痢疾腹泻的目的。

2.《黄帝内经》对脊椎相关疾病的认识。《黄帝内经》主要是医学理论著作，但它对推拿疗法的发展做出了历史性的贡献。据《汉书》记载，当时已经出现推拿专著《黄帝岐伯按摩》十卷，这应当是我国最早的推拿专著，是推拿发展史上的一个里程碑，也是推拿理论体系初步形成的一个标志，可惜早已失传，书中具体内容无从考证。

《黄帝内经》除了运用推拿治病外，还将手法用于诊断与定穴，与现代整脊疗法强调徒手触诊的思路不谋而合。如诊断痹证，《灵枢·阴阳二十五人》曰："切循其经络之凝涩，结而不通者，此于身皆为痛痹，甚则不行，故凝涩。"这说明对痹证的认识，除了来自患者肢体疼痛的主观感受外，与医生通过推拿、切诊患者经络凝涩的客观指征有关，主要用以扪摸探索和验证穴位。从此，徒手触诊成了推拿疗法的一个重要组成部分。

《黄帝内经》阐述了推拿疗法的作用机理，为整脊疗法的提出提供了理论依据，为脊椎相关疾病治疗方法指明了方向，提出了推拿治疗具有温经活血补虚的效果。《素问·举痛论》云："寒气客于背俞之脉则脉泣，脉泣则血虚，血虚则痛，其俞注于心，故相引而痛，按之则热气至，热气至则痛止矣。"这段文字首次论述了推拿外治可以补虚，即通过推拿手法的温通经络作用，可以治疗因局部血虚所致的疼痛等症状。后世医家清·吴尚先的《理瀹骈文》则进一步明确提出了外治法"气血流通即是补"的理论，是治脊疗法核心——"气血和"思想的来源。

（二）两晋南北朝时期医家对脊椎相关疾病的认识

推拿疗法发展到《肘后救卒方》时代，已不再是简单的向下按压与摩擦，手指相对用力且双手协同操作的捏脊法已经出现。可以说，《肘后救卒方》为指针、捏脊之始。

（三）隋唐时期医家对脊椎相关疾病的认识

1.《诸病源候论》首次提出颈椎旋转复位法治疗颈椎病。巢元方所著的病因证候学专著《诸病源候论》，该书的特点是各病证之后均不列方药，而附以详细的"补养宣导"之法，即对症导引法。其中包括大量按摩法，主要是自我按摩法。这些按摩方法结合肢体导引，既可对症施治，又能养生防病。如《诸病源候论·卷之一·风病诸候·偏风候》载有颈椎旋转法治疗颈椎病："养生方云：一手长舒，仰掌合掌，一手捉颏，挽之向外，一时极势二七。左右亦然。手不动，两向侧势，急挽之，二七。去颈骨急强，头风脑旋，喉痹，膊内冷注，偏风。"这是继《引书》仰卧位颈椎拔伸法治疗颈项疼痛后，出现的又一种自我导引法治疗颈项疼痛。但不难看出，其来源于《引书》的"引项痛"与"引喉痹"，二者一脉相承。

2.《外台秘要》与推拿。《外台秘要·卷八·诸噎方一十二首》按压大椎法治疗噎症："必效主噎方：捺大椎尽力则下，仍令坐之。"噎，是指饮食时猝觉噎塞，逾时即愈的征象。正如《古今医鉴》卷五所云："噎者，饮食之际，气卒阻滞，饮食不下而为噎也。"这是按压大椎推拿治噎方，也是整脊法治疗疾病的较早记载。颈部脊髓发出的神经中有支配咽部肌肉感觉与运动的脊神经，按压大椎能刺激颈部脊神经，缓解局部肌肉痉挛，改善吞咽功能，达到治疗噎症的目的。

3.《理伤续断方》提出了"正拔伸"和"斜拔伸"法治疗脊椎相关疾病。隋唐时期的骨伤治疗属于按摩科，当时的按摩手法包括治疗各种软组织损伤、关节脱位及骨折的整复手法。唐代中期蔺道人著《仙授理伤续断秘方》，今本《理伤续断方》为其残卷。此书是我国现存最早的骨伤科专著，提出了"正拔伸"和"斜拔伸"法，其理论方法至今可供推拿临床牵引、拔伸治疗腰椎间盘突出症、颈椎病等参考。

4.《千金要方》用被动牵引法治疗急性腰扭伤。《千金要方·卷十九肾脏方·腰痛第七·腰痛导引法》用被动牵引的方法治疗急性腰扭伤："腰痛导引法：正东坐，收手抱心，一人于前据蹑其两膝，一人后捧其头，徐牵令偃卧，头到地，三卧三起，止便瘥。"孙思邈已经认识到被动运动在急性腰扭伤治疗中的重要性，并提出了双人牵引导引法。这一方法在后世宋·郭思的《千金宝要·卷之四·头风吐逆第十四》、元·危亦林《世医得效方》等骨伤科著作中都有记载，至今对推拿牵引治疗腰椎间盘突出症仍有实用价值。

（四）宋金元时期医家对脊椎相关疾病的认识

宋太医局取消了隋唐时期以来近400年的按摩科设置。推拿疗法在经历了隋唐时期的高潮后暂时走入低谷。《宋史》载有按摩专著《按摩法》和《按摩要法》，可惜均佚而不传。尽管如此，我们仍然可以在宋代的一些医学著作中，找到大量散在的推拿资料。

1.《圣济总录》提出"骨正筋柔"的治疗原则。北宋末年，《圣济总录》对推拿做了理论和应用上的发挥，是对《黄帝内经》推拿理论的一次全面总结整理，对推拿理论发展做出了较大的贡献。

《圣济总录·第四卷·治法篇》有按摩疗法的专论，对宋以前，尤其是对《黄帝内经》中关于按摩的文献进行了总结。《圣济总录》将"封裹膏摩"与复位和用药并提，作为正骨疗法的标准程序之一。《圣济总录·卷第一百四十五·诸骨蹉跌》曰："凡坠颠扑，骨节闪脱，不得入臼，遂致蹉跌者，急需以手揣搦，复还枢纽。次用药调养，使骨正筋柔，荣卫气血不失常度；加以封裹膏摩，乃其法也。"

2.《永类钤方》首次提出悬吊牵引复位法和胸锁关节复位法。《永类钤方》由元代医家李仲南编撰，该书中除介绍了蔺道人的经验外，尚有新的发展，如书中记载的以悬吊牵引复位法治疗颈椎骨折脱位；采用过伸位牵引复位法治疗脊柱屈曲型骨折等，都是骨伤科史上的创举。从中可以看出，李氏对损伤精研有素，其整复手法具有特色分明、切于实际的特点，对中医骨伤科学的发展起到了极其重要的作用。"凡胸前跌出骨不得入，令患人靠突处立，用两脚踏患人两脚，却以手于其肩，掬起其胸蒲，其骨自入。用药封缚亦在相机应变。"本文介绍了胸锁关节脱位的整复方法，虽然整复法与现代临床不尽相同，但其基本原理是相同的，即要让患者两肩极度背伸，前胸自然挺出，从而使脱位整复，与治脊疗法提出的"筋归槽、骨合缝"核心思想不谋而合。

3.《世医得效方》提出自重牵引治疗脊椎相关疾病。危亦林所著《世医得效方》继承《理伤续断方》的骨伤治法，并在正骨手法运用上有所创新。《世医得效方·卷第十八·正骨兼金镞科·秘论》将倒悬复位法用于背脊骨折，通过自重牵引，使自归窠。这种复位方法是世界医学史上的创举。"背脊骨折法：凡剉脊骨，不可用手整顿，须用软绳从脚吊起，坠下身直，其骨便自然归窠。"该理论的提出为治脊疗法倒悬牵引下正骨技术提供了理论依据。

（五）明清医家对脊椎相关疾病的认识

明代初期，太医院重启唐制，重设按摩为医学十三科之一，为按摩学发展创造了一定条件。推拿学术的主要特点是推拿往往与导引相结合，形成了以保健推拿为主的养生学体系。如朱权的《仙活人心法》除收有仙术、修养术、导引术外，还增加了摩肾、按夹脊、叩背、按腹等手法。

清代医家提出以整脊疗法治疗脊椎相关内科疾病，如治疗痧证，清·沈金鳌《杂病源流犀烛·痧胀源流》曰："痧症属肝经者多，肝附于背第七骨节间。若犯痧，先循其七节骨缝中，将大指甲掐入，候内骨节响方止。如不响，必将盐重擦，必使透入，方能止疼。"

二、近现代医家对脊椎相关疾病的认识

1. 国内较有影响的近代医家有北京罗氏、广西韦氏、广东林氏等，特别值得一提的是我国著名骨伤科专家冯天有教授借鉴民间中医正骨方法，结合现代医学和生物力学原理创立了理论和方法体系——新医正骨疗法。

2. 国外的整脊技术以美式整脊为代表。美式整脊技术是以解剖学、生物力学和 X 线影像学为基础，有着规范、科学的矫正手法技术，通过整体调整脊椎从而达到人体自我恢复、解除病痛和提高免疫力的目的。

脊椎相关疾病的治疗概况

在对脊椎相关疾病的认识不断深入和达成共识的过程中，对此类疾病的治疗经验也得到了持续的积累和总结，并在临床实践中获得反复验证和改进。总体来说，对于脊椎相关疾病的治疗概况可做如下归纳：

一、基础临床并进，呈现蓬勃发展

解剖和临床的发展，动物实验以及尸体解剖学研究证实了脊椎错位对相应节段神经根、交感神经的影响。神经通路和神经支配的器官得到了部分明确，特定的脊神经与特定的病症有了一定的对应关系。这使治脊疗法在理论上获得了突破性的进展，诊断和治疗也更加明确有效。治脊疗法的手法也不断进步和创新。魏征教授、龙层花教授在继承学习中医正骨大师何竹林老先生的手法基础上，通过多学科大量的临床研究，结合神经生理病理学、解剖学、医学影像学，提出了脊柱病因学理论，创立了系统地诊断治疗脊椎相关疾病的方法——龙氏治脊疗法。相关专著的出版，标志着治脊疗法走向系统化、学科化。魏征、龙层花等撰写的《脊椎病因治疗学》《脊柱相关疾病》《脊柱相关疾病治疗学》等专著，为治脊疗法的传播、推广及发展做出了重要贡献。无论是国内还是国外，治脊疗法被更多的人了解、认识和接受认可，从事治脊疗法的医务人员也逐渐增多。

二、重视整体观念，强调平衡稳定

1983年，德国学者Louis根据脊柱解剖结构的静力平衡，提出三柱理论。该理论认为脊柱的稳定赖于三柱结构的正常和平衡。脊柱内源性稳定是由椎体、椎间盘、椎间小关节和韧带束维持的；外源性稳定是由腰背部和腹部肌肉的张力以及胸、腹腔的压力来维持的。脊柱稳定性受到破坏是产生临床表现的原因。三柱理论强调脊柱结构和力学的平衡以及肌肉韧带等软组织对脊柱稳定的作用，这也正契合中医"筋骨并重"的思想。

在治疗上，也重视整体观念。当脊柱损伤出现后，病变节段结构改变，不仅会产生局部影响，也可能波及上下节段而出现相应表现。治疗时，要把整个脊柱作为一个整体进行治疗，甚至把人作为整体进行治疗。如骶骨有病变可能影响寰枢椎，骨盆旋移可导致胸腰椎旋转侧弯，骶髂关节病变可影响跟腱。另外，治疗时不仅要调整错位的关节，还要治疗受损的软组织，消除炎症、松解痉挛、强壮肌肉，达到"骨正筋柔"稳定平衡的目标。

三、积极探索创新，治疗方法多样

治脊疗法是以整脊手法为核心治疗，以脊椎相关疾病为基础理论，依据疾病的病因病机特点选择适合的辅助治疗的方法。如针灸、药物帖敷、放血疗法等都是经过传统医学实践检验行之有效的方法，已经广泛应用，近现代随着解剖和临床的发展，对脊椎相关疾病的治疗也得到了持续的积累和总结，在临床实践中获得反复验证和改进，如朱汉章发明小针刀疗法，是对针灸治疗的补充发展；宣蛰人创立软组织外科学，采用银质针治疗软组织病变、调整功能平衡。辅助器械及物理因子疗法也在脊椎相关疾病治疗中得到广泛认可，如颈椎腰椎牵引治疗仪、整脊床、SET 系统等辅助器械，超短波、红外线、超激光、冲击波、中频或低频等物理因子疗法。以功能锻炼为主的家庭管理是预防和防止脊柱相关疾病复发的重要手段。

四、存在问题明显，发展仍有空间

治脊疗法基础理论体系中有关病证与椎体错位、软组织病变的关系有待进一步深入研究，微观机制尚需研究验证。理论体系仍需进一步系统化，临床运用仍需进一步规范化，治脊疗法的手法操作仍需进一步标准化。治脊疗法的理论和临床疗效在心血管、消化系统等相关专业临床医生中得到更广泛的认同和接受。

第三节

龙氏治脊疗法的形成

如前所述，对脊椎相关疾病的认识是一个漫长的过程，历代医家和学者为此做出了巨大的贡献，也带来了当前诊治脊椎相关疾病"百花齐放、百家争鸣"的良好局面。毋庸讳言，魏征、龙层花所代表的治脊疗法无疑是其中的一分子，也可以说是治脊大家族中的璀璨明珠。

脊椎病因治疗学是龙氏治脊疗法最直接的理论基础，它是由魏征、龙层花教授团队提出的。自1959年以来，该团队在数十年的临床诊治工作中，发现许多被诊断为神经官能症、偏头痛、风湿痛或良性关节痛的病症，以及原因不明的胸闷、心悸、失眠、多梦、颈性眩晕、顽固呃逆均与颈椎综合征有关。胸椎综合征的范畴更为广泛。交感神经低级中枢在胸髓侧角，其节前纤维通过椎间孔，故胸椎综合征随损害节段的不同，对相应交感神经损害而出现自主神经功能紊乱各具不同的性质，引起的内脏病症完全符合交感神经所支配的脏器。腰椎综合征除能引起腰腿痛外，还可导致肠痉挛、肠麻痹、习惯性便秘、肠功能紊乱、排尿障碍及痛经等。该团队为此进行了人体标本解剖学研究、动物实验研究及100例正常人颈椎X线片研究，对胃、十二指肠溃疡患者的脊椎损害做普查，并对临床3 000余例患者进行诊治验证。该团队通过以上临床实践，结合国内外有关资料，从生理、病理上进行分析，提出了脊椎病因的基本理论。魏征教授、龙层花教授强调，脊椎病因学的提出与学习和运用中医学中多种外治法并受到启发有关，中医的经络学说中的督脉和足太阳膀胱经，均循行于脊背部位。历代医学家认为督脉为阳脉之纲，足太阳膀胱经中五脏六腑均有俞穴注于背部，因此许多治疗内脏疾病的民间疗法，都常规性地在背部治疗。

在脊椎病因学的理论指导下，龙氏治脊疗法得以形成和完善。龙氏治脊疗法是针对脊椎错位施以正骨推拿复位，采用水针、理疗等治疗患椎周围的软组织劳损和无菌性炎症，同时加强颈、腰背肌锻炼，促使脊椎恢复其稳定性，使自主神经功能紊乱导致的内脏病症得到满意的疗效。

总结归纳，自主神经功能紊乱，是临床多种疾病和疑难病的病因之一，以往对自主神经功能紊乱（各脏器的神经官能症、神经过敏性病症）的进一步病因，未十分明确。魏征、龙层花团队经临床研究和动物实验研究，发现和证明了脊椎关节错位，能导致椎间孔变形变窄，损害交感神经的节前纤维，或因关节错位，使椎体滑移和横突位移而导致牵张、挤压、刺激椎旁交感神经节（干、支），这是临床上自主神经功能紊乱的重要病因之一，故称之为脊椎病因。用魏征、龙层花所倡导的脊椎病因理论指导治疗，以正骨推拿、牵引正骨法为主治法的中西医物理综合疗法方案，称为龙氏治脊疗法。诚然，自主神经功能紊乱的病因是复杂的，脊椎病因只是病因学中的一个新课题，为临床上多发病和疑难病开辟一条新的诊治途径。实践证明，用龙氏治脊疗法治疗脊椎病和脊椎相关疾病，可以取得良好的临床疗效。近年来，龙层花教授虽年逾 90 高龄，仍潜心致力于肿瘤等重大疾病的病因病理与脊椎相关性的研究，并已取得初步临床成效，为将来探寻肿瘤的发病机理及防治提供了新的研究方向和治疗依据，但其机理尚待进一步进行基础与临床研究。龙层花教授还强调，脊椎病因学说还存在一些尚需深入研究的地方，有待后学者继续研究探讨。

第四节

龙氏治脊疗法的内容

脊椎相关疾病的治疗，临床上分为手术治疗和非手术治疗（保守治疗）两类，通常首选非手术治疗，若经系统、规范保守治疗两个月以上，疗效不明显者，则考虑手术治疗。西医骨科除手术疗法外，非手术治疗是以牵引疗法为主，配以合适的物理治疗和药物治疗；中医骨伤科、软伤科，多用推拿（按摩）、伤科正骨等手法治疗为主，配以中药外敷及内服等。其他中医外治法主要有针灸、拔火罐、挑治、刮痧或熏蒸治疗等。西医的医疗体育，中医的气功、太极拳等，对脊椎相关疾病的康复和预防均有良好效果。

龙氏治脊疗法是康复医学中将中西医技术融为一体，极富中医特色的诊治体系。脊椎相关疾病的康复，由于其病理变化的特点，某些疗法具有特效的治疗作用，经遴选，采用2~3种疗法联合应用，能发挥这些疗法的协同作用，以加速脊椎相关疾病的康复。

龙氏治脊疗法包括主治法、辅治法和预防复发3个部分。牵引疗法和正骨推拿法，这两种疗法均能解除或改善骨性压迫或刺激，故称为主治法。各种理疗、针灸、拔罐、小针刀或中西医结合的微型外科松解术、药物治疗，具有良好的消炎镇痛，改善局部血液循环，通经活络，治疗椎周软组织损伤和炎症，松解软组织粘连的作用，既能增强主治法的治疗作用，又能促进脊柱力学平衡失调的康复和恢复脊柱功能的稳定，故在脊椎相关疾病急性期的治脊疗法方案中称为辅治法。由于椎旁软组织损伤、退变是脊椎相关疾病的重要病理基础，脊椎相关疾病患者其病椎旁软组织损害占100%。各型脊椎相关疾病在骨性损害消除后，即急性期过后进入康复期，各种有效的辅治法即称为主治法，而牵引、正骨推拿法（原主治法），反成为"保驾护航"的辅治法。关节失稳使病情仍有反复，故仍需用牵引、正骨推拿维护骨关节复原状态，以待软组织的完善康复。脊椎相关疾病的病理，主要随慢性退行性变的病理变化而发展，是与年龄增长相关的病理过程。青少年期凡受外伤的椎间，多提前发生退变；青壮年期遇外伤的椎间，多发生退变加速或急性发病；老年期退变脊椎因外伤，多引发椎间盘突出和椎体滑脱式错位，导致椎管狭窄，发生脊髓型脊柱病，或导致椎体失稳，成为脊椎相关疾病反复发作的主要原因。针对每例患者的病因和诱因，制订预防方案，是治脊疗法方案中的重要部分。

第五节

龙氏治脊疗法的特点

　　龙氏治脊疗法历经数十年的发展和进步，其理论体系不断充实完善，具体治疗手段也在不断丰富和细化，覆盖病种更具科学性和广泛性，实际疗效也让许多医者和患者大为推崇。

　　在这个过程中，龙氏治脊疗法显示出了其卓越的特点，同时也具有区分于其他疗法的显著优点。

一、中西合璧、相得益彰

　　关于脊椎病和脊椎相关疾病，无论是理论基础，还是对病因病机的认识，或是使用的具体治疗方法，龙氏治脊疗法都显示了中医、西医两个医学体系的璀璨光芒。

二、治法有序、全程康复

　　在治疗方法的轻重缓急方面，有主治法和辅治法之分，在具体治疗环节的侧重各有不同，并且可以相互转换。在正骨手法的操作过程中，又有放松手法、正骨手法、强壮手法及痛区手法的科学顺序。

三、筋骨并重、软硬兼施

　　脊椎病与脊椎相关疾病的发病机理既可能是"骨"（骨骼、关节），也可能是"筋"（肌肉、肌腱、韧带、筋膜等），还可能是"脉"（神经、血管等），龙氏治脊疗法对于这些因素都是充分重视的，没有偏废侧重，并且尤其重视各因素相互间的因果协同关系，其治疗也涵盖了分别侧重于"硬伤"和"软伤"的各种方法，达到"筋柔则骨正、骨正则筋强"的目的，体现了龙氏治脊疗法的核心思想——"筋归槽、骨合缝、气血和"。

四、整体诊查、个性施治

龙氏治脊疗法特别注重对患者的个体化、动态化评估，反复、细致的查体贯穿于治疗的全程，在这个过程中，主治、辅治可以变化，四步正骨也可以有所舍弃或做顺序上的调整，一切都是基于对患者病情精确、实时的把握。

五、兼收并蓄、动态发展

关于脊椎病与脊椎相关疾病的诊疗，可谓是理论纷呈、疗法百出，各有其特色和优势。在这样的背景下，龙氏治脊疗法展示了其宽广的外放性和包容性，吸纳百家之长，从而不断获得自身的丰富完善。而全球龙氏弟子在学习和实践龙氏治脊疗法的过程中，必然有自己的心得和体会，通过同门、同行及同道间的学术交流和智慧碰撞，将不断产生理论成果并促进技能进步，这些都将助推龙氏治脊疗法的长久发展。

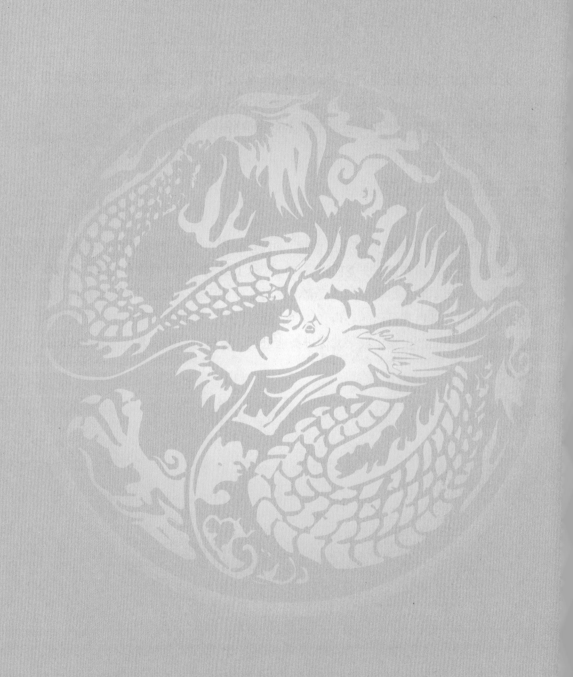

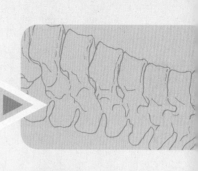

第二章 ▶

应用解剖及生理基础

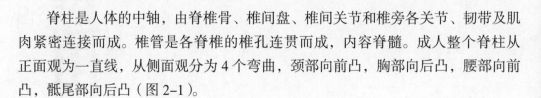

第一节
脊柱的生物力学

　　脊柱是人体的中轴，由脊椎骨、椎间盘、椎间关节和椎旁各关节、韧带及肌肉紧密连接而成。椎管是各脊椎的椎孔连贯而成，内容脊髓。成人整个脊柱从正面观为一直线，从侧面观分为4个弯曲，颈部向前凸，胸部向后凸，腰部向前凸，骶尾部向后凸（图2-1）。

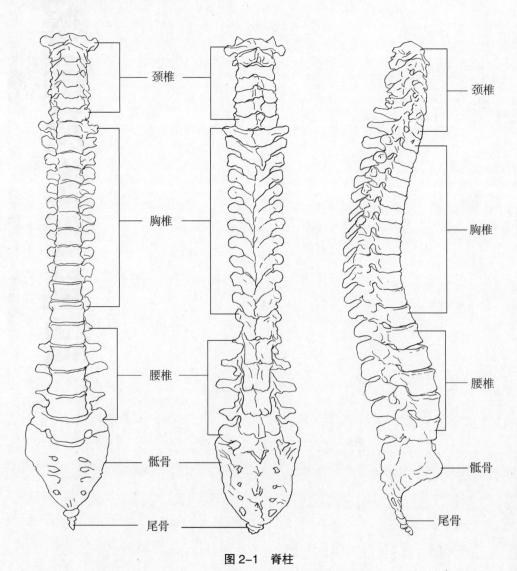

图 2-1　脊柱

这些弯曲是适应人体直立行走的姿势，在生长发育的过程中逐步形成。初生儿脊柱是向后凸成弧形的，随着可以抬头及起坐，颈部前凸逐渐出现，胸部后凸也显得明显，等到学会行走后，颈部和腰部向前的弯曲才显著发展形成。

脊柱的功能为：支持体重，传递重力；保护脊髓和神经根；参与形成胸腔、腹腔及盆腔；支持和附着四肢与躯干联系的肌肉和筋膜。

脊柱有前屈、后伸、左右侧屈及左右旋转的运动功能。在脊柱运动时，椎间盘的髓核成为杠杆作用的支点。由于生理弯曲存在，胸椎椎间盘髓核在中央，而颈及腰椎髓核偏后。其髓核前方的纤维环比后侧强而厚，前纵韧带亦较后纵韧带强而有力，当仰头、伸腰时，椎间盘后方受挤压，髓核向前移动。反之，低头、弯腰时，髓核向后推挤。如用力过度，后纵韧带和后方纤维环易发生损伤、破裂，而使髓核发生突出，尤其在椎间盘已有退变的基础上，更易发生椎间盘突出。由于脊柱各段的后关节面排列方向不同，其旋转轴心亦各异。后关节面颈椎近似水平面，胸椎呈冠状面，而腰椎呈矢状面。同时由于各段椎间盘中髓核位置不同，在脊柱运动时，颈部和腰部旋转的轴心位于椎管后部与椎板联合处，胸部的旋转轴心在椎间盘中心。

整条脊柱中以颈和腰段活动度较大，故颈椎、腰椎较易受伤；胸椎因有肋骨、胸廓的支持，受伤的机会相对较少；但人们用双臂劳动，肩胛区软组织劳损则相对较多。当中老年颈椎、胸椎椎间盘退变而引起椎间失稳时，肩胛区软组织慢性劳损即加剧，下颈、上胸段脊椎失稳而易发生脊椎错位，影响交感神经节，继而引起内脏功能障碍。颈椎处于负担较大重量的头颅与活动较少的胸椎之间，活动度大又要支持头部平衡，故易劳损，尤以下位颈椎为多见。腰椎亦处于较稳固的胸廓与骨盆之间，为人体的中点，在运动中受剪性应力最大，并在脊柱形似宝塔的形状中处于基底部位，承受重力最大，故亦易受劳损，其发病率亦以下腰椎为多见。因腰椎做伸屈运动时，其运动范围约75%发生于L_5/S_1间隙，20%发生于L_4/L_5间隙，只有5%发生于L_1/L_2、L_2/L_3、L_3/L_4间隙。由此可见各段脊椎在传递重力及旋转运动中，由于各段后关节方向不同，用力过度或用力不当，较易损伤脊椎各段交界处。临床常见的枕寰、寰枢关节错位可引起头晕、头痛；颈胸交界处错位可引起颈肩背疼痛、胸闷、心悸等；胸腰交界处错位可出现肠功能紊乱、性功能障碍。

脊柱使人体保持直立位，同时承受挤压、牵拉、弯曲、剪切和旋转应力，主要有3个基本的生物学功能，即将头和躯干的重量传递到骨盆，提供在三维空间的生理活动和保护脊髓。对脊柱生物力学的研究，为脊柱外科伤病的防治提供了不少的新概念和新理论，对临床工作，特别是对理解脊椎关节错位、指导手法操作具有重要意义。

脊椎骨与椎间盘

正常人脊柱有 32~34 个脊椎骨：颈椎 7 个，胸椎 12 个，腰椎 5 个，骶椎 5 个和尾椎 3~5 个；有椎间盘 23 个和关节 134 个。脊柱的侧面观呈 "S" 形，正面观呈一直线。

一、脊椎骨

（一）脊椎骨的共有形态

1. 椎体在前，除寰椎无椎体外，其余各椎均有椎体。
2. 椎弓在后，椎弓呈半圆形，与其椎体连接部称椎弓根，其上下缘有切迹，两侧壁称椎板（图 2-2）。

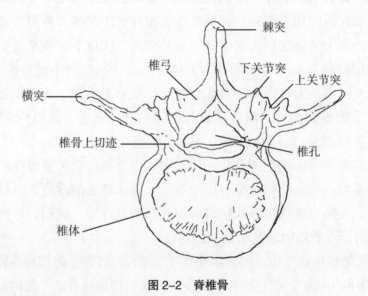

棘突

椎弓

下关节突

上关节突

横突

椎骨上切迹

椎孔

椎体

图 2-2　脊椎骨

3. 椎孔是由椎体与椎弓相连而成一孔，各椎体连接构成椎管，为脊髓所在处（图 2-3）。

4.椎间孔由椎弓根上缘与上一椎弓根下缘的切迹构成，脊髓发出的脊神经根、脊神经节及血管在此通过。胸腰椎部还有交感神经节前纤维通过（图2-4）。

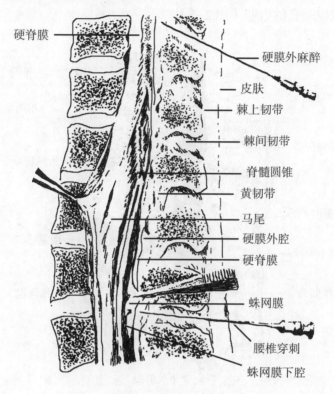

硬脊膜

硬膜外麻醉
皮肤
棘上韧带
棘间韧带
脊髓圆锥
黄韧带
马尾
硬膜外腔
硬脊膜

蛛网膜

腰椎穿刺
蛛网膜下腔

图2-3　脊髓处于椎管内

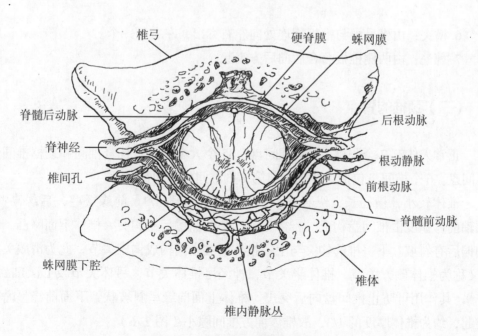

椎弓　　　　硬脊膜　蛛网膜

脊髓后动脉
脊神经
椎间孔

后根动脉
根动静脉
前根动脉
脊髓前动脉

蛛网膜下腔
椎体
椎内静脉丛

图2-4　神经根及血管通过椎间孔

5.关节突：在左椎弓根、右椎弓根与椎板相连处向上和向下突出成为上关节突和下关节突。由下一椎的上关节突与上一椎的下关节突构成后关节（亦称关节突关节），形成椎间孔的后壁（图2-5）。

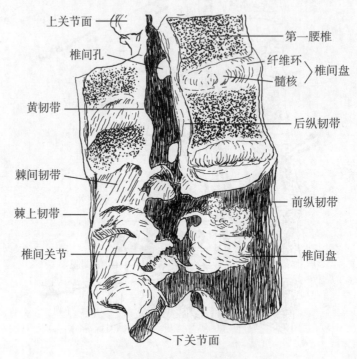

图 2-5　关节突与椎间孔

6.横突：由椎弓根与椎板相连处向左右突出，左右各一个。

7.棘突：由两侧椎板会合后向后方突起。

（二）颈椎的特点

正常人体有7个颈椎，6个椎间盘，35个大小关节。枕寰椎间和寰枢椎间无椎间盘。6个椎间盘包括第7颈椎与第1胸椎间的椎间盘。

椎体较小，横径长，纵径短，横径纵径相差约1/2。前缘矮些，后缘高些。颈轴前弯弧度由椎间盘构成。椎体上面凹，两侧偏后有钩突。椎体下面略凸，两侧偏后有斜坡。下一椎的钩突与上一椎体斜坡之间构成钩椎关节，此为滑膜关节（又称为椎体侧方关节，椎体半关节，神经弓椎体关节，弓体关节及 Luschka 关节）。其作用可防止椎间盘向后突出。椎体上面前缘呈斜坡状，下面前缘呈峰状突起，约为椎体厚度的1/3，故椎体前方椎间隙小（图2-6）。

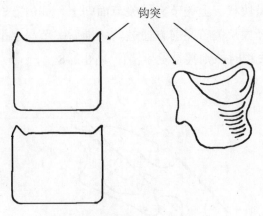

图 2-6　钩突及 Luschka 关节

椎弓较短，故椎孔前后径小。当椎体发生前后滑脱移位，黄韧带和后纵韧带钙化肥厚，或发生椎间盘突出时，神经根和脊髓易受挤压损伤。

椎间孔为椭圆形的骨性管道，纵径长，横径短，神经根通过其中只占其1/2~2/3。当椎间盘变窄时，椎间孔纵径缩短成为圆形；钩椎关节和后关节发生错位时，椎间孔横径变成多边形或肾形且狭窄，变窄 1/3~1/2 即会刺激或压迫神经根而引起颈椎病症状。枕寰即寰枢椎间无椎间盘，亦无椎间孔保护第 1、第 2 颈神经，故神经较容易受损伤。

横突较小，有横突孔，椎动脉及静脉从中通过。横突上面呈沟状，脊神经根从中通过（图 2-7）。

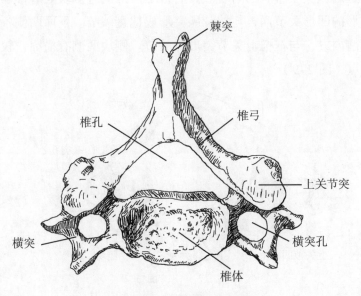

图 2-7　颈椎的横突孔

关节突较低，呈块状。上关节突的关节面朝上，偏后方；下关节突的关节面朝下，偏前方，神经根从关节突前方通过。颈椎后关节呈水平面，正常时使颈部活动较灵活；颈椎失稳时，则甚易发生错位（图2-8）。

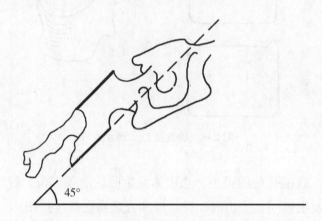

图2-8　颈椎的关节突较低平

棘突较短且末端多分叉。C_7棘突不分叉或分叉不明显，但最长，可作为体表标志之一。

寰椎（C_1）无椎体和棘突，由前弓、后弓和左右侧块组成。前弓短，内面有关节面，与枢椎齿状突形成关节，齿状突由横韧带固定于关节内。前弓前方正中有结节，是两侧颈长肌附着点；后弓长，其后方正中有后结节向上突起，能防止头部过伸，是两侧头小直肌的附着点。后弓上面两侧近侧块处有椎动脉沟；侧块上面有椭圆形的凹形关节面，与枕骨髁突形成枕寰关节。下面两侧各有平坦的关节面，朝下前内方，与枢椎上关节突形成关节。侧块两侧有横突，较长大，为寰椎旋转的支点（图2-9）。

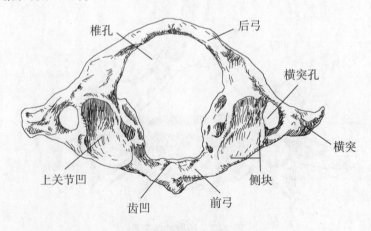

图2-9　寰椎

枢椎椎体是颈椎中最厚者，成为寰椎环绕运动的支点，上方有齿突，与寰椎构成寰齿关节。上关节面在椎体与椎弓根连接处，朝上、稍后方，与寰椎下关节面形成寰枢关节。棘突宽大且分叉，横突较小且朝下。第2颈神经从关节突后方通过（图2-10）。

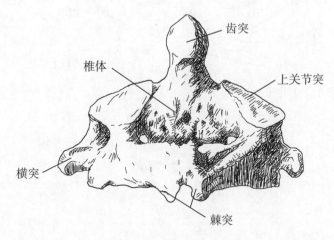

图2-10 枢椎

颈椎的活动：前屈以下段为主，后伸以中段为主，左右侧屈时全部颈椎均参加活动。颈椎共有35个关节，颈椎后关节呈水平面，故正常时比胸椎、腰椎更为灵活。枕寰关节以伸屈为主，寰枢关节以旋转为主。

（三）胸椎的特点

正常人有12个胸椎和12个椎间盘，全胸段脊椎排列呈后凸背弓。椎体比颈椎高大，椎体上面和下面均平坦，而后侧略厚。

胸椎后外方近椎弓根处，有与肋骨小头相关节的关节凹。T_1、$T_{10} \sim T_{12}$ 只有上关节凹，$T_2 \sim T_9$ 因肋骨小头上移而与相邻的上下椎体相关节，故此8个胸椎各有上下两个肋凹，与肋骨构成肋小头关节。

胸椎横突比颈椎横突粗大，末端呈小球形膨大，侧方有小关节面与肋骨结节构成肋横突关节（图2-11）。

胸椎后关节面平坦，上关节面向后外，下关节面向前内，故关节呈冠状面，这种关节结构使胸椎运动以侧屈和旋转为主。

脊髓的颈膨大达 T_2，腰膨大向上达 T_{10}，故 T_1、T_2 和 $T_{10} \sim T_{12}$ 椎孔较大，呈三角形，其余椎孔较小，呈心形。

胸椎棘突较长而细，呈三棱柱形，末端有较粗糙的结节，向后下方呈叠瓦状，故胸椎棘突比相应椎体的定位约低一节。

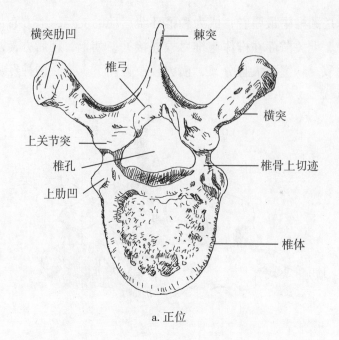

a. 正位

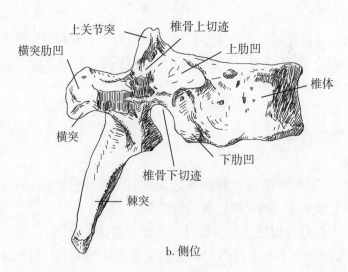

b. 侧位

图 2-11　胸椎

（四）腰椎的特点

腰椎负重最大，故椎体比胸椎更粗大，呈肾形，上下面扁平。

腰椎椎弓很发达，棘突呈板状，成水平方向后伸，故腰椎与棘突体表定位一致。

腰椎上关节突由椎弓根发出，关节面向内，呈弧形；下关节突由椎体发出，关节面向外，故腰椎后关节呈矢状面，但从上而下又逐渐转为冠状面（腰骶关节面）。

（五）脊椎的变异

人体脊椎的变异是较常见的，尤其是某些附件的变异更多见。

1. 椎体：数量的变异，如椎体融合；椎体互变，如腰椎骶化、骶椎腰化、第7颈肋或第12胸椎无肋骨等。

2. 横突或棘突变形较为多见，如过长、过短、弯曲或分叉等，故体表触诊时，切勿单靠骨突的偏歪而定为错位，必须与临床症状及椎旁软组织同时有损害才下诊断为宜。

（六）骨盆的特点

骨盆由左、右髋骨和骶、尾骨以及其间的骨连接构成。髂骨为髋骨上部，其凸隆弯曲的上缘为髂嵴。嵴的前后端各有一突起为髂前上棘和髂后上棘，前下方一骨突称髂前下棘。髂骨后面粗糙不平，有耳状的关节面称耳状面，与骶骨耳状面形成骶髂关节。该关节浅，易发生错位。坐骨构成髋骨的下部，耻骨体构成髋臼的前下部。耻骨上下支相接处的内侧面为卵圆形而粗糙的面，称耻骨联合面。当骶髂关节错位时，两侧的耻骨联合面亦会发生前后或上下错动（图2-12）。

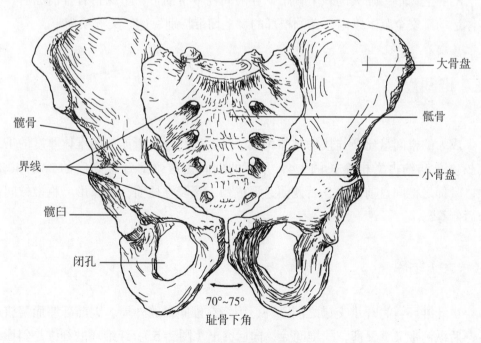

髋骨
界线
髋臼
闭孔
70°~75°
耻骨下角
大骨盆
骶骨
小骨盆

图2-12　骨盆（男性）

二、脊椎的连接

1. 椎体之间有椎间盘连接。

2. 前纵韧带：位于椎体前方，从 C_1 前弓前面至骶椎前面的膜状韧带。中部较厚，侧方较薄，有称为侧纵韧带者。C_1 前另有一条状较窄的膜样组织与颅底相连。

3. 后纵韧带：由 C_2 椎体后面至骶骨，附着于椎间盘及椎体后方的长韧带。在椎管内通过处与各椎体之间存在裂隙，有椎体的动脉、静脉支穿过。由 C_2 向上有膜样组织与枕骨斜坡相连。

4. 后关节囊：每个关节突之间有薄而松的关节囊及韧带相连。

5. 椎弓间韧带：每个椎弓之间有黄韧带，含大量弹性纤维，故较坚韧。其两侧存在裂隙，有静脉通过。此韧带如变性则会增厚而失去弹性，可引起神经根的压迫症状。

6. 横突间韧带：连接上下相邻的横突。

7. 棘间韧带：连接上下相邻的棘突。

8. 棘上韧带：强大的棘上韧带，在棘间韧带帮助下，可保持脊椎前屈后伸及转体运动于安全范围以内。在颈椎部的棘上韧带特别发达，又称项韧带。

三、椎间盘

成人的椎间盘比所连接的椎体稍大，其厚度约等于所连接的椎体厚度的 1/3，其长度总和约占脊椎全长的 1/4，颈部的椎间盘占颈部脊椎高度的 20%~40%。颈、腰部之椎间盘前侧厚，后侧薄，形成颈、腰段脊柱前凸之弧形。胸椎椎间盘前后侧等高。

（一）结构

1. 纤维环：为纤维交错之同心环，围绕在椎间盘的外周。因前部厚而髓核靠后，后纵韧带又窄又薄，故椎间盘易向后突出（图 2-5）。纤维环的纤维是斜形编织的弹性纤维，包绕髓核，使两个椎体的椎间隙有 5 mm 的扭矩，有摇椅样和三轴向运动。

2. 髓核：呈胶状，由类蛋白组成。含水分约有 80%，随年龄的不同及负重的不同，可有改变。正常人早晚的身高可相差 1~2 cm，就是由于椎间盘的高度变化所致。髓核具有流体力学的特点。

3. 透明软骨板：是椎间盘的上下面。紧贴于椎体上，原为骨骺软骨，与椎间盘高度的增长有关。在成年后软骨板和纤维环融合在一起，将髓核密封于其中。

（二）椎间盘的血液供应和神经支配

椎间盘的血液供应在胎儿期是来自周围和相邻椎体的血管。椎体的血管进入透明软骨板，但不进入髓核。出生后这些血管发生变性并逐渐瘢痕化而闭锁，因而成年人的椎间盘没有血供应，其营养来源是通过软骨板类似半渗透膜的渗透作用，与椎体进行液体交换，维持其新陈代谢。

椎间盘的神经支配是由窦椎神经支配椎间盘后部纤维环边缘及后纵韧带。窦椎神经是由脊神经的脊膜返支和交感神经的一部分所组成，为无髓鞘神经，能传导与疼痛有关的冲动。当纤维环后部、后纵韧带受牵张时可出现疼痛。

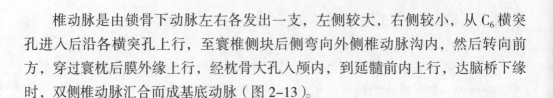

椎动（静）脉

椎动脉是由锁骨下动脉左右各发出一支，左侧较大，右侧较小，从 C_6 横突孔进入后沿各横突孔上行，至寰椎侧块后侧弯向外侧椎动脉沟内，然后转向前方，穿过寰枕后膜外缘上行，经枕骨大孔入颅内，到延髓前内上行，达脑桥下缘时，双侧椎动脉汇合而成基底动脉（图2-13）。

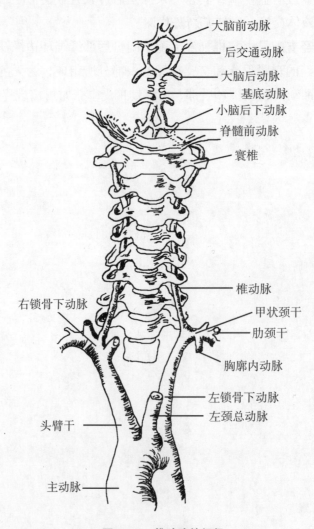

大脑前动脉

后交通动脉

大脑后动脉

基底动脉

小脑后下动脉

脊髓前动脉

寰椎

椎动脉

右锁骨下动脉

甲状颈干

肋颈干

胸廓内动脉

左锁骨下动脉

左颈总动脉

头臂干

主动脉

图2-13 椎动脉的行径

椎动脉分为4段，其分支较多。

1. 第一段：自锁骨下动脉至 C_6 横突孔，其通过颈长肌和前斜角肌的间隙，当斜角肌痉挛时椎动脉受压迫。

与椎动脉并行的椎静脉多位于其前方，其后侧有 C_7 横突，第7、第8颈神经前支及交感神经干和星状神经节。此神经节发出的交感节后纤维，与椎动脉并行，形成椎动脉神经丛，故临床上常见椎动脉与交感神经症状合并发生。

椎动脉进入横突孔的位置多见于 C_6，亦有个别人从 C_7、C_5 或 C_4 颈椎横突孔穿入。

2. 第二段：一般以 C_6~C_2 横突孔之间的椎动脉称为第二段。此段椎动脉较垂直，在各椎平面分出椎间动脉，此分支经椎间孔进入椎管、营养脊髓及被膜。

第二段椎动脉周围有神经丛及静脉丛，其前内方有钩椎关节。该关节错位或骨质增生时易压迫椎动脉，使其扭曲、偏斜，造成管腔狭窄或发生痉挛而引起供血障碍。

3. 第三段：位于枕下三角内，自 C_1 横突孔上方穿出，向后绕过寰椎上关节突的外侧和后侧，到寰椎后弓上面外侧的椎动脉沟内，转向前方，穿过寰枕后膜的外缘，沿椎动脉沟进入椎管，贯穿脊膜，上行通过枕骨大孔进入颅腔。

第三段椎动脉的前方有头侧直肌和寰椎侧块，后方有头上斜肌、头后大直肌和头半棘肌。第1颈神经在此段椎动脉与寰椎后弓之间，沿椎动脉沟穿出。

此段椎动脉有肌支和后颅凹脑膜支。第三段椎动脉迂回曲度大，当枕寰关节或寰枢关节发生错位或邻近肌肉痉挛时，均可使椎动脉受压或受刺激引起椎动脉痉挛而使血供受阻。

4. 第四段：自枕骨大孔向上绕到延髓前内上行，达脑桥下缘时，双侧椎动脉汇合成基底动脉。

第四段椎动脉发出如下分支（图2-14）：

（1）脊髓前动脉：在汇合成基底动脉前，各分出一支在延髓前方下行一段，汇合组成一条脊髓前动脉，供血脊髓前部。

（2）小脑后下动脉：在延髓两侧，左右椎动脉各发出一支，分别进入小脑两侧及延髓外侧。

（3）脊髓后动脉：从椎动脉或小脑后下动脉左右各分出一支下行动脉，供血脊髓后部。

（4）内听动脉：又称迷路动脉，有时发自小脑后下动脉，左右各分出一支而汇合成细长迂回的动脉，供血内耳。故颈椎病能影响内耳血循环而出现耳鸣，听力减退。

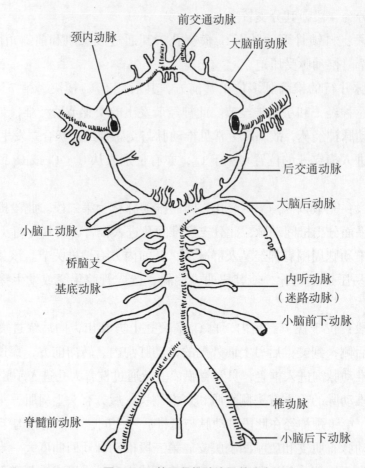

前交通动脉
颈内动脉
大脑前动脉
后交通动脉
大脑后动脉
小脑上动脉
桥脑支
基底动脉
内听动脉
（迷路动脉）
小脑前下动脉
椎动脉
脊髓前动脉
小脑后下动脉

图 2-14　第四段椎动脉及其分支

　　椎动脉—基底动脉供血范围包括脊髓、延髓、小脑、脑桥和大脑枕叶，故颈椎病损害椎动脉、椎静脉而引起缺血时，可出现眩晕、恶心呕吐等症状。体征可出现水平性眼球震颤，一侧肢体肌力减弱和腱反射亢进等。临床上还可发生中脑病变，如动眼神经受累，引起眼肌麻痹、复视和视物不清等；有的还出现猝倒的症状。

第四节

脊　髓

一、形态

长椭圆形，位于椎管内，全长 42~45cm，直径 1cm，上端在枕骨大孔处与延髓相接，下端为脊髓圆锥。脊髓在颈部和腰部有较膨大部分，称为颈膨大和腰膨大。颈膨大由 C_4~T_1 组成，最粗大部分的横径为前后径的 2 倍；腰膨大由 T_{12}~L_5 组成。

二、脊髓与脊椎骨的关系

由于脊椎骨发育较快，而脊髓发育较慢，初生儿脊髓下端可达 L_3，而成人的脊髓下端只达 L_1 下缘，故成人脊髓的节段与脊椎骨的水平关系不同在一个水平上。其相互关系为：颈髓节段比相应颈椎高 1 个，如第 5 颈髓平 C_4；上胸段脊髓比相应胸椎高 2 个，如第 5 胸髓平 T_3；下胸段脊髓比相应的胸椎高 3 个，如第 11 胸髓平 T_8；腰髓位于 T_{10}~T_{12}；骶尾脊髓位于 T_{12}~L_1；L_2 以下为马尾神经。

三、脊髓被膜

脊髓外包 3 层膜，自外向内依次为硬膜、蛛网膜和软膜，借齿状韧带和神经根固定于椎管内（图 2-15）。

神经根向侧方延伸时，均覆有 3 层脊膜呈袖套状，称为脊膜袖。至椎间孔处，在脊神经节的外方，硬脊膜与椎间孔的骨膜和脊神经的神经外膜融合在一起，使脊神经固定，对脊髓亦有固定作用。故牵扯脊神经时，外力不易传到神经根，更不易伤及脊髓。对腰椎间盘突出症者做颈静脉压迫试验时，因脑脊液压力升高，脊膜袖内压力随之升高，故神经根压力加重而出现坐骨神经痛加重的现象。

　　硬膜向下达第 2 或第 3 骶管内称为盲端，再向下称为终丝，附着于尾骨的骨膜上。硬膜与骨性椎管之间为硬膜外腔，此腔内含富有脂肪组织的疏松结缔组织，并有动脉血管网及椎内静脉丛。若椎内静脉丛因静脉血瘀滞而扩张时，亦可造成椎管狭窄症，硬膜正前方与后纵韧带紧密相连。

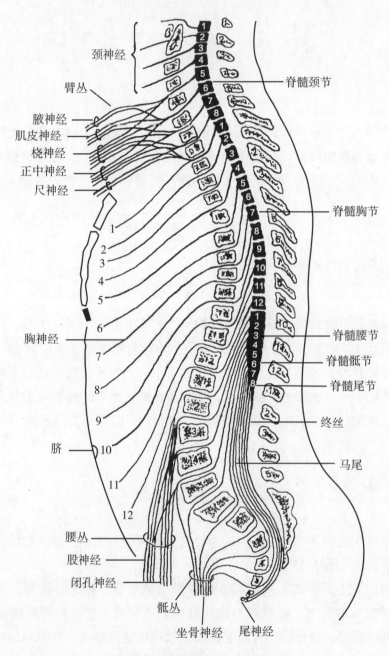

图 2-15　脊髓节段与脊椎骨的关系

蛛网膜很薄，与软膜之间的间隙为蛛网膜下腔，内充满脑脊液。

软膜紧贴于脊髓表面，在脊髓两侧前后根之间，软膜外面变厚，向侧方形成隔膜。软膜外缘分成20~22个扇状齿状韧带，连同该处之蛛网膜一同附着于硬膜上，对脊髓起悬吊作用。齿状韧带并不紧张，不影响脊髓随脊椎的运动。

四、脊髓内部结构

（一）脊髓表面的沟和裂

1. 腹正中裂：为脊髓腹侧面正中线上的纵行裂，裂较深。将脊髓的腹侧面分成左、右两个部分。

2. 背正中沟：为脊髓背侧面正中线上的纵隔，将脊髓的背侧面分成左右两个部分。

3. 腹外侧沟：沟纹不甚明显，左右各一，为脊神经腹根出口处。

4. 背外侧沟：沟纹较浅，左右各一，为脊神经背根传入脊髓处。

5. 背中间沟：此沟在胸髓中段以上，始逐渐明显，位于背正中沟与背外侧沟之间，将薄束与楔束分开。

（二）脊髓的节段

脊髓共分31个节段，每一节段有两对神经根（前根和后根）。颈髓8个节段，胸髓12个节段，腰髓5个节段，骶髓5个节段，尾髓1~2个节段。在脊髓圆锥以下的腰骶神经根，在椎管内的方向几乎是垂直的，构成所谓马尾。

（三）脊髓内部结构

包括脊髓灰质、脊髓白质和中央管3个部分。

1. 脊髓灰质：位于脊髓的中央，包含许多神经细胞团，横断面呈"H"形，全长呈立柱状体。在灰质的两侧部分，按位置分布为后角、前角及侧角。中间连接的部分称为灰质连合。

（1）前角又称腹角，其切面较短，分为头及底，头在腹侧部。前角中含有较大的多极运动细胞（下运动神经元）。这些细胞又分为4个小组，其排列规律是：在内侧的主司躯干的运动，在外侧的主司四肢的运动。

①腹内侧细胞群：在前角腹内侧，司颈部与躯干的肌肉运动。

②背内侧细胞群：在前角背内侧，该细胞群在胸腰段脊髓内，司躯干的肌肉运动。

③腹外侧细胞群：在前角外侧腹方，细胞群在颈膨大及腰膨大处较发达，司肩、上臂、骨盆及股部的肌肉运动。

④背外侧细胞群：在前角外侧背方，细胞群在颈膨大及腰膨大处较发达。颈膨大处者司前臂及手的肌肉运动，腰膨大处者司小腿及足的肌肉运动。

前角细胞发出神经纤维，从腹外侧沟穿出，组成前根。

（2）后角：在其切面上又分为尖、头、颈、底4个部分，含有较小的神经细胞，主要接受脊髓神经后根传入的神经传导。尖：在后角的尖端部分，该部分细胞小而少，称为胶状质，为接受与传导脊髓后根传入的普通感觉的第二神经元（温痛觉和一部分触觉）；头：在尖部的腹侧，比较膨大，内含固有核，发出纤维，组成脊髓小脑腹侧束；颈：比较狭窄的部分；底：是后角的根部，其内侧含有较大的细胞群，称为背核（克氏柱，Clarke柱），自此发出纤维，组成脊髓小脑背侧束。

（3）侧角：在前角与后角之间，范围较小，里面含有多极的小型细胞。是交感神经元的所在地，司内脏器官运动、汗腺分泌、血管运动及神经营养功能。

在第8颈节和第1胸节的侧角中有一群细胞，称为睫状体脊髓中枢。从这里发出的交感神经纤维，经过前根、颈交感神经节（下、中、上）、交感神经、颈动脉周围交感神经丛和睫状神经节，到达眼部，支配3个平滑肌：瞳孔散大肌，司瞳孔扩大；上睑板肌，司眼裂开大；眼眶肌，当此肌紧张到一定程度时，能使眼球向外突出。

排尿和排便的脊髓中枢在第3、第4、第5节的骶髓前后角之间的细胞中，性中枢则位于第2、第3、第4节的骶髓前后角之间的细胞中。

2.脊髓白质：由有髓鞘的神经纤维所组成。大致形成神经纤维束与脊髓平行，上下传导。现分成后索、侧索及前索叙述：

（1）后索：位于背正中沟与脊髓后角之间，略呈三角形。在胸髓中段以下仅有薄束，而在此之上侧有楔束。

①薄束：在后索内侧部，该束是传导胸中段以下的深部感觉。自内向外的排列为骶、腰、胸。

②楔束：位于后索的外侧部，其纤维是传导胸中段以上的深感觉。

薄楔二束也属外受系，传导精细的触觉（辨别两点间距离、纹理粗细、重量、实体等）。

（2）侧索：位于脊髓前角与后角的外侧，含有上升及下降的两种纤维，其主要的神经束有：

①皮质脊髓侧束：位于脊髓小脑背侧束的内侧，是对侧大脑皮层运动区下降的纤维束。其末梢终止于前角细胞，司随意肌肉运动的传导。

②脊髓丘脑侧束：位于脊髓小脑腹侧束的内侧与红核脊髓束的腹侧，为传导痛觉与温度觉的纤维束。

③脊髓小脑背侧束：位于侧索的背外方，是传导深部感觉至小脑的神经纤维束。

④脊髓小脑腹侧束：位于侧索的腹外方，亦为传导深部感觉至小脑的神经纤维束。

⑤红核脊髓束：位于皮质脊髓侧束的腹侧，是自对侧红核下降的神经纤维，其末梢终止于前角，司调节肌肉运动的纤维。

（3）前索：位于腹正中裂与前角之间，亦含有上升与下降的两种神经束，其主要是：

①皮质脊髓前束：位于前索的内侧，是同侧大脑皮层运动区直接下降的纤维束。其大部分纤维将经过白质前联合而终止于对侧的前角细胞；一小部分纤维终止于同侧的前角细胞，司躯干的肌肉运动。此束在胸髓以下即行消失。

②脊髓丘脑前束：位于前索的外侧部分，是传导触觉的神经纤维束。

③前庭脊髓束：位于皮质脊髓束的外侧，是自脑干前庭神经核下降的神经纤维束。其末梢终止于前角细胞，司身体平衡的传导。

④顶盖脊髓束：起自中脑的顶盖（上丘和下丘），随即交叉下行。它的主部终于颈髓，入胸髓后纤维渐少，散在侧、前基束的外方。纤维止于前角细胞间，内侧部媒介视觉的反射，外侧部媒介听觉的反射。

⑤网状脊髓束：起自脑干网状结构中的大型细胞，纤维中继多种的冲动，散漫下行。在脊髓中此系行于侧、前束的外方，与红核脊髓束、顶盖脊髓束和基束的纤维相混杂。它们止于前角细胞，参与维持身体平衡、肌肉的协调。

⑥橄榄脊髓束：起于橄榄下核，下行止于前角的灰质（多在上颈部）。此束机能尚不明了，应附属小脑系统。

3. 中央管：在灰质的中央为一细长的管道，里面含有脑脊液，上通第四脑室，下通脊髓圆锥末端的终室。向下更加缩小，形成一个盲管，管壁为一层室管膜细胞构成。

脊髓每个节段发出 1 对脊神经, 共 31 对 (个别人 32 对), 颈神经 8 对, 胸神经 12 对, 腰神经 5 对, 骶神经 5 对及尾神经 1~2 对。脊神经由脊髓前根 (运动根) 和后根 (感觉根) 合成根神经通过椎间孔后, 分成前支和后支 (图 2-16)。后支较细, 穿横突向后行, 分布于颈、背、腰、骶部肌肉和皮肤; 前支粗大, 向外前行, 支配头颈、胸、腹及四肢的肌肉和皮肤。每一对脊神经前支在椎间孔外不远处发出交通支, 与交感神经节相联系, 并发出脊膜返支 (窦椎神经) 再入椎管, 支配椎管内骨膜、硬脊膜、硬膜外血管、椎间盘后部纤维环、后纵韧带及关节囊。

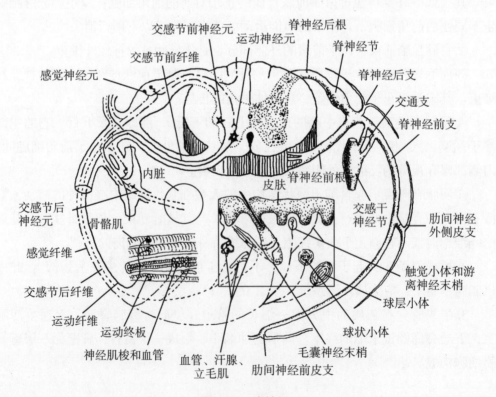

图 2-16　脊神经

一、脊神经的纤维

脊神经包含有 4 种神经纤维：

1. 躯体感觉纤维：神经末梢终于皮肤、肌肉、肌腱、关节和骨膜，向中枢传导各种深、浅感觉。

2. 躯体运动纤维：末梢终于全身骨骼肌中的运动终板，支配颈、躯干及四肢骨骼肌的运动。

3. 内脏感觉纤维：传导胸、腹部内脏、血管及腺体的感觉。

4. 内脏运动纤维：来自脊髓侧角交感神经元的纤维，分布至皮肤的汗腺、立毛肌、血管及肌肉内血管，使汗腺分泌、血管收缩及调节肌肉营养。部分颈神经与脑神经联合支配的称为交通支。例如 C_3、C_4 部分纤维与副神经结合支配斜方肌和胸锁乳突肌，故常见落枕患者胸锁乳突肌痉挛，当纠正落枕引起的 C_2~C_4 小关节错位后，肌痉挛即可缓解。

二、神经丛

脊神经前支组成各种神经丛，即颈丛（C_1~C_4）、臂丛（C_5~C_8、T_1）、胸神经前支（T_1~T_{12}）、腰丛（T_{12}、L_1~L_4）、骶丛（尾丛）（L_4~L_5、S_1~S_5、Co_1~Co_2），胸神经不组成丛，分布情况如下：

（一）颈丛（C_1~C_4 前支）

1. 皮支。

（1）枕小神经（C_2）：支配枕外部、耳郭后面及乳突部皮肤。

（2）耳大神经（C_2、C_3）：支配耳郭、乳突及腮腺区皮肤。

（3）颈皮神经（C_2、C_3）：支配颈前面的皮肤。

（4）锁骨上神经（C_3、C_4）：支配锁骨区、肩部及上胸部皮肤。

2. 肌支。

（1）胸锁乳突肌支（C_2、C_3）：参与副神经支配。

（2）斜方肌支（C_3、C_4）。

（3）颈深肌支：C_1 支配头前直肌、头侧直肌，C_2~C_4 支配头长肌，C_1~C_4 支配颈长肌，C_3、C_4 支配中斜角肌，C_4 支配前斜角肌。

（4）提肩胛肌支（C_3~C_5）。

3. 膈神经（C_3~C_5）。

（1）运动纤维：支配膈肌。

（2）感觉纤维：支配心包、膈、纵隔胸膜和肋胸膜一部分。

（3）至舌下神经交通支：支配颏舌骨肌、肩胛舌骨肌、胸骨舌骨肌、胸骨甲状肌及甲状舌骨肌。

（4）至迷走神经交通支（C_1）：支配颅后窝硬脑膜感觉。

（二）臂丛（C_5~C_8、T_1 前支）

1. 锁骨上分支。

（1）肩胛背神经（C_3~C_5）：支配菱形肌及提肩胛肌。

（2）胸长神经（C_5~C_7）：支配前锯肌。

（3）锁骨下神经（C_5、C_6）：支配锁骨下肌。

（4）肩胛上神经（C_5、C_6）：支配冈上肌、冈下肌。

（5）胸前神经（C_5~T_1）：支配胸大肌、胸小肌。

（6）肩胛下神经（C_5、C_6）：支配肩胛下肌、大圆肌。

（7）胸背神经（C_6~C_8）：支配背阔肌。

2. 锁骨下分支。

（1）外侧束：

①肌皮神经（C_5~C_7）：皮支支配前臂外侧面皮肤，肌支支配肱二头肌及肱肌。

②正中神经（C_6~T_1）：皮支支配手掌面桡侧 3 个半手指皮肤，肌支支配前臂旋前圆肌、掌长肌、指屈浅肌及桡侧屈腕肌、拇内收肌以外之拇指肌及桡骨侧之 2 蚓状肌、3 蚓状肌、拇长屈肌、指屈深肌的桡骨头、旋前方肌。

（2）内侧束：

①臂内侧皮神经（C_8、T_1）：支配臂内侧皮肤。

②前臂内侧皮神经（C_8、T_1）：支配前臂内侧皮肤。

③尺神经（C_7~T_1）：皮支支配手掌面尺侧 1 个半手指和手背面尺侧两个半指的皮肤，肌支支配尺侧屈腕肌、指屈深肌之尺骨头、尺侧两个蚓状肌、各骨间肌及内收拇肌。

（3）后束：

①腋神经（C_5、C_6）：皮支支配臂外侧面皮肤，肌支支配三角肌及小圆肌。

②桡神经（C_5~T_1）：皮支支配臂和前臂背面、手背桡侧两个半手指皮肤，肌

支支配肱三头肌之长头、肘肌、肱桡肌及前臂背侧各伸肌及桡侧之各伸肌。

（三）胸神经前支（T_1~T_{12}）

（1）肋间神经：皮支支配胸前和胸部外侧皮肤，第2肋间神经外侧皮支称肋间臂神经，支配臂内侧面皮肤；肌支支配肋间肌。下6对肋间神经还支配腹肌。

（2）肋下神经：为T_{12}胸神经前支。

（四）腰丛（T_{12}、L_1~L_4前支）

（1）髂腹下神经（T_{12}、L_1）：皮支支配大腿上外侧及耻骨联合附近的皮肤，肌支支配腹肌。

（2）髂腹股沟神经（L_1）：皮支支配阴囊、阴茎根的皮肤（女性支配阴阜和大阴唇皮肤）及大腿上内侧皮肤，肌支支配腹肌。

（3）生殖股神经（L_1、L_2）：皮支支配大腿前侧、腹股沟韧带下方和阴唇皮肤；肌支支配提睾肌。

（4）股外侧皮神经（L_2、L_3）：支配大腿外侧皮肤。

（5）股神经（L_2~L_4）：皮支支配大腿前面皮肤及小腿内侧和足内侧缘皮肤（又名隐神经），肌支支配股四头肌。

（6）闭孔神经（L_2~L_4）：皮支支配大腿内侧中部皮肤和髋关节，肌支支配大腿内收肌群和闭孔外肌。

（五）骶丛（尾丛）（L_4~L_5、S_1~S_5、Co_1~Co_2前支）

（1）阴部神经（S_1~S_4）：皮支支配会阴及外生殖器皮肤，肌支支配会阴肌。

（2）臀上神经（L_4~S_1）：支配臀中肌、臀小肌、阔筋膜张肌。

（3）臀下神经（L_5~S_2）：支配臀大肌。

（4）肌支：支配梨状肌（S_1、S_2）、闭孔内肌（L_5、S_1）及股方肌（L_5、S_1）。

（5）股后皮神经（S_1~S_3）：支配大腿后面皮肤。

（6）坐骨神经（L_4~L_5、S_1~S_3）。

①胫神经：皮支支配小腿后面及足外侧缘、足跟内外侧及足底的皮肤，肌支支配腓肠肌、跖肌、比目鱼肌、腘肌、胫后肌、拇长屈肌、趾长屈肌及足底部肌肉。

②腓总神经：皮支支配小腿前侧、小腿外侧和足背皮肤，肌支支配胫前肌、拇长伸肌、趾长伸肌、腓骨长肌、腓骨短肌及足背肌肉。

（六）脊神经后支的分布

（1）枕大神经（C_2）：支配头下斜肌、头夹肌、头最长肌及枕部皮肤。

（2）枕下神经（C_1）：支配头上斜肌、头下斜肌、头后大直肌、头后小直肌。

（3）第3枕神经（C_3）：支配头半棘肌及枕部皮肤。

（4）颈神经（C_4~C_8）。

（5）胸神经（T_1~T_{12}）。

（6）腰神经（L_1~L_5）。

以上颈神经、胸神经及腰神经后支按节段支配颈、背、腰部的肌肉及皮肤感觉。其中L_1~L_3后支的皮支组成臀上皮神经，支配臀部上部皮肤。

（7）骶神经（S_1~S_5）：从骶孔穿出支配臀中部皮肤。

（8）尾神经（Co_1~Co_2）：从骶管裂孔穿出，支配尾部皮肤。

皮神经的分布见（图2-17、图2-18）。

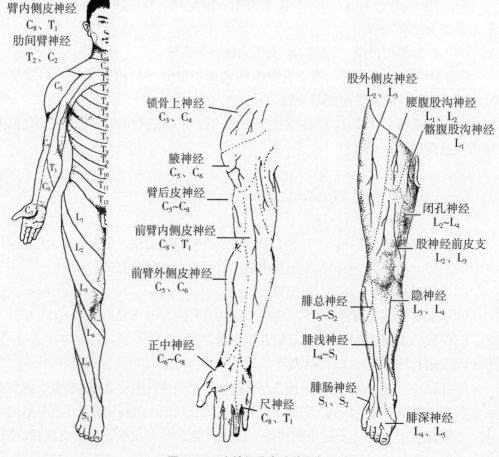

图2-17 皮神经分布（前面）

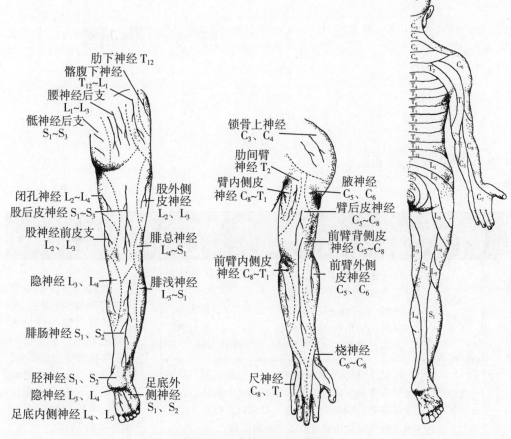

肋下神经 T_{12}
髂腹下神经 $T_{12} \sim L_1$
腰神经后支 $L_1 \sim L_3$
骶神经后支 $S_1 \sim S_3$

闭孔神经 $L_2 \sim L_4$
股后皮神经 $S_1 \sim S_3$
股神经前皮支 L_2、L_3
隐神经 L_3、L_4
腓肠神经 S_1、S_2
胫神经 S_1、S_2
隐神经 L_3、L_4
足底内侧神经 L_4、L_5

股外侧皮神经 L_2、L_3
腓总神经 $L_4 \sim S_1$
腓浅神经 $L_5 \sim S_1$
足底外侧神经 S_1、S_2

锁骨上神经 C_3、C_4
肋间臂神经 T_2
臂内侧皮神经 $C_8 \sim T_1$
前臂内侧皮神经 $C_8 \sim T_1$
尺神经 C_8、T_1

腋神经 C_5、C_6
臂后皮神经 $C_5 \sim C_8$
前臂背侧皮神经 $C_5 \sim C_8$
前臂外侧皮神经 C_5、C_6
桡神经 $C_6 \sim C_8$

图 2-18　皮神经分布（后面）

有 关 肌 肉

一、脊椎背侧深肌

肌肉名称		起止点	神经支配	作用
骶棘肌	棘肌（内侧柱）	附于棘突两侧，分为胸棘、项棘、头棘3部分，形成骶棘肌的内侧柱： 胸棘：起于L_3~T_{10}各棘突，止于T_2~T_9各棘突； 项棘：起于T_2~C_6各棘突，止于C_2~C_4各棘突； 头棘：起于T_1~C_5各棘突，止于枕骨项面	脊神经后支	骶棘肌和夹肌是脊椎背侧最强肌柱，是维护椎间稳定性最重要的肌肉。主要作用是维持脊椎直立姿势，伸展脊椎。当人做前屈时，有抗重力的作用。当骶棘肌劳损后除引起局部症状外，多能造成脊椎失稳，是椎小关节功能紊乱的重要原因
	最长肌（中间柱）	跨接于脊椎背侧各横突间，分为胸最长、项最长和头最长3部分，形成骶棘肌的中间柱，在胸背部将肋骨横突关节覆盖。每肌束跨接6~7个椎间，各肌束互相重叠，起止点类似棘肌		
	髂肋项肌（外侧柱）	跨接于背外侧之骶髂肋角和颈椎横突间，分为髂肋、肋肋、肋项3部分，跨接4~5个椎间。各肌互相重叠，形成骶棘肌外侧柱		
棘横间肌	半棘肌（浅层）	跨接于脊椎棘突与横突之间，每肌束跨行5节椎间，肌束互相重叠。亦分为胸半棘、项半棘和头半棘3部分。头半棘肌最粗大。胸半棘起于下位胸椎横突，止于下位颈椎棘突；项半棘起于上位胸椎横突，止于上位颈椎棘突；头半棘起于下位颈椎关节突和上胸椎横突，止于枕骨上、下项线之间	脊神经后支	横棘肌作用是帮助骶棘肌伸展脊椎，维持颈曲和腰曲的弓度及旋转脊椎，并能防止椎体向前滑脱，故有椎体滑脱者，应注意检查和治疗此肌
	多裂肌（中层）	跨接于各椎横突与棘突之间，每肌束跨行3节椎间，肌束互相重叠。起于腰椎乳突，各胸椎横突和各颈椎关节突，止于各椎棘突		
	回旋肌（深层）	多为胸椎所有，颈椎、腰椎间较少见。一般跨行1节椎间，起于下一胸椎横突，止于上一胸椎棘突根部及椎板处		

二、颈背部肌肉

肌肉名称	起点	止点	神经支配	作用
头后小直肌	寰椎后结节	枕骨下项线内 1/3	C_1 后支	此6块小深肌对寰枕、寰枢关节稳定性有重要意义。C_1损害（寰枕移位）重者可致肌萎缩。一侧头下斜肌痉挛时头连续向患侧旋转，两侧痉挛时可不断地左右摇头
头上斜肌	C_1 横突	枕骨下项线外 1/3	C_1 后支	
头侧直肌	寰椎横突	枕骨颈静脉突下面	C_1 前支	
头前直肌	寰椎侧块前面	枕骨鳞部	C_1 前支	
头后大直肌	C_2 棘突侧面	枕骨下项线中 1/3	C_1、C_2 后支	
头下斜肌	C_2 棘突侧面	C_1 横突	C_1、C_2 后支	
头夹肌	C_3~C_7 项韧带和 T_1~T_3 棘突	最上项线外侧一半和乳突后缘	C_1~C_4 后支（C_2、C_3）	此组肌肉是较强的中层颈肌，与颈椎稳定性有密切关系。多关节移位患者常见此组肌中1~2块肌力改变，棘突上项韧带附着处有摩擦音或硬结。X线见软组织钙化点
颈夹肌	T_3~T_6 棘突	C_1~C_3 横突后结节	C_1~C_4 后支（C_2~C_5）	
提肩胛肌	C_1~C_4 横突后结节	肩胛骨内上角	C_2~C_5 后支	此肌劳损时，上位颈椎失稳，肩胛骨内上角有摩擦音
小菱形肌	C_6、C_7 项韧带	肩胛冈内缘	C_2~C_6（肩胛带背神经）	下颈椎、上胸椎失稳者与此肌劳损有关，可触及此肌力改变，在肩胛内缘有摩擦音
大菱形肌	C_7、T_1~T_4 棘突	肩胛冈以下肩胛内缘	C_2~C_6（肩胛带背神经）	

续表

肌肉名称	起点	止点	神经支配	作用
前斜角肌	$C_3 \sim C_6$横突前结节	第1肋骨斜角肌结节（胸锁乳突肌覆盖）	C_3、C_4（$C_5 \sim C_7$）	上位颈椎钩椎关节错位时中斜角肌紧张，中段颈椎钩椎关节错位时中斜角肌、前斜角肌紧张，下位颈椎钩椎关节错位时后斜角肌紧张
中斜角肌	$C_1 \sim C_6$横突前结节	第1肋骨中部（锁骨上窝中外侧）	C_3、C_4（$C_5 \sim C_7$）	
后斜角肌	$C_5 \sim C_7$横突后结节	第2肋骨之外侧部	C_4、C_5（C_7、C_8）	
横突间肌	上颈椎横突	下颈椎横突	本椎间孔发出神经支配	颈椎之钩椎关节错位时即痉挛成为粒状结节
胸锁乳突肌	胸骨柄前面及锁骨胸端	颞骨及乳突	副神经外侧支 $C_2 \sim C_4$前支	"落枕"时$C_1 \sim C_3$错位引起胸锁乳突肌痉挛。斜方肌紧张形成抬肩（一字肩）
斜方肌	枕骨结节外侧上项线，项韧带胸椎棘突	肩胛冈、肩峰和锁骨肩峰部		
头长肌	$C_3 \sim C_6$横突前结节	枕骨下缘	$C_1 \sim C_5$	此组肌肉损害时，亦可造成颈椎小关节失稳。椎体向前滑脱时易造成此组肌肉损伤
颈长肌内侧部 上外侧部 下外侧部	$T_1 \sim T_3$椎体前面 $C_5 \sim C_7$椎体前面 $C_2 \sim C_5$横突前结节 $T_1 \sim T_3$椎体侧面	C_2、C_3椎体前面环椎前结节 C_2椎体前面寰椎前结节 $C_5 \sim C_7$横突前结节	$C_2 \sim C_7$	
冈上肌	整个冈上窝	与肩关节中相接于肱骨大结节上1/3	C_5、C_6（肩胛上神经感觉支至肩关节中）	C_5、C_6颈神经根受刺激时此肌紧张，压迫严重时萎缩，肩外展、外旋困难
冈下肌	冈下窝大部分	肱骨大结节		
肩胛下肌	肩胛下窝	肱骨小结节	$C_5 \sim C_7$（肩胛下神经）	$C_5 \sim C_7$颈神经根受刺激时常表现肩周疼痛，活动受限，尤以夜间睡眠时为重（臂内旋、旋前、外旋受限）
大圆肌	肩胛下角后面	肱骨小结节		
小圆肌	肩胛骨腋窝缘	肱骨大结节	C_5、C_6（腋神经）	

三、上肢肌肉

肌肉名称	起点	止点	神经支配	作用
三角肌	锁骨外 1/3、肩峰及肩胛冈	肱骨三角肌粗隆	腋神经 C_5、C_6	使臂外展
肱二头肌	肩胛骨关节盂上方、喙突	桡骨粗隆	肌皮神经 $C_5 \sim C_7$	屈肘、前臂旋前
肱三头肌	关节盂下方、肱骨后面	尺骨鹰嘴	桡神经 $C_6 \sim C_8$	伸肘
肱桡肌	肱骨外上髁	桡骨茎突	桡神经 $C_6 \sim C_8$	屈前臂并稍旋后
指伸总肌	肱骨外上髁	第 2~5 指中节和末节指骨基底	桡神经 $C_6 \sim C_8$	伸腕、伸指
拇长、短伸肌	尺桡骨背面	第 1 掌骨基底及拇第 1 节指骨底	桡神经 $C_6 \sim C_8$	外展拇指、伸拇指第一节
指屈深、浅肌	尺骨及骨间膜、肱骨内上髁	第 2~5 指骨末节底及第 2~5 指骨中节	正中神经 C_7、T_1，正中神经、尺神经 C_7、T_1	屈指各节、屈指中节
拇长屈肌	桡骨及骨间膜	拇指末节骨底	正中神经 C_7、T_1	屈拇指

四、腰髋部后侧群肌肉

肌肉名称	起点	止点	神经支配	作用
背阔肌	T$_7$以下棘突骶骨髂嵴	肱骨小结节下方	C$_7$、C$_8$	内收、内旋和后伸肩关节
腰方肌	髂嵴	L$_1$~L$_4$横突及第12肋骨	L$_1$~L$_3$肌支	侧屈腰椎，下降、固定肋骨
髂肌	髂窝与腰大肌外缘愈合	股骨小粗隆	L$_1$~L$_3$	屈及外旋髋关节，下肢固定时使骨盆前倾和躯干前屈
腰大肌	T$_{12}$及腰椎横突椎间软骨	股骨小粗隆	L$_1$~L$_3$	屈及外旋髋关节，下肢固定时使骨盆前倾和躯干前屈
腰小肌	T$_{12}$、L$_1$的椎体侧面	髂骨筋膜	L$_1$~L$_3$	紧张筋膜
臀大肌	髂骨外面和骶骨背面，腰背筋膜外	股骨臀肌粗隆及大腿筋膜	L$_5$~S$_2$（臀下神经）	伸及外旋髋关节，下肢固定时，伸直躯干，防止躯干前屈
臀中肌 臀小肌	髂骨外面	股骨大转子	L$_4$~S$_1$（臀上神经）	外展和内旋髋关节
阔筋膜张肌	髂前上棘	胫骨外侧髁	L$_4$~S$_1$（臀上神经）	紧张髂胫束，屈髋关节，伸膝关节
梨状肌	骶骨前面外侧部	股骨大转子内侧面	骶丛分支	外旋髋关节
闭孔内肌	闭孔膜内面	转子窝	骶丛分支	外旋大腿
闭孔外肌	闭孔膜外面	转子窝	闭孔神经	外旋大腿

五、大腿肌肉（股部前群、内侧群、后群）

肌肉名称	起点	止点	神经支配	作用
缝匠肌	髂前上棘	胫骨上端内侧面	L_2~L_4（股神经）	屈膝关节，使已屈小腿内旋
股四头肌	股直肌：髂前下棘 股中间肌：股骨体前面 股内侧肌和股外侧肌：股骨嵴	胫骨粗隆	L_2~L_4（股神经）	伸膝关节，股直肌还可屈髋关节
耻骨肌 长收肌 短收肌 大收肌 股薄肌	耻骨支及坐骨支前面	股骨嵴、胫骨上端内侧	L_2~L_4（闭孔神经）	髋关节内收并稍外旋，股薄肌协助屈膝关节
股二头肌	长头于坐骨结节 短头于股骨嵴中部	腓骨小头	L_4~S_3（坐骨神经）	当骨盆固定时，屈膝关节和伸髋关节；小腿固定时，协同臀大肌伸躯干
半腱肌 半膜肌	坐骨结节	胫骨上端内侧	—	
腰背筋膜	分前后两叶，后叶紧张于胸、腰骶椎之棘突与髂骨嵴之间；前叶位于背肌之腹侧，紧张于下方髂骨嵴与第11、第12肋之间，内连腰椎横突之间			

六、小腿肌肉（前侧群、后侧群、外侧群）

肌肉名称	起止点	神经支配	作用
胫前肌	起：胫、腓骨及骨间膜前面 止：第1跖骨底及第1楔骨	腓神经 $L_4 \sim S_1$	使足背伸及内翻
拇长伸肌	起：同胫前肌 止：拇趾末节趾骨底	腓神经 $L_4 \sim S_1$	伸拇趾，助足背伸
趾长伸肌	起：同胫前肌 止：第2~5趾，趾背腱膜	腓神经 $L_4 \sim S_1$	伸趾，助足背伸
腓肠肌	起：内外侧头起于股骨内、外侧髁 止：跟骨结节	胫神经 $L_4 \sim S_2$	屈小腿，提足跟
比目鱼肌	起：胫、腓骨近端后面 止：同腓肠肌	胫神经 $L_4 \sim S_2$	屈小腿，提足跟
腘肌	起：股骨外上髁 止：胫骨近端后面	胫神经 $L_4 \sim S_1$	屈小腿，内旋小腿
趾长屈肌	起：胫骨后面 止：第2~5趾末节趾骨底	胫神经 $L_5 \sim S_2$	屈2~5趾，使足跖屈
拇长屈肌	起：胫骨后面及骨间膜 止：拇趾末节趾骨底	胫神经 $L_5 \sim S_2$	屈拇趾，使足跖屈
胫后肌	起：胫腓骨后面及骨间膜 止：舟骨，第2、第3楔骨，骰骨，股骨	胫神经 $L_5 \sim S_2$	使足跖屈并内翻
腓骨长肌	起：腓骨外面 止：第1跖骨底	腓浅神经 $L_5 \sim S_1$	使足跖屈并外翻
腓骨短肌	起：腓骨外面 止：第5跖骨底	腓浅神经 $L_5 \sim S_1$	使足跖屈并外翻

七、足部肌肉

肌肉名称	起止点	神经支配	作用
拇短伸肌	起：跟骨上外面 止：拇趾第 1 节趾骨底	腓深神经 L_4~S_1	协助伸拇
趾短伸肌	起：跟骨上外面 止：各趾第 1 节趾骨底	腓深神经 L_4~S_1	协助伸趾
拇展肌 拇短屈肌 拇收肌	起：跟骨、舟骨、跖长韧带 止：拇趾第 1 节趾骨底	足底内侧神经 L_5~S_1、 L_5~S_2、S_1、S_2	使拇外展 使拇屈曲 使拇内收
小趾展肌 小趾短屈肌 小趾对跖肌	起：跟骨、跖骨及趾长韧带 止：小趾第 1 节趾骨底及第 5 跖骨	足底外侧神经 S_1、S_2	使小趾外展 使小趾屈曲 使小趾内收
趾短屈肌	起：跟骨结节及跖腱膜 止：第 2~5 趾第 2 节趾骨底	足底内侧神经 L_5~S_1	屈趾
跖方肌	起：跟骨 止：趾长屈肌腱	足底外侧神经 S_1、S_2	协助屈趾
蚓状肌	起：趾长屈肌腱（4 块） 止：第 1 节趾骨、趾背腱膜	足底内侧、外侧神经 L_5~S_2	屈跖趾关节，伸 趾关节
骨间跖侧肌	起：跖骨（7 块） 止：第 1 节趾骨	腓深神经 S_1、S_2，足 底外侧神经 S_1、S_2	以第 2 趾为中心 并拢和散开

第七节
内脏神经系统

内脏神经的高级中枢在大脑的边缘叶，较高级中枢在丘脑下部，低级中枢在脊髓和脑干。内脏神经的传出部分，就是内脏的运动神经。

一、内脏神经的结构特点

躯体运动神经由低级中枢（脊髓）到达骨骼肌只有一级神经元。内脏神经由低级中枢到达内脏，必须经过两级神经元，即节前神经元与节后神经元。节前神经元的细胞体在低级中枢，发出节前纤维；节后神经元的细胞体聚成内脏神经节，发出节后纤维。节前纤维与节后纤维在内脏神经节内联系，节后纤维的末梢分布于内脏效应器。

二、内脏神经节

有 3 种神经节：

1. 交感神经节。在脊椎两旁，又叫椎旁节。

2. 内脏神经丛节。在脊椎前方，又叫椎前节。

3. 终节。在器官附近或散在于器官内部（是交感神经节）。

三、交感神经

1. 节前神经元在脊髓 T_1~L_3 的侧角内。

2. 节后神经元在交感神经节或内脏神经丛节。节后纤维的分布常通过下列 3 种途径：

（1）直接到达内脏。

（2）缠在血管上，随血管到达内脏。

（3）随脊神经分布。

3.交感神经干。交感神经干上自C_2平面，下达尾骨平面。共有23~26个神经节，由纤维连接成为交感神经干。

（1）颈交感神经节：两侧各有3~4个。

①颈上交感神经节。最大，呈纺锤形，在C_1、C_2或C_2、C_3横突水平。其节后纤维进入上3个颈神经内。

②颈中交感神经节。最小，呈卵圆形，在C_5、C_6横突水平。其节后纤维主要进入第4、第5颈神经。

③颈下交感神经节。常与第1胸交感神经节合成星状神经节，在第7颈椎横突水平或第1肋骨小头前方。其节后纤维进入下3个颈神经。

颈交感神经来源于第1、第2胸节的白交通支上行。颈神经是通过灰交通支与交感神经节相连。颈交感神经节的节后纤维进入颈神经，也进入脑膜返支神经内，入椎管后支配脊膜、后纵韧带、椎间关节、关节囊。颈交感神经节末梢分布到咽喉部、心脏、头颈及上肢的动脉。交感神经纤维也加入脑神经，如舌咽、迷走、舌下神经等。颈内动脉的交感神经纤维分布到眼部，支配扩瞳肌和上眼睑的平滑肌。围绕在椎动脉上的交感神经纤维，除调节椎动脉外，并随椎动脉上行分支到内耳动脉。颈交感神经的几个灰交通支可合成心脏支，组成颈上心支、颈中心支和颈下心支。T_1~T_5交感神经联合组成心丛（有的与迷走神经的分支吻合），支配心脏。

（2）胸交感神经节：两侧各有11或12个，胸交感神经节整齐地沿两个肋骨小头前方下行，但最下两个稍偏向内侧，处于T_{11}、T_{12}之侧面。上胸部（T_1~T_5）交感神经节的一部分节后纤维分布到食管、气管、支气管和肺。下胸部（T_6~T_{12}）脊髓侧角发出的节前纤维，通过T_6~T_{12}交感神经节后纤维，组成内脏大神经、小神经，达腹腔神经节和肠系膜上神经节，在节中交换神经元，节后纤维随腹腔血管分布到腹腔器官。

（3）腰交感神经节：两侧各有4或5个，均较胸交感神经节偏于内侧，沿腰椎体的侧前方下行。

（4）骶交感神经节及尾交感神经节：通常两侧各有4个骶交感神经节及1个尾交感神经节。其位置处于骶前孔之内侧。骶交感神经干末端汇合成一个尾交感干神经节。

腰骶部交感神经节后纤维是随血管分布到直肠、膀胱和男、女生殖器各个器官。

四、副交感神经

1.节前神经元。节前神经元细胞体位于中脑、桥脑和延髓的有关脑神经核内（动眼神经副核、上涎核、下涎核、迷走神经背核）及第2至第4骶髓的侧角内。节前纤维分别随动眼神经、面神经、舌咽神经、迷走神经和第2至第4骶神经的前根离开中枢，终止于有关的终节内。

2.节后神经元。节后神经元细胞体位于器官附近和器官内部的终节。如睫状神经节和黏膜下丛的神经节细胞等。终节发出的节后纤维终止于所分布的器官。

3.副交感神经的分布。

（1）动眼神经的副交感神经纤维。起自中脑动眼神经副核，到达睫状肌及瞳孔括约肌。

（2）面神经的副交感神经纤维。起自桥脑上涎核，到达泪腺、颌下腺及舌下腺。

（3）舌咽神经的副交感神经纤维。起自延髓下涎核，到达腮腺。

（4）迷走神经的副交感神经纤维。起自延髓迷走神经背核，到达心、肺、食道、腹腔丛的各器官。

（5）第2至第4骶神经的副交感神经纤维。起自第2至第4骶髓的侧角，到达结肠左曲下的消化管、盆腔内及会阴部的器官。

自主神经系统解剖生理与临床

一、概述

自主神经系统的解剖生理和病理与脊椎密切相关。脊椎病变引起的全身症状，尤其是内脏症状，多为自主神经受损的结果。因此，临床医师要理解脊椎病的复杂性和多样性，要探索脊椎相关疾病及其机制，必须熟知自主神经系统的解剖生理与临床。

实验发现，肾上腺素的作用与刺激自主神经胸腰部纤维的效应相似，故称此部分为交感神经系统。毛果芸香碱和其他一些药物的作用，与自主神经系统头、骶部发出的有髓纤维所支配器官发生的作用一样，故称此部分神经为副交感神经系统。交感神经和副交感神经的作用在某些方面是相互对抗的，正常时又保持着相对平衡。

机体运动分为躯体运动和内脏运动，躯体运动可随意发动，又能随意停止，而内脏运动则大多数受交感神经与副交感神经的双重支配，脑和脊髓的作用只是加强或减弱它的作用。大脑皮质控制躯体运动与内脏运动的区域并没有明确的分界。实验发现，刺激中央沟前面的运动区和运动前区，不仅能引起躯体运动，而且能引起或抑制内脏的活动。大脑皮质下行的传导路径分为锥体系和锥体外系。正常的躯体运动受锥体系及锥体外系的共同作用。大脑皮质对内脏活动的控制，主要是由锥体外系和丘脑下部通过作用于交感神经的低级中枢而发挥作用。

由于交感神经系统的节前神经元，位于脊髓的胸腰段，副交感神经系统的节前神经元位于脊髓的骶段，故可以认为脊髓是交感神经系统和副交感神经系统可定名为神经系统（骶部）的低级中枢。头部副交感系统的节前神经元分布于延髓、桥脑及中脑，这些部分也可以认为是副交感系统脑部的低级中枢。

一般认为，中脑以下的脑干，特别是延髓，是交感系统与副交感系统的主要反射中枢。它们的兴奋过程处于不平衡状态，交感中枢的兴奋升高，副交感中枢兴奋即被抑制；反之，副交感中枢的兴奋加强，交感中枢的兴奋即被减弱。这两个系统中枢兴奋过程的相互转变，一则取决于直接到达中枢的内脏感觉冲动，二则取决于高级中枢的兴奋或抑制作用。交感系统与副交感系统，对所支配器官的作用是对立统一的，二者必须同时存在，方能全面调节内脏的活动。它们通过释放特殊的化学物质，使器官发生兴奋或抑制，从而调节内脏的活动。肾上腺素的分泌只受交感系统的控制，因此当情绪激动时，既能引起交感神经系统兴奋，也能引起肾上腺素分泌。

二、自主神经系统的临床意义

根据交感神经及副交感神经系统的功能，可以得出这样的结论：除了汗腺、竖毛肌、肾上腺、子宫以及部分血管外，其他人体组织及器官一般都同时受交感神经系统和副交感神经系统的双重支配。

由交感神经系统或副交感神经系统传到各器官产生的最终效应，取决于反应器官的功能状态。刺激交感神经纤维的效应，常和刺激副交感神经纤维的效应相互拮抗，但这种拮抗并非绝对。例如胃的幽门，根据其原来的收缩状态或松弛状态，刺激副交感神经可引起它的松弛或收缩。这两种系统所表现的对立性对生理的维持具有重要意义。从表面上看，所有接受这两种系统支配的器官都具有内在的节律性活动。例如心脏，在所有神经纤维都切除后，它仍可照常活动。内脏器官的平滑肌、心肌和腺体组织，都具有自动收缩或分泌的特性。为配合整个身体活动的需要，它们本身的活动都必须有神经系统的调节。整个身体的活动或加强或减弱，不外乎沿着两个方向发展——兴奋或抑制，它们对所支配的器官不但毫无冲突，而且相互依存，互相协调。若两者缺一，则器官的活动就不能很好地配合整体的需要，不是过强过弱，就是需要加强时无法加强，需要减弱时无法减弱。因而仅靠其中一个单独的调节，对于整个人体的生存显然是不够的。

据研究，中枢神经系统各种器官都发生营养性影响，主要通过自主神经来实现。自主神经对器官、系统有3种影响：①引起或停止器官的活动。②对血管的影响，调节器官的新陈代谢及其功能状态。③营养性影响，通过加强营养类似的神经，对各脏器发挥作用。我们在动物实验中也发现，人工将实验动物的颈胸椎错位后，引起了心脏功能的改变（动物实验时，只做脊椎人工错位，并未损及心脏），16周内分批为实验动物做复位后，心脏功能又能恢复正常的现象也支持上述观点。

自主神经系统的营养性功能，就是对组织代谢的作用。活动的器官对内、外环境的适应性是靠营养作用来体现的。神经的兴奋性加强，其营养物质大量输入组织，并为更好地利用它创造条件，故称营养神经为"代谢神经"。自主神经系统，不仅支配植物性生命器官，同样也影响骨骼肌。刺激交感神经纤维，可提高已疲乏肌肉的工作能力，这种刺激虽不能导致肌肉收缩，但可改变肌肉的组织状态，提高肌肉对运动神经传来冲动的感受性。推论这是因为交感神经纤维兴奋，使到组织的新陈代谢发生变化。应当指出，除交感神经所传导的冲动有营养作用之外，沿副交感神经和运动神经传导的冲动，也可能有营养作用。临床上的颈椎病或腰腿痛伴有肌肉萎缩的患者，均与其相应的交感神经的椎旁节或椎间孔内的节前纤维（脊膜返回支）受损有关。笔者在动物实验中观察到，胸椎错位 2~16 周，椎间孔内神经根（交感神经节前纤维）的神经细胞有明显的病理变化。

三、脊椎病损害自主神经的常见病变部位

1. 椎间孔：因椎关节错位致椎间孔变形变窄，损及交感神经节前纤维，或伤及脊膜返回支。

2. 横突：因椎关节错位致横突移位，向后牵拉或向前挤压椎旁交感节或自主神经纤维。

3. 椎体：因椎体的滑脱式或倾仰式错位，刺激椎前神经节。

4. 椎动脉：因颈椎病致椎动脉受扭曲、牵张引发基底动脉缺血而损害自主神经中枢。

5. 脏器局部：因脊椎病引发颈前和胸腹部肌痉挛、紧张，直接压迫、刺激脏器或阻碍血循环，干扰脏器正常功能，如 C_4~C_6 错位致高血压发作。

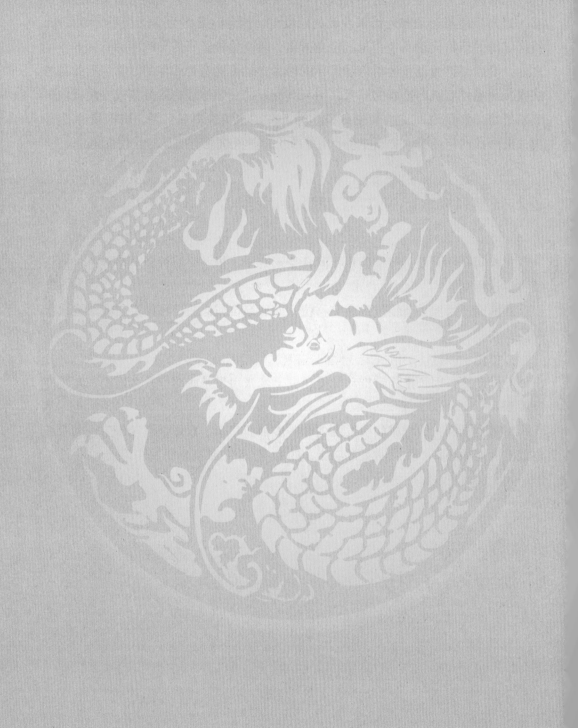

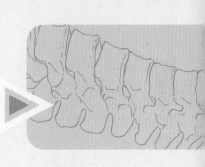

第三章 ▷

龙氏治脊疗法诊断学

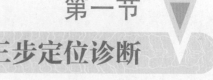

第一节
三步定位诊断

目前，在临床和影像学诊断中，均无椎关节错位的统一诊断标准。所以，当临床表现和体征与影像诊断不符时，容易产生漏诊或误诊。为使脊椎及相关性疾病得到更准确、及时的预防和诊治，魏征、龙层花教授在 20 世纪 60 年代总结出脊椎相关疾病的三步定位诊断法：第一步，神经症状定位诊断，初步判断发病的脊椎范围；第二步，触诊定位诊断，进一步确定发病的脊椎、关节及类型；第三步，影像学定位诊断，对比分析和排除疾病。利用三步定位诊断所搜集的信息，进行综合分析，去伪存真，找到疾病的根本原因，得出正确的诊断结果。

一、三步定位诊断要点

1. 具有临床症状中的一项或多项表现。

2. 发病脊椎节段（颈、胸、腰、骶）的活动范围有一定障碍者。

3. 脊椎触诊检查，有椎关节错位体征者（棘突、横突、关节突偏歪，椎旁有压痛）。

4. 与发病脊椎有关的韧带、肌肉附着点，触及硬结、剥离、摩擦音等病理征阳性反应物者。

5. X 线片、CT、MRI 诊断符合脊椎综合征诊断者。

6. 各项辅助诊断，有 1 项以上支持脊椎综合征诊断者。

7. 专科会诊排除骨折、脱位、肿瘤、结核、嗜酸性细胞肉芽肿及各专科器质性疾病者。

8. 实验室检查在正常范围者。

二、三步定位诊断模式

（一）第一步——神经症状定位诊断

最早对患者进行问诊时，根据其疼痛、麻木的部位（无疼痛、麻木症状者，根据主要症状的器官部位），按照神经症状定位诊断分析脊神经根损害部位，初步判定发病的脊椎或关节。

询问病史时，除性别、年龄、职业外，要着重了解下列内容：详细询问外伤史，注意掌握患者从小至今的全部情况，包括青少年时期的外伤史，对少儿患者应特别了解其有无产伤。头、颈、背、腰、臀部外伤后常常不是马上出现症状，慢性劳损更是如此，所以第一次接诊时易忽略外伤史。重视外伤史的询问，对治疗方案的制订有特别重要的意义。

职业、工作、生活姿势是导致慢性劳损的因素；要询问脊椎症状与内脏症状可能的联系，起病是突然发作还是逐渐发生，发病突然者多有诱因，了解发病诱因，以利预防复发。

要有脊椎整体观，询问清楚出现症状的时间与各部位各种症状出现的先后过程，脊椎生物力学失衡的发生和发展过程，各段发病脊椎和症状之间的主次和轻重缓急。

询问疼痛的性质，是酸痛、麻痛、钝痛、烧灼性痛或放射性痛？是持续性痛或间歇性痛？体位改变时对疼痛的影响是加重、减轻还是不变？疼痛的具体部位应了解准确，在头、颈、胸腹、腰背、臀部及四肢的哪一范围内？感觉有无异常？如有异常，要了解是麻木感、针刺感、肿胀感、冷厥感还是灼热感？感觉有无减退或消失？有无运动功能障碍？达到什么程度？肌肉有无萎缩或代偿性肥大？有无上肢出现持物落地现象？下肢有无僵硬、踩棉花感？

询问病情时，除了解周围神经损害的情况外，应同时了解该节段交感神经所支配的内脏或器官有无病理性症状。例如，颈椎患者有无头晕、恶心、呃逆、心慌、多汗；有无不明原因的血压波动（过高或过低）；有无明显器质性病变的视力模糊、闪眼、流泪或眼干、复视、瞳孔散大、眼睑无力下垂或眼睑持续抽搐、眼窝内抽痛或霍纳氏综合征、视野内冒金星等症状；有无发生神经性（非耳内病变）的耳鸣、听力下降；有无发生慢性的咽喉部不适或吞咽困难。腰背部疼痛不适的患者有无上腹（肝区或胃脘区）疼痛，反酸嗳气，腹胀肠鸣，大便稀溏或便秘等症状；有无尿频、尿痛、早泄、阳痿或痛经等症状。

总之，询问病情时，应包括发病脊椎相关的脊髓节段、周围神经和交感神经损害的临床表现和血液循环、淋巴循环是否正常。通过以上询问，初步分析是什么组织（脊髓、神经根、交感神经、肌肉、血管或淋巴管）在什么部位受到了损伤，初步定出发病的脊椎或关节。

（二）第二步——触诊定位诊断

根据检查者进行脊椎触诊的检查结果，包括发现患者横突、棘突及关节突偏歪、椎旁压痛、病理性阳性反应物，或各项试验、神经系统检查结果，结合第一步定位诊断结果，进行第二步定位诊断，进一步确定发病的脊椎、关节及分型。

1. 压痛点检查。

在病变部位可有棘突、关节突和横突旁压痛；棘突间韧带有压痛；颈腰背肌有压痛；棘突两旁某点有压痛（关节突关节处），有神经根炎症时，深压会出现沿神经放射痛，提示可能有椎间盘突出症；在 L_5/S_1 间压痛，可能有腰骶关节错位、劳损、游离棘突、杵臼棘突或骨盆旋移症等。

2. 触诊检查。

（1）颈椎横突、关节突触诊法（图 3-1、图 3-2）：乳突至肩峰连线为颈椎横突的体表投影连线。患者端坐位，双手放膝部，术者立于身后，用双手拇指轻置患者乳突部，双手食指、中指置其下颌部作支点。双手拇指（指尖向上）下移到乳突下方（指尖尚未离开乳突尖），左右两侧同步做向前、向后触诊第 1 颈椎横突（拇指位移在 1cm 范围内），若触到单侧横突向后移者，属 C_1 旋转式错位；若一侧横突内凹而另侧向外凸或下移者，则属 C_1 侧摆式错位；第 1 颈椎横突触诊明确后，将双拇指在原位置转 90°，指尖由

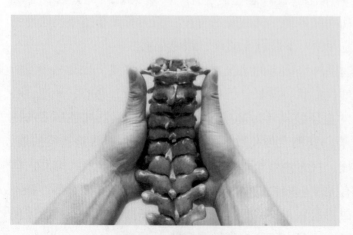

图 3-1　横突触诊示意

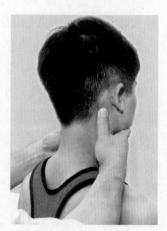

图 3-2　横突触诊

向上转为向后，再将双手拇指指腹稍加轻力向前按，此时双手拇指的指尖已置于C_2/C_3后关节部，指腹置于C_2横突部（乳突肩峰线上），双手拇指向下移动触诊至下2个颈椎后关节处，再向上移动1个颈椎后关节突处，如此向上下滑动对比，触清关节突有无向后隆起，横突左右是否对称，C_2~C_6如有异常，应检查是否同时有压痛和病理性阳性反应物、硬结、肌痉挛的索状物、摩擦音等，若有，即为小关节错位体征，若无，或为畸形（先天性）。由于颈椎棘突多有分叉，且长短悬殊，故触诊容易有误差，触诊以检查横突关节突为好。前后滑脱式错位时，可触及在同一椎的左右两个后关节均向后隆凸、有压痛；侧弯侧摆式错位时，一侧指腹触及侧凸的横突，另一侧指腹有凹陷感，单椎为侧摆，多椎为侧弯；左右旋转式错位者，拇指触到向后隆凸的后关节与滑脱式类似，但均是单侧出现，上下两椎一椎偏左另一椎偏右，或两者发生在距离多个椎间（大旋转）；混合式错位者，兼有两种以上体征。如因病重或治疗中的需要，可在不同体位下触诊：患者仰卧位时，检查者位于床头，改用双手中指触诊法。将双手中指指腹置于横突连线上，指尖和指腹稍用力触及横突后侧，由C_6~C_1沿横突渐向上移触摸，凡发现有偏歪的骨突应进一步了解有无肿胀、压痛；患者侧卧位时，检查者用单侧拇指触诊法，拇指尖沿横突连线，指腹按在关节突上，触诊方法同仰卧位。触诊法熟练掌握后，有利于检查术者复位手法和施术前后关节错位康复的疗效。

（2）棘突触诊法（图3-3、图3-4）：多用于C_7和胸腰骶椎触诊，检查者用右手食、中二指（或用双手拇指）并拢置于棘突两旁（指间距约5mm），在棘突上做上下推摩触诊对比，遇棘突高低不平和左右偏歪者，亦按横突触诊法进行鉴别错位类型。生理性和病理性的偏歪需要鉴别。凡是与症状定位相吻合，且椎旁有压痛者属病变，只有棘突偏歪，症状定位不符又无椎旁压痛者属棘突畸形变异。横突触诊法未能检出的倾位仰位式错位，用棘

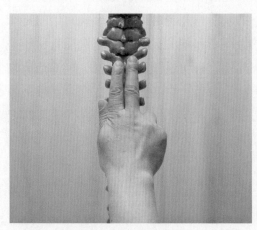

图3-3　棘突触诊示意

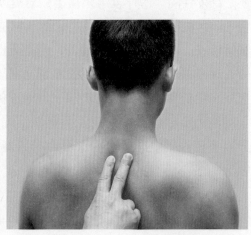

图3-4　棘突触诊

突触诊法易于检出，其方法是：发现两棘突间距离增宽或凹陷感时，注意在其上一棘间和下一棘间触诊比较，找出变窄的棘间，若增宽的棘间在上，变窄的棘间在下，说明其间的椎体呈仰位式错位（该椎仰位即椎体前部向上移，其棘突下移）；反之，若增宽的棘间在下，变窄的棘间在上，说明其间的椎体呈倾位式错位（该椎倾位即椎体前部向下移，其棘突向上移）。棘突触诊法可分两次进行，患者取端坐位或俯卧位，姿势要端正、脊背肌肉要放松，检查者坐于其背后（患者坐位）或站立其左旁（患者俯卧位）。第一次做全脊顺列快速探查1~2遍，按照脊椎病的整体观，了解一位患者脊椎生物力学失衡后，其脊椎病的发生和发展的现状，除了解与其主诉有关联的椎间变化外，更应了解发病脊椎其上、下的变异情况，以便指导治脊疗法的方案。第二次触诊侧重于发病的节段，有无椎关节错位。无错位而有明显压痛者，应进一步鉴别炎症的病因；有椎关节错位者，应再用双手（均以食指、中指），两手指尖相对，置于偏歪棘突的上、下椎间，在偏歪棘突的上、下部推移，以鉴别错位类型。

（3）病理阳性反应物触诊法：软组织劳损是脊椎病的病理基础，而脊椎病发病期症状较重时，或病程较长者，由于脊椎力学失衡，又将引起椎周软组织或受损神经支配的软组织（韧带、关节囊、肌肉、肌腱、深浅筋膜、皮肤、脂肪等），发生继发性的病理变化，临床上俗称阳性反应物。检查者用拇指在患椎棘突旁至横突、关节突之间，做上下揉按触摸，检查与患椎相连的韧带、肌肉是否紧张有压痛（椎关节错位引起的保护性肌紧张），有无代偿性肌肥大，注意其远端附着点有无摩擦音（感）、压痛或硬结（软组织慢性劳损点），若有，即为劳损或神经损害的反应物（无菌性炎症、脂肪疝）。脊椎病属神经根型者，其神经根无菌性炎症时，相对应的周围神经所支配的肌肉会疼痛或肿胀，是为神经损害性肌痉挛或肌筋膜挛缩，要分析阳性反应物是原发性还是继发性的。治疗软组织损害，对提高疗效和预防复发有重要作用。

（4）骨科的特殊试验检查：触诊检查结果不满意者，可用脊椎病常用的特殊试验检查。对棘、横突有偏歪，但是无椎旁压痛和相关症状者，应选用骨科相关检查法或神经科检查法，以便鉴别诊断。凡检诊有明显偏歪的脊椎，经诊治后临床原有症状和椎旁压痛已消除，但触诊仍有偏歪者，应考虑其是在变异基础上发生的椎关节错位，错位复正后症状消除，但变异的形态仍存在，若将生理性变异当病理性错位继续正骨，必会导致新的损害，应高度警惕。常见的骨科检查如下：

1）颈部相关体格检查。

①颈椎活动范围（图3-5）：即进行前屈、后伸、侧屈及旋转活动的检查。神经根型颈椎病者颈部活动受限比较明显，而椎动脉型颈椎病者在某一方向活动时

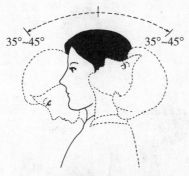

a. 正常颈椎前后屈伸活动度

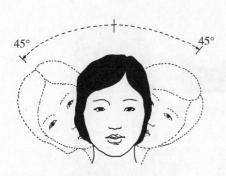

b. 正常颈椎左右侧屈活动度

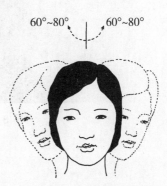

c. 正常颈椎左右旋转活动度

图 3-5　正常颈椎活动范围

可出现眩晕。

②感觉障碍检查：对颈椎患者做皮肤感觉检查有助于了解病变的程度。不同部位出现的感觉障碍可确定病变颈椎的节段。疼痛一般在早期出现，出现麻木时已进入中期，感觉完全消失已处在病变的后期。

③臂丛神经牵拉试验（图 3-6）：又称 Eaten 试验。其机制是使神经根受到牵拉，观察是否发生患侧上肢反射性痛。检查时，让患者颈部前屈，检查者一手放于患者头部病侧，另一手握住患肢的腕部，沿反方向牵拉，如感觉患肢有疼痛、麻木则为阳性。若在牵拉的同时迫使患肢做内旋动作，称为 Eaten 加强试验。

④头部叩击试验（图 3-7）：又称"铁砧"试验，患者坐位，检查者以一手平置于患者头部，掌心接触头顶，另一手握拳叩击放置于头顶部的手背。若患者感到颈部不适，疼痛或上肢（一侧或两侧）痛、酸、麻，则该试验为阳性，提示颈部神经受压。

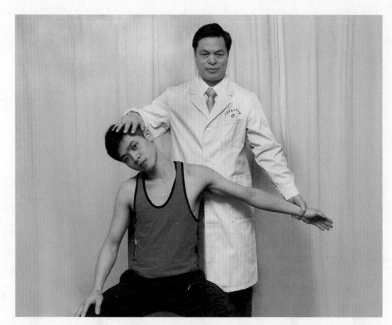

图 3-6　臂丛神经牵拉试验

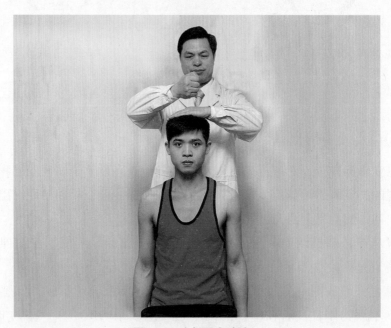

图 3-7　头部叩击试验

　　⑤椎间孔挤压试验（图 3-8）：又称 Spurting 试验，患者取坐位，头部微向病侧弯曲，检查者立于患者后方，用手按住患者顶部向下施加压力，如患肢发生放射性疼痛即为阳性。原因在于侧弯使椎间孔变小，挤压头部使椎间孔更窄，椎间盘突出暂时加重，故神经根挤压症状更加明显。

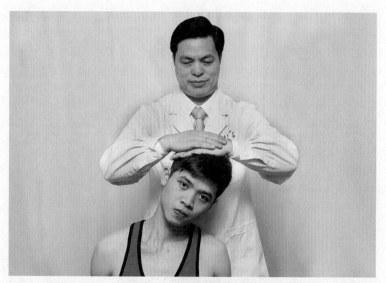

图 3-8 椎间孔挤压试验

⑥ Jackson 压头试验（图 3-9）：当患者头部处于中立位和后伸位时，检查者于患者头顶部依轴方向施加压力，若患肢出现放射性疼痛，症状加重，称为压头试验阳性。

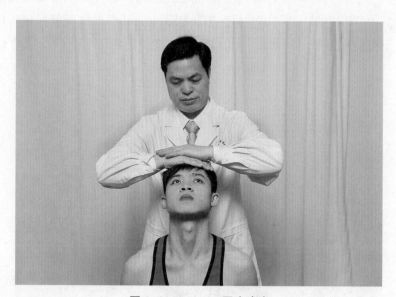

图 3-9 Jackson 压头试验

⑦肩部下压试验（图 3-10）：患者端坐，头部偏向健侧，当有神经根粘连时，为了减轻疼痛，患侧肩部会相应抬高。此时检查者握住患肢腕部做纵轴牵引，若患肢有放射痛和麻木加重，称为肩部下压试验阳性。

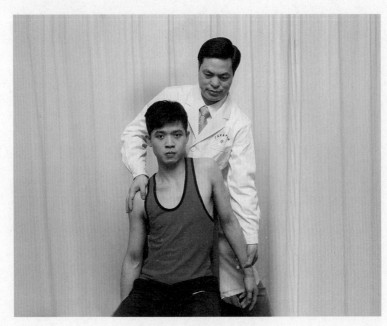

图 3-10　肩部下压试验

⑧直臂抬高试验（图 3-11）：患者取坐位或站立位，手臂伸直，检查者站在患者背后，一手扶其患侧肩，另一手握住患肢腕部并向外后上方抬起，以使臂丛神经受到牵拉，若患肢出现放射性疼痛即为阳性。可根据出现放射痛时的抬高程度来判断颈神经根或臂丛神经受损的轻重，此试验类似于下肢的直腿抬高试验。

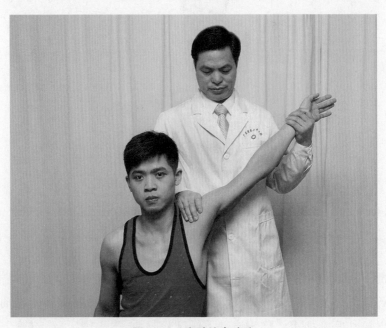

图 3-11　直臂抬高试验

⑨颈部拔伸试验（图 3-12）：检查者将双手分别置于患者左、右耳部并夹住头部轻轻向上提起，如患者感觉颈及上肢疼痛减轻即为阳性。本试验可作为颈部牵引治疗的指征之一。

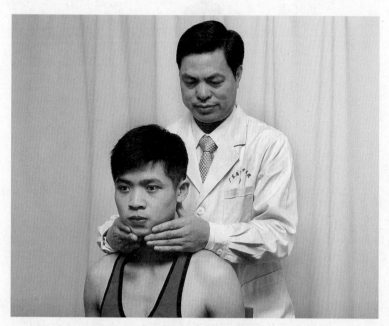

图 3-12　颈部拔伸试验

⑩头前屈旋转试验（图 3-13）：先将患者头部前屈继而向左右旋转，如颈椎出现疼痛即为阳性，多提示有颈椎骨关节病。

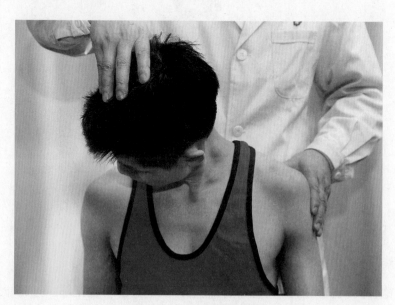

图 3-13　头前屈旋转试验

⑪转头加力试验（图3-14）：检查者一手托住患者枕部，另一手托其下颌，将其头缓慢转至最大角度，再稍加用力移动，出现颈痛或上肢放射痛为阳性。

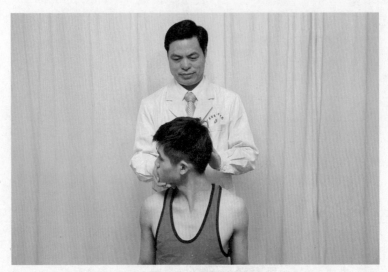

图 3-14　转头加力试验

⑫头颈下压试验（图3-15）：检查者单手或双手置其头顶，逐渐加力下压，疼痛加重或上肢放射痛为阳性，若下肢不适加重，为脊髓损害的体征。

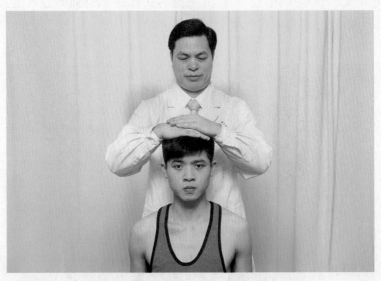

图 3-15　头颈下压试验

⑬艾德森氏试验（图3-16）：患者端坐，双手置于两大腿部，头延伸并转向患侧做深呼吸，检查者立即触其两侧桡动脉搏动。若患侧桡动脉搏动显著减弱或完全

消失，而健侧桡动脉搏动正常或仅稍减弱，即为阳性，可能为前斜角肌综合征或有颈肋。

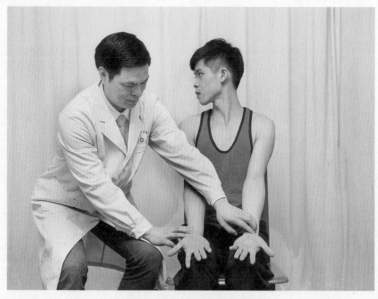

图 3-16　艾德森氏试验

⑭椎动脉压迫试验（图 3-17）：适用于有头昏症状者。检查者一手扶其头顶，另一手扶其后颈部，将其头向后仰并向左（右）侧旋转 45°，约停 15s，若出现头昏为阳性，为对侧椎动脉供血受阻。

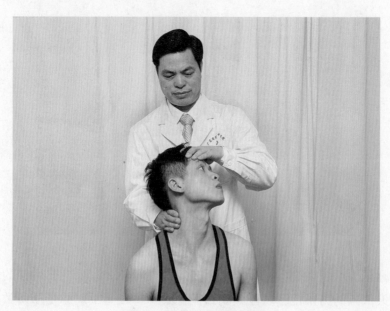

图 3-17　椎动脉压迫试验

⑮间歇跛动试验（图3-18）：患者取坐位，双上肢外展90°并外旋（手掌向上），并做快速手指伸屈运动，如能坚持1min以上双上肢仍能保持平举位置，仅有轻度不适者为阴性；若数秒钟后出现前臂疼痛，上肢无力支持平举位而下垂为阳性，可能为胸廓出口综合征。

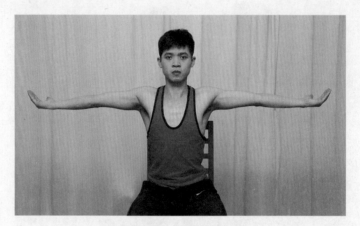

图3-18 间歇跛动试验

⑯霍夫曼征实验（图3-19）：检查者一手轻托患者之前臂，另一手中指中节与食指夹住患者中指，用拇指迅速弹刮患者中指指甲部，若出现其他各指的掌屈运动为阳性，说明颈部脊髓、神经损伤。

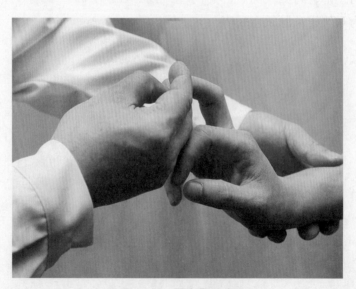

图3-19 霍夫曼征试验

⑰挺胸试验（图3-20）：患者取坐位，做双肩外展、双上肢后伸的动作，如桡动脉消失或减弱为阳性。可能因肋锁间隙过窄，锁骨下动脉受压所致（正常肋锁间隙约有一横指宽度）。

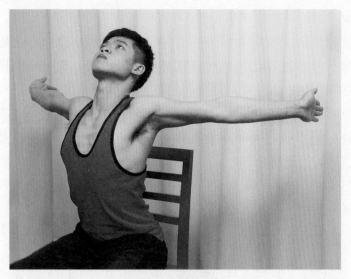

图 3-20　挺胸试验

2）腰部相关体格检查。

①腰背部压痛点检查：在病变部位可有棘突上压痛；棘突间韧带有压痛；腰背肌有压痛；棘突旁压痛（棘突旁开 1~1.5cm），深压时出现沿神经放射痛，可能有椎间盘突出；在 L_5/S_1 间有压痛，可能有腰骶关节劳损、游离棘突、杵臼棘突等。

②背伸试验（图 3-21）：患者取站立位，检查者立其侧面，用双手稳住其髂骨姿势下，令患者做腰部尽量背伸，如有背部疼痛即为阳性，说明患者的腰肌、关节突、椎板、黄韧带、棘突、棘上或棘间韧带有病变，或有腰椎管狭窄症。

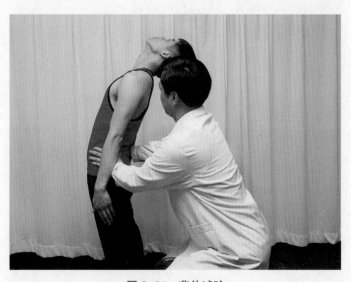

图 3-21　背伸试验

③直腿抬高试验及加强试验（图 3-22）：患者双下肢伸直仰卧，检查者一手扶住患者膝部使其膝关节伸直，另一手握住患者踝部并徐徐将之抬高，直至患者产生下肢放射痛为止，记录此时下肢与床面的角度，即为直腿抬高角度。正常人一般可达 80° 左右，且无放射痛。在此基础上可以进行直腿抬高加强试验，即检查者将患者下肢抬高到最大限度后，放下约 10°，在患者不注意时，突然将足背屈，若能引起下肢放射痛即为阳性。该试验用以鉴别是神经受压还是下肢肌肉等原因引起的抬腿疼痛。

健腿抬高试验：患者仍取仰卧位，按上法抬高健腿，如患者出现腰及患侧坐骨神经放射痛为阳性。

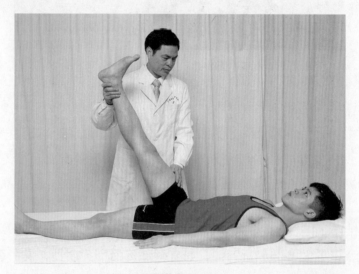

a. 直腿抬高试验

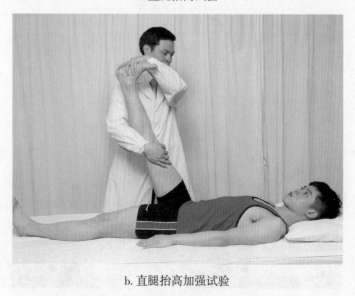

b. 直腿抬高加强试验

图 3-22　直腿抬高试验及加强试验

④弓弦试验（图3-23）：患者端坐床边，头及脊椎保持平直，双小腿自然下垂，令患者用双手抓住床沿使髋关节处于90°并不让躯干后仰。检查者先将患肢逐渐上抬，至患者出现腰腿痛后，将患肢膝关节略加屈曲至疼痛消失为止，然后检查者用双腿夹持患足，以保持此位置不变，再将双手2~4指置于患者腘窝中央胫神经部位，拇指置于膝前，用力抓压胫神经，如出现放射痛即为阳性。

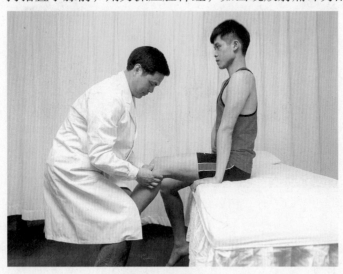

图 3-23 弓弦试验

⑤挺腹试验（图3-24）：通过增加椎管内压力，刺激神经根产生疼痛，以诊断腰椎间盘突出症，检查分4步：a.患者仰卧，双手放在腹部或身体两侧，以头枕部和双足跟为着力点，将腹部及骨盆用力向上挺起，若患者感觉腰痛及患肢传导性腿痛即为阳性。若传导性腿痛不明显，则行下一步试验。b.患者保持挺腹姿势，先深吸气后停呼吸，用力鼓气，直至脸面潮红约30s，若有传导性腿痛即为阳性。c.在仰卧姿势下，用力咳嗽，若有传导性腿痛即为阳性。d.在仰卧挺腹姿势下，检查者用手轻压双侧颈内静脉，若出现患侧传导性腿痛即为阳性。

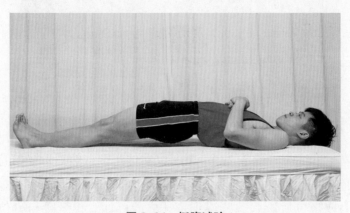

图 3-24 挺腹试验

⑥颈静脉压迫试验（图3-25）：患者取仰卧位，检查者用一手或双手压迫两侧颈静脉，使脊髓液压力增高，如患者出现腰腿痛增剧即为阳性。

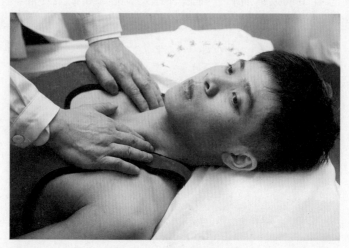

图3-25　颈静脉压迫试验

⑦屈颈试验（图3-26）：患者取仰卧位，检查者一手压于患者胸骨柄处，另一手托起患者枕部，然后徐徐将患者头向上抬高使其颈部屈曲，如出现颈、肩或腰腿痛增剧现象即为阳性。

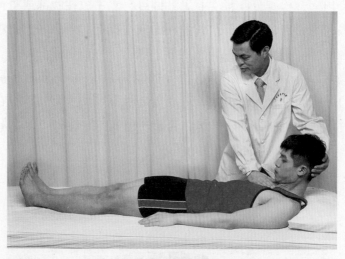

图3-26　屈颈试验

⑧坐、立弯腰试验（图3-27）：患者取立位弯腰，然后取坐位弯腰，检查者询问患者腰痛的情况。如立位弯腰时有腰痛，坐位弯腰时无腰痛，病变可能在骶髂关节，因为取坐位后骶髂关节得到依托之故；如立位弯腰与坐位弯腰均有腰

痛，病变可能出现在腰骶关节。

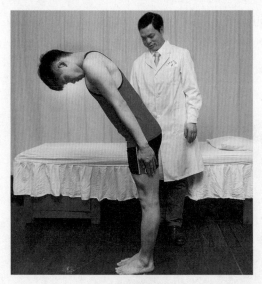

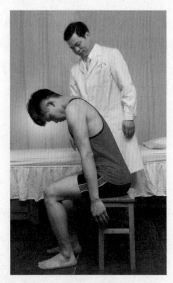

a. 立位弯腰试验   b. 坐位弯腰试验

图 3-27 坐、立弯腰试验

⑨骨盆摇摆试验（图 3-28）：患者取仰卧位，将双髋关节及双膝关节完全屈曲，检查者一手扶持患者双膝，另一手托起患者臀部做腰骶部被动屈曲及骨盆左右摆动活动，如出现腰痛为阳性，可能腰骶关节有病变或下腰部软组织劳损。

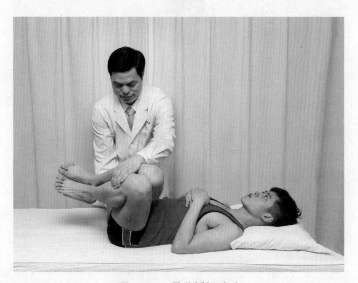

图 3-28 骨盆摇摆试验

⑩骨盆分离试验与骨盆挤压试验（图 3-29）：患者仰卧，两手置于身旁。检查者两手按住患者两侧髂棘内侧将骨盆向外侧做分离按压动作，然后两手掌扶住

两侧髂前上棘外侧并向内侧对向挤压；或让患者侧卧，检查者双手掌叠置于上侧髂棘之外持续向对外侧按压，同法检查对侧。前者使骶髂关节分离，后者使其受到挤压。另外，还可以进行耻骨联合压迫试验，试验过程中，若骶髂关节出现疼痛即为阳性，但此试验阳性发现者较少。此试验还可用于检查骨盆部是否有骨折，若有骨折则可以引起骨折部位疼痛或使疼痛加重。

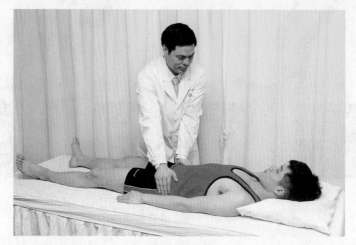

a.骨盆分离试验

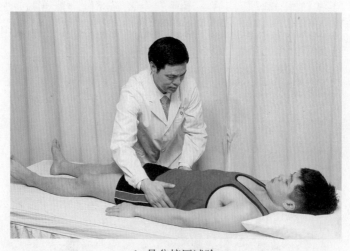

b.骨盆挤压试验

图3-29　骨盆分离试验与骨盆挤压试验

⑪床边试验（图3-30）：a.患者仰卧，臀部靠近床边，先将健侧髋膝关节尽量屈曲，贴近腹壁，患者双手抱膝以固定腰椎，患肢垂于床边，检查者一手按压健侧膝关节，帮助屈膝屈髋，另一手用力下压患肢大腿，或检查者双手用力下压垂于床边的大腿，使髋关节尽量后伸，则骶髂关节转动发生摩擦，若在该侧骶

髂关节出现疼痛则为阳性，说明骶髂关节有疾患。b. 患者侧卧，健侧在下，将健腿极度屈曲并固定骨盆，检查者一手握住患肢踝部，使膝关节屈曲 90°，再将患肢向后牵拉，使髋关节尽量过伸，另一手将骶部向前推压，则骶髂关节便向后转动，若出现疼痛即为阳性。

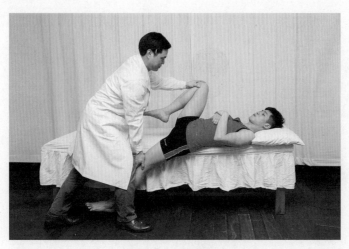

图 3-30　床边试验

⑫屈膝屈髋试验（图 3-31）：患者仰卧，双腿靠拢，尽量屈曲髋膝关节，检查者可用双手推膝，使髋膝关节尽量屈曲，使臀部离开床面，腰部被动前屈，若腰骶部发生疼痛即为阳性，表示有闪筋扭腰、劳损，或者腰骶关节或者骶髂关节等病变，但腰椎间盘突出症该试验阴性。

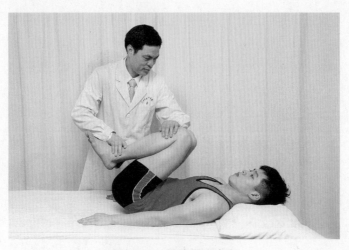

图 3-31　屈膝屈髋试验

⑬ "4" 字试验（图 3-32）：患者仰卧位，检查者将其一侧下肢膝关节屈曲，髋关节屈曲，外展外旋，将足架在另一侧膝关节上，下肢呈 "4" 字形。检查者一手放在患者屈曲的膝关节内侧，另一手放在对侧髂前上棘前面，然后两手向下按压，检查侧骶髂关节处出现疼痛即为阳性，提示骶髂关节病变。

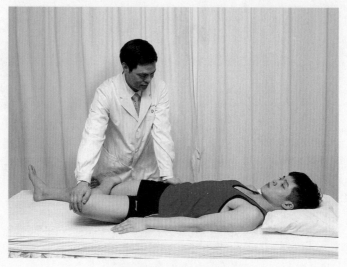

图 3-32 "4" 字试验

⑭斜扳试验（图 3-33）：患者仰卧位，下面腿伸直，上面腿屈髋、屈膝各 90°，检查者一手将患者肩部推向背部，另一手扶膝将骨盆推向腹侧，并内旋该侧髋关节，若发生髋关节疼痛即为阳性，表示该骶髂关节或下腰部有病变。

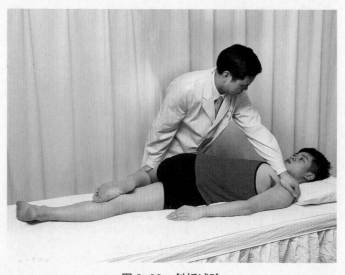

图 3-33 斜扳试验

⑮跟臀试验（图3-34）：患者俯卧位，两下肢伸直，检查者握住其踝部，使其足跟接触到臀部，这时大腿前肌群牵拉骨盆，使之前倾，如果腰椎或腰骶关节有病变则出现疼痛，骨盆甚至腰部也随之抬起。

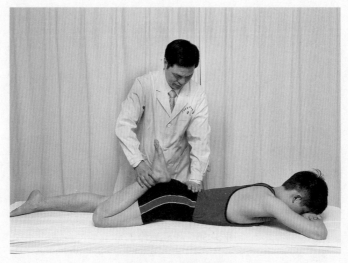

图 3-34　跟臀试验

⑯屈膝屈髋分腿试验（图3-35）：患者仰卧位，双下肢屈曲外旋，两足底相对，检查者两手分别置于患者双膝做双膝分腿动作，出现股内侧疼痛即为阳性，提示内收肌痉挛。

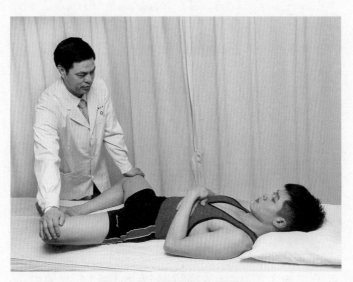

图 3-35　屈膝屈髋分腿试验

⑰单髋后伸试验（图3-36）：患者俯卧位，两下肢伸直，检查者一手按住患者骶骨背面，另一手直接托住大腿下部（或膝部）向上抬起，则髋关节被动后伸，如骶髂关节处疼痛，本试验为阳性。两侧做对比检查，该试验用于检查骶髂关节病变。

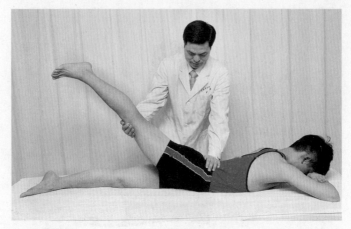

图 3-36　单髋后伸试验

⑱梨状肌紧张试验（图3-37）：患者俯卧位，检查者一手固定患者腰部下段，另一手握拿踝部，将膝关节屈曲90°，使小腿外展。此时，股骨大转子外旋，拉紧梨状肌，若臀部与下肢出现疼痛，再将小腿内收，使梨状肌放松，症状减轻或消失。

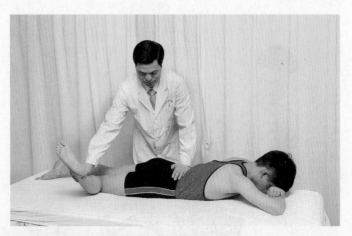

图 3-37　梨状肌紧张试验

⑲股神经牵拉试验（图3-38）：股神经牵拉试验有两种做法：一是患者俯卧位，患侧膝关节伸直180°，检查者将患侧的小腿上提，使髋关节处于过伸位，出现大腿前方痛者为阳性；二是患者取俯卧位，两下肢伸直，检查者站于

患者侧旁，以手握住患者检查侧踝部，屈曲膝关节，使足跟尽量贴近臀部，出现被检测大腿前方牵拉痛，大腿前方或后方放射痛，或骨盆抬离床面为阳性，提示股神经受压。

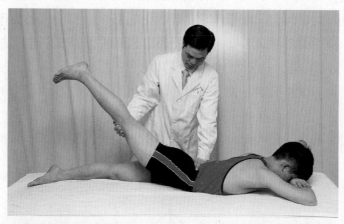

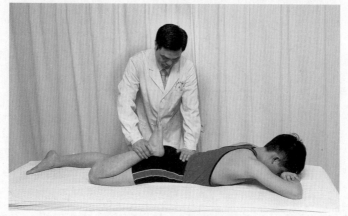

图 3-38　股神经牵拉试验

（三）第三步——影像学定位诊断

目前影像学诊断技术的进展已由早期的 X 线检查逐渐发展到如今的 CT 及 MRI 重建、彩色 B 超等，大大提高了对椎间盘、椎周软组织的病理变化诊断的准确性，但诊断椎间关节错位，仍以 X 线为主。通过 X 线片可观察到各椎间关系的变化，脊椎轴线变异情况，椎体后缘连线变异情况。寰椎错位时会出现的仰位、倾位、仰旋、倾旋和侧旋等改变，各椎间关节形态或位移都属颈椎关节错位的表现。观察各椎间盘变性、椎间关节骨质增生，各韧带钙化的部位、程度等，并与第一步、第二步定位诊断结合分析，做出最后定位诊断结果。影像学定位诊断在脊椎病的诊断中发挥着重要作用，具体表现在以下方面：①排除正骨推拿的禁忌证，包括骨折、脱位、结核、肿瘤、嗜伊红细胞肉芽肿、化脓性炎症等。观察骨质疏松程度，正骨推拿时选择快速复位法或缓慢复位法。②仔细观察和分析有无椎间关节错位，错位的类型（错位方向）、部位，正、侧位片的各椎间关系的变化。③观察脊椎退变的程度，分析退变是否为本次发病的主因。各椎间盘变性（膨出）、椎体关节骨质增生、各韧带钙化的部位、程度等。临床检诊有脊髓损害体征者，应做 MRI 或 CT 检查，以便确定选用手术或非手术疗法。

1. X 线片分析标准。分析椎体的 X 线片的统一标准如下：

（1）寰底线：寰椎两侧下关节突最外缘连线（张口位）（图 3-39）。

（2）寰椎轴线：寰底线中点的垂直线（张口位）（图 3-39）。

（3）齿状突轴线：齿状突尖端与基底部中心的连线（张口位）（图 3-39）。

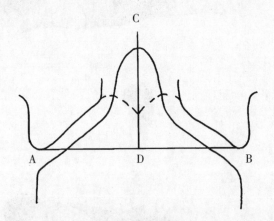

图 3-39　寰底线（AB）、寰椎轴线及齿状突轴线（CD）示意

（4）寰枕线：枕骨大孔后界外板之一点与寰椎前结节下缘一点的连线。寰枕线与齿状突连线的交角正常在 70°~80°，小于此值为后脱位（图 3-40）。

（5）寰齿间距：齿状突后缘一点至寰椎前结节下缘的距离，此距离正常时为寰枕线全长的 1/3，上下差数不应超过 4mm（侧位）。

（6）寰齿间隙：寰椎前弓的后缘与齿状突前缘之间距。

（7）棘突偏歪的测量标准：相邻的数个正常棘突叉沟或顶线的连线为测量基线，偏歪的棘突要测出左、右偏的毫米数。

（8）分叉变异：指棘突分叉的两侧形状及大小是否不对称。

（9）正位片椎间距的测量：距中心轴线两旁各 5mm 处，测量上下二椎体缘间隙的距离。

（10）椎弓根间距离：在两侧椎弓根内缘的相对应点测量。

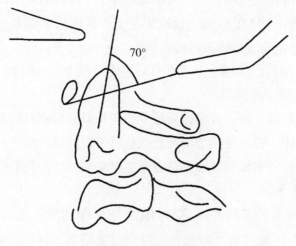

图 3-40 寰枕线示意

（11）钩突长度测量：椎体上关节面至钩突尖的垂直距离。

（12）生理曲度：如颈椎，齿状突最上点与 C_7 后下缘点连线所成的弓和椎体后缘连线间最宽处之距离正常为（12±5）mm（图 3-41）。

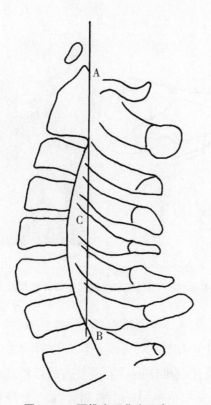

图 3-41 颈椎生理曲度示意

（13）侧位片椎体间隙测量：测量相邻椎体上下缘前后角的距离。

（14）椎体增生：只在相关比较的情况下，椎体后或前角变尖，密度增高，在增生部位的椎体不超过椎体前后缘连线。

（15）椎间孔测量：纵径（上下椎弓切迹的最低点），横径（上位椎体后下角至下位椎体上关节突的距离）。

（16）椎管矢状径：侧位片椎体后缘中点至棘突根部中点的距离。

（17）寰枕间距：寰椎后结节最高点至枕骨外板的最近距离。

（18）寰枢间距：寰椎后结节最低点至枢椎棘突上缘的最近距离。

2. 正常颈椎 X 线片。

（1）寰椎、枢椎的 X 线片：其前间隙之正常距离为：成人 ≤ 2mm，儿童 ≤ 3mm，且无"∨"形或"∧"形改变；齿突上缘略低于寰椎上缘的水平；寰椎、枢椎与整个颈椎的轴线保持一致，张口位片中寰椎、枢椎位于口腔中央，寰椎双侧的侧块等大对称，齿、侧间隙及寰椎、枢椎左右对称，寰椎、枢椎外侧缘或其关节面的内侧缘左右对称；齿突轴线至枢椎双外侧缘之距相等，并与寰椎的中轴线重叠；寰关节面与枢关节面对称偶合，寰椎双侧上关节面的大小及倾斜度对称，双侧关节面延长线的相交点应落于齿突轴线；枢椎棘突居中，基本与齿突的轴线重叠（图 3-42）。

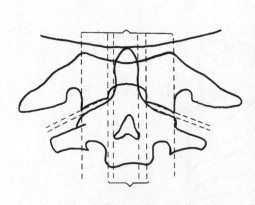
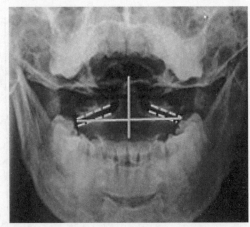

a. 正常张口位寰枢关节 X 线片示意   b. 正常张口位寰枢关节 X 线片

图 3-42 正常张口位寰枢关节 X 线片及示意

（2）C_3~C_7 正位 X 线片：各颈椎椎间隙均匀一致。两侧钩椎关节排列整齐。棘突位置正中，上下棘突相连成一直线，棘突与两侧椎板外侧缘的间距相等。

（3）颈椎侧位 X 线片：椎体前后缘呈整齐的弧形连线，C_1、C_2 前间距在正常范围；C_3~C_7 双侧关节突相重叠呈一个骨骼影像；上关节突上端在上一椎体后缘后面，棘突间呈均匀的间距（图 3-43）。

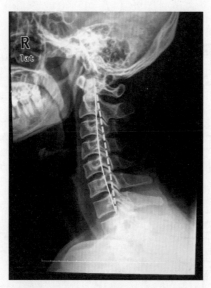

图 3-43　正常颈椎侧位 X 线片

（4）颈椎斜位 X 线片：正常椎间孔呈光滑的卵圆形。

3.颈椎相关疾病 X 线片表现。

（1）寰椎、枢椎错位：张口位片中寰椎两侧的侧块不对称；环齿侧间隙及环、枢关节间隙左右不对称；寰椎、枢椎外侧缘或其关节面的内侧缘左右不对称；齿状突轴线与寰椎的中轴线不重叠，二轴线互成夹角或有分离；枢椎棘突偏离齿突中轴线（图 3-44、图 3-45A、图 3-45B）。侧位片寰、枢前间隙成人＞2mm，儿童＞3mm。

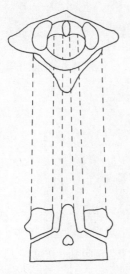
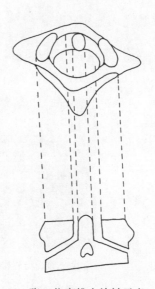

a.张口位寰枢关节正常位置　　　　　b.张口位寰椎右旋转示意

图 3-44　张口位寰枢关节正常位置及寰椎右旋转示意

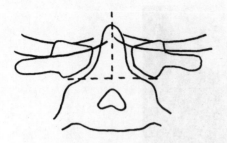

a. 正常齿状突轴线通过寰椎轴线的中点

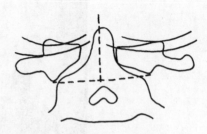

b. 齿状突向左移位

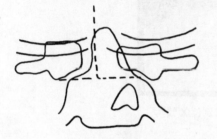

c. 齿状突双相移位

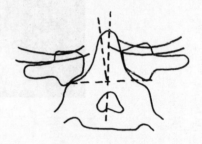

d. 齿状突轴线与寰椎轴线互成夹角

图 3-45A　张口位寰枢关节错位示意

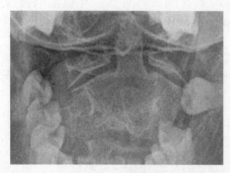

a. C$_2$ 棘突偏右

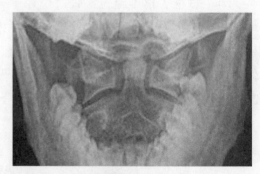

b. 寰齿侧间隙右宽左窄

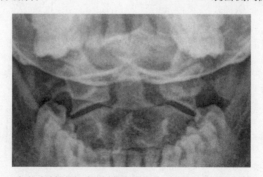

c. 齿状突轴线与寰椎轴线成角，寰齿侧间隙不等宽

图 3-45B　张口位寰枢关节错位 X 线片

（2）倾位式或仰位式错位：侧位片见椎体棘突间距不等，上宽下窄为仰位错位，而下宽上窄为倾位错位，如果再加上寰椎旋转，就出现混合式错位。正位片见倾位错位椎的棘突与上椎棘突之距离变窄，与下椎棘突距离变宽；而仰位错位时棘突变化正相反（图3-46A、图3-46B）。

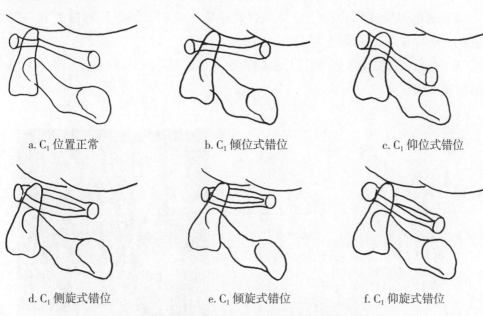

a. C₁位置正常　　　b. C₁倾位式错位　　　c. C₁仰位式错位

d. C₁侧旋式错位　　　e. C₁倾旋式错位　　　f. C₁仰旋式错位

图3-46A　C₁倾位式或仰位式错位示意

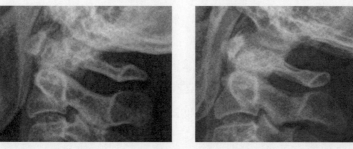

a. C₁位置正常　　　　　　　b. C₁仰位式错位

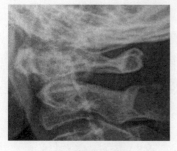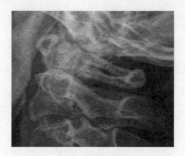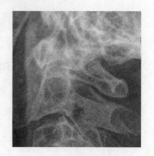

c. C₁倾位式错位　　　d. C₁侧旋式错位　　　e. C₁仰旋式错位

图3-46B　C₁倾位式或仰位式错位X线片

（3）左右旋转式错位：正位片见棘突偏向移位一侧，棘突中线不在脊椎棘突连线之上，该侧椎板外缘至棘突间距变窄，对侧增宽，两侧的钩椎关节间隙不对称。侧位片见错位椎体双边、双突影，或椎体后缘连线中断，成角或反张。斜位片见椎间孔内钩椎关节或后关节移位而致椎间孔变形变窄。

（4）侧弯侧摆式错位：正位片见颈轴侧弯，或相邻两椎间钩椎关节不对称（侧摆），病程长者见钩突变尖。

（5）前后滑脱式错位：侧位片见错位椎体后缘连线中断，上一节椎体向前或向后滑脱（图3-47）。

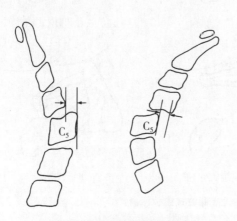 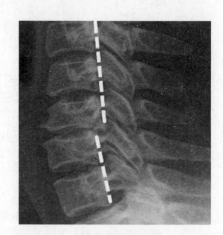

a. 颈椎后滑脱与前滑脱示意图　　　　　　　　　　b. 颈椎后滑脱

图3-47　颈椎滑脱

（6）混合式错位：兼有上述2种或2种以上错位者。

（7）钩椎关节错位：正位片见错位椎体侧摆，相邻椎体钩椎关节偏歪不对称，病程长者见钩突变尖。斜位片见椎间孔变形缩小，椎间孔前壁由卵圆形变成阶梯状（椎间孔前壁由钩椎关节组成，后壁由后关节组成，后壁由卵圆形变为阶梯状为后关节错位表现）。

（8）后关节滑膜嵌顿：侧位片见错位椎间关节和椎间隙后缘增宽。

（9）颈曲变直、反张、成角，颈椎生理曲度改变：齿突后缘最上点与 C_7 后下缘点连线所成的弓和椎体后缘连线间最宽之正常距离为（12±5）mm，此值＜7mm为变直，变为负数是反张。正常颈椎间隙是前宽后窄，若错位后呈前窄后宽，生理曲度变成反张，椎体后缘连线向后形成一个交角为成角，是颈椎病早期症状之一（图3-48）。

（10）椎间隙变窄：与相邻的椎体比较，椎间隙变窄，这是椎间盘变性的表现。

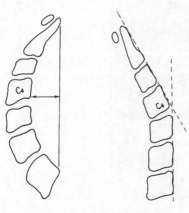

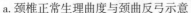

a. 颈椎正常生理曲度与颈曲反弓示意

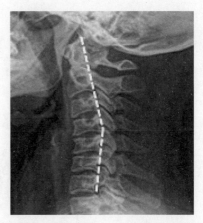

b. 颈椎颈曲反弓显示 C₄、C₅ 后缘向后成角

图 3-48　颈椎生理曲度与颈曲反弓示意及 X 线片

（11）颈椎骨质增生：椎体前缘、后缘或钩椎关节、椎小关节骨质增生呈唇样、鸟嘴样、变尖或成骨桥（图 3-49）。

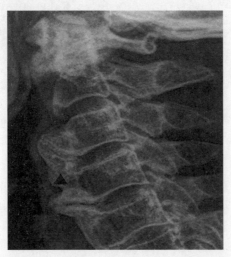

图 3-49　颈椎骨质增生：显示 C₃ 椎前下缘与 C₄ 椎前上缘巨大骨质增生

（12）颈椎不稳：椎体可轻度前后滑移，致颈椎生理曲度线出现中断及椎间孔狭小变形等。

（13）椎体后下缘至相对的椎板内缘联合部之距离若＜ 12mm（即椎管狭窄），可发生脊髓及神经根受压症状。

（14）项韧带钙化及椎体前纵韧带、后纵韧带骨化，均属软骨变性、无菌性炎症导致修复骨化。后纵韧带骨化须注意椎管前后径测量（图 3-50、图 3-51）。

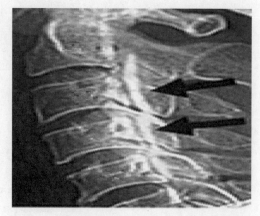

图 3-50　后纵韧带骨化：显示 C₃~C₅ 后纵韧带骨化

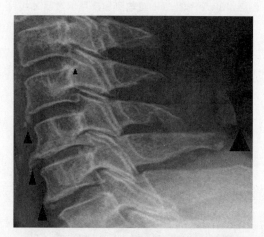

图 3-51　韧带钙化：显示项韧带钙化及颈椎骨质增生

（15）椎体后缘"双边"或上下关节突"双突"征：正常情况下，侧位片上椎体后缘呈一条边影，如椎体发生旋转移位，则出现双边影。双突影也是由于椎体发生旋转移位，双侧关节突在侧位片上无法重合一致所造成的（图 3-52A、图 3-52B）。

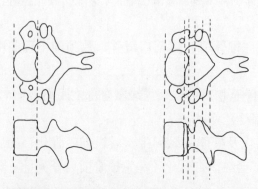

图 3-52A　颈椎椎体正常无移位与椎体旋转后出现双边征与双突征示意

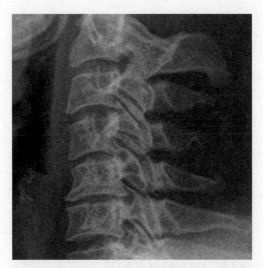

图 3-52B　颈椎双边征与双突征

（16）椎弓部分"切凹"及"增生"征：侧位 X 线片表现为上关节突触及上位颈椎椎弓根下方，或下关节突压及下位颈椎棘突上方根部，就可产生"切凹"及"增生"征。

4.腰椎相关疾病 X 线片表现。

（1）腰椎侧弯、侧摆、旋转式错位：椎弓根移位，如凸侧椎弓根离开椎体边缘，凹侧椎弓根靠近椎体边缘，为 I 度；凸侧椎弓根靠近中线，另一侧位于椎体边缘上，为 II 度；凸侧椎弓根位于中线，而对侧椎弓根消失，为 III 度；凸侧椎弓根越过中线，为 IV 度。除此之外，亦可以根据棘突位置测量，将椎体分为 6 等份，棘突移位 1 个宽度为 I 度，2 个宽度为 II 度，3 个宽度为 III 度，棘突移位消失为 IV 度；或移位达椎体 1/6 者为有旋转，达 2/6 者为极度严重旋转。X 线正位片可有侧弯，后关节左右不对称，侧位片见椎间孔变窄，上关节突进入椎间孔，出现双边征、双突征、双凹征（图 3-53、图 3-54）。

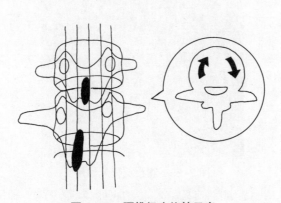

图 3-53　腰椎极度旋转示意

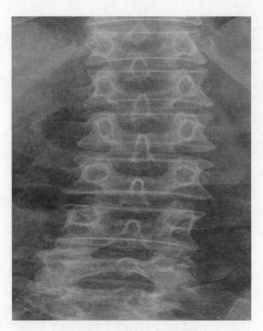

图 3-54　腰椎侧弯 X 线片

（2）腰椎变直、反张：腰椎曲线的正常弧弦距为 18~25mm。间距缩小提示腰椎强直或反张，多见于腰肌劳损、椎骨错位或腰椎间盘突出症。通过 T_{12} 后下缘的纵轴线正常应位于 S_1 后上方 25mm 以内，否则为异常。正常腰椎间隙为前宽后窄，若变为前窄后宽时，即为腰椎反张。X 线正位片可有侧弯，后关节左右不对称，侧位片见椎间孔变窄，上关节突进入椎间孔，出现双边征、双突征（图 3-55）。

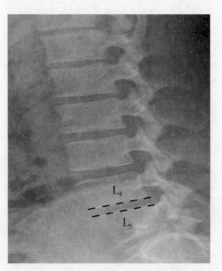

图 3-55　腰椎反张 X 线片

L_2、L_3 和 L_3、L_4 间隙为前宽后窄，L_4、L_5 间隙为前窄后宽，即腰椎反张

（3）腰椎前后移位（滑脱）式错位。

①椎体前连线（过伸和过屈位）：沿 L_4 椎体前缘画线，正常者通过或贴近邻近椎体的上缘、下缘（图 3-56A、图 3-56B）。腰椎后移常见于椎间盘脱出，在过伸侧位或直立侧位片，均可见上位滑脱的椎体向后移位，测其毫米数。但在过屈位片也可以恢复原位。

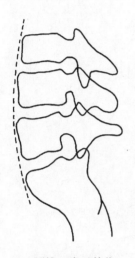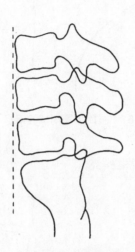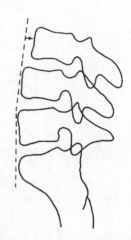

a. 腰椎正常过伸位　　　　b. 腰椎正常过屈位　　　　c. 腰椎不稳过伸位，L_3 椎体向后移动

图 3-56A　腰椎后移示意

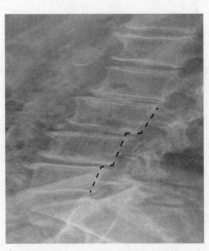

图 3-56B　腰椎后滑脱 X 线片

②圆周试验：沿 L_5 椎体下缘和 S_1 上缘各画一直线，二线交叉于骨突关节的中心，以此为圆心画一圆弧，正常者经过 L_5 与 S_1 的前缘（图 3-57）。当过伸位时，L_5 在 S_1 上面前移 2~4mm，后缘轮廓不动，有时可因照片不清而误诊，用圆周试验可得以纠正。

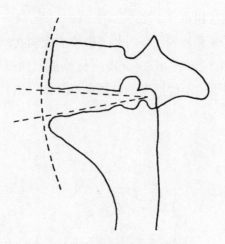

图 3-57　腰骶部圆周试验示意

③腰骶部不稳的几种改变（图 3-58）。

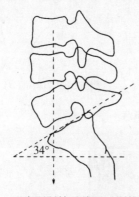

a. 正常腰骶持重线通过骶椎，
腰骶角正常（34°）

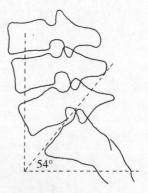

b. 腰骶不稳持重线通过骶椎前方，
腰骶角也增大（54°）

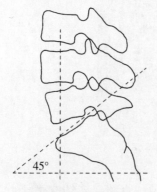

c. 腰骶不稳持重线改变不显著，
但腰骶角增大（45°）

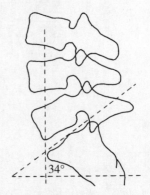

d. 腰骶不稳持重线略前移，
但腰骶角正常（34°）

图 3-58　腰骶部不稳的几种改变

持重线为自 L_3 椎体中心向下的延长垂线

④椎体滑脱与椎板峡部裂：侧位 X 线片上，在上、下关节突间见到由后上向前下的裂隙，其宽度随椎体滑脱的程度而异。但因双侧附件景象重叠不易确定是单侧或双侧。若存在椎体向前滑脱，可判断滑脱的程度，最常用且简单易行的测量方法是将 S_1 椎体上缘均分成 4 等份，正常时 L_5 与 S_1 椎体缘构成连续的弧线，在滑脱时则 L_5 向前移位，移动距离在 1/4 以下为Ⅰ度滑脱，1/4~1/2 为Ⅱ度滑脱，以此类推（图 3-59A、图 3-59B）。

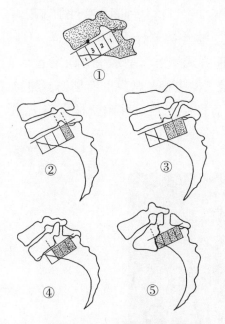

图 3-59A　腰椎滑脱分度示意

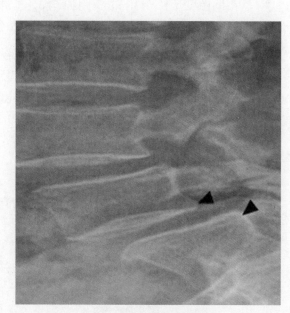

图 3-59B　腰椎Ⅱ度滑脱

腰椎 45° 斜位 X 线片可清晰显示椎体上下关节突、椎弓和峡部的骨质，观察峡部的形态或缺损的距离（图 3-60）。由于峡部断裂，使椎体、椎弓根、上下关节突于下位椎体上面向前滑脱，即真性滑脱。仅有椎体向前滑脱，而椎弓完整者，为假性滑脱。

⑤倾位式或仰位式错位：侧位片见椎体棘突间距不等，上宽下窄为仰位式错位，而下宽上窄为倾位式错位。正位片见倾位式错位椎的棘突与上椎棘突之距离变窄，与下

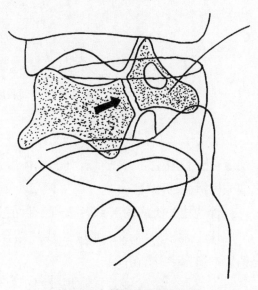

图 3-60　椎弓峡部断裂示意

椎棘突的距离变宽；而仰位式错位时棘突变化则相反。倾位式错位时错位椎体与下位椎体的椎间隙由正常的前宽后窄变为前后等宽，甚至是前窄后宽。如果有椎体后缘后翘或增生，椎体上、下端椎间盘压迹后移，椎间隙后方椎管内有碎骨片，椎体上、下端有向椎体内凹陷（许莫氏结节），其边缘密度增高的杯状影时，要考虑腰椎间盘突出。

⑥混合式错位：兼有上述各型2型或2型以上者。

⑦椎间隙变窄：与相邻的椎体比较，椎间隙变窄，这是椎间盘变性的表现。

⑧骨质增生：椎体前缘、后缘或上关节突、椎小关节骨质增生呈唇样、鸟嘴样、变尖变长或成骨桥。当骨刺位于椎体的前方或侧方，呈水平方向突起，基底部距椎间盘外缘1cm，为牵张性骨刺，提示腰椎失稳（常见的有创伤、肿瘤、退行性变、腰椎间盘膨出或突出以及各种减压性手术均可导致腰椎失稳）（图3-61）。

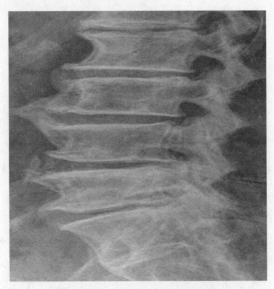

图3-61　严重骨质增生X线片

⑨后关节紊乱：病程短者做X线检查无特殊表现；病程较长的慢性病者，患椎前缘可有骨增生等X线征；如属椎体后移、棘突隆起者，可出现椎体后移的不稳或假性滑脱的改变。

5.骨盆相关疾病的X线片表现。目前关于骨盆的影像学诊断标准尚未完全统一，临床上常以骨盆的正侧位X线片结合腰椎正侧位X线片综合分析来确定骨盆错位的影像学诊断。

（1）正常骨盆X线片：常规投照正位（图3-62），在X线片上，骨盆左右大小对称，骶骨位于居中，髂骨翼的内侧 1/4 影像与骶骨影像重叠，骶骨中轴线到两侧髂骨外缘的距离相等，双侧髂嵴最高点连线及双侧坐骨结节连线相互平行，并与经过 L₅ 的中点、骶骨中轴线、耻骨联合面的连线相垂直，双侧耻骨联合的面对称。

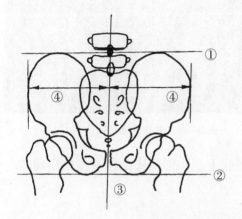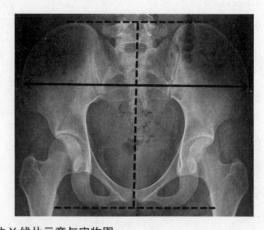

图 3-62　骨盆正位 X 线片示意与实物图

①双侧髂嵴最高点连线；②坐骨结节连线；
③经 L₅ 中点、骶骨中轴线和耻骨联合面的连线；④骶骨中轴到髂骨外侧缘连线

（2）骨盆旋转式错位：X 线正位片显示双侧髂骨、闭孔一大一小，测量两侧髂骨宽度及闭孔横径，髂骨旋前时变窄（同时闭孔变宽），旋后时变宽（同时闭孔变窄）；髋关节旋前时股骨颈变短，旋后时股骨颈变长，与临床"阴阳脚"表现吻合（图 3-63）。一侧脚过度外旋为"阳脚"，由于同侧髂骨外旋错位所致；或另一侧脚过度内旋为"阴脚"，则由同侧髂骨内旋错位所致。

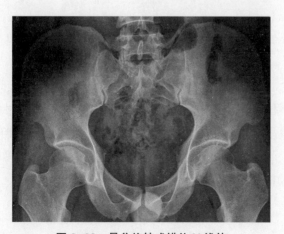

图 3-63　骨盆旋转式错位 X 线片

（3）骨盆侧摆式错位：可以为顺时针或逆时针方向错位，正位片上可见 L_5/S_1 椎间隙左右不等宽，腰椎棘突的连线与骶骨中轴线、耻骨联合面的连线偏移，同时两侧髂嵴、耻骨支或坐骨结节不等高，与临床"长短脚"表现吻合（图3-64）。

（4）前后滑脱式错位：在腰椎、骶骨的侧位片上，主要表现为骶骨点头式或仰头式错位（图3-65），与临床"腰骶角过大"或"平腰"相

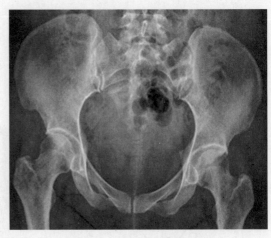

图3-64　骨盆侧摆式错位X线片

吻合。点头式错位时腰椎生理曲度加大，骶骨上翘；仰头式错位时腰椎生理曲度变小或消失，腰骶变平甚至反张。

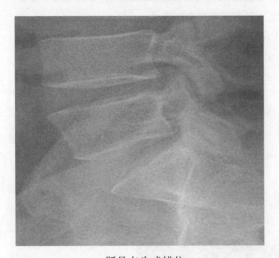

a.骶骨点头式错位

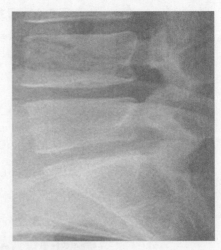

b.骶骨仰头式错位

图3-65　骶骨错位X线片

（5）混合式错位：以上2种或2种以上形式错位表现。目前，X线检查仍是脊椎相关疾病影像学定位诊断必不可少的首选方法，阅片时排除骨折、结核、肿瘤、严重骨质疏松、先天畸形等禁忌证优于判断错位方式，如有诊断未能明确，应进一步行CT、MRI检查和实验室检查。

第二节

中医四诊合参在治脊中的应用

中医治疗疾病讲究辨证求因、审察内外和整体观念等原则，治脊疗法亦是如此。故在临床上，除了明确患者主诉之外，还要尽可能地收集许多看似与疾病本身"无关"的症状，从而对病情有更详细的了解，从不同角度去看待疾病，应用中医理论进行辨证论治。在整体上对疾病和人体进行调控以达治病求本的目的。

四诊合参的手段，包括望、闻、问、切4个方法，是获取临床详细资料的最根本、最直接和最有效的方法。四诊当中，望诊中的舌诊及切诊中的脉诊最具中医特色，为中医临床医生所熟知，但也最难掌握，这需要广大医者同仁在临床实践中用心去学习、体会及领悟。现就临床上较为常见的脊椎相关疾病的中医辨证分型及辨证治疗方法列举如下：

一、风寒外袭型

1. 诊断。风寒外袭型系风寒或汗出当风引起，症见局部强痛，拘紧麻木，肌肉僵硬，怕冷，活动受到限制，可伴有恶寒畏风、头痛等表证；舌淡，苔薄白，脉弦紧。

2. 中药治疗。以疏风散寒为法，以桂枝加葛根汤加减，药物如下：

葛根12g、麻黄9g、桂枝12g、生姜9g、炙甘草6g、芍药6g、大枣3枚、防风5g。

3. 针灸治疗。以散寒通络止痛为法，取穴：外关、风池、大椎、阿是穴。颈部疾病可加颈百劳、大杼、肩井、后溪、合谷、曲池。肩部疾病可加肩髃、肩髎、肩贞、肩前、条口、合谷、天宗。背部疾病可加厥阴俞、心俞、膈俞、天宗、风门、身柱、悬钟。腰部疾病可加肾俞、气海俞、大肠俞、秩边、环跳、委中、昆仑、后溪、曲池。

二、寒湿阻络型

1. 诊断。寒湿阻络型因脾失健运或久居潮湿所致，疼痛为冷痛重着感，活动不利，受寒及阴雨加重，肢体发凉，四肢不温，喜温，得热不适可减，体倦乏力，食少腹胀；舌质淡，苔白或腻，脉沉紧或沉迟。

2. 中药治疗。以健脾化湿、散寒通络为法，以羌活胜湿汤和当归四逆汤加减，药物如下：

羌活 9g、独活 9g、藁本 5g、防风 5g、炙甘草 5g、川芎 3g、蔓荆子 5g、熟附子 6g、细辛 3g、当归 12g、桂枝 9g、赤芍 9g。

3. 针灸治疗。以健脾化湿、散寒通络为法，取穴：足三里、丰隆、脾俞、腰阳关、阿是穴。颈部疾病可加颈百劳、大杼、风池、肩井、后溪、合谷、曲池。肩部疾病可加肩髃、肩髎、肩贞、肩前、条口、合谷、外关、天宗。背部疾病可加厥阴俞、心俞、膈俞、天宗、风门、身柱、悬钟。腰部疾病可加肾俞、气海俞、大肠俞、秩边、环跳、委中、昆仑、后溪、曲池。

三、湿热痹阻型

1. 诊断。湿热痹阻型多因嗜食肥甘烟酒、情绪不畅、脾虚运化失常所致，疼痛为酸楚重着感，痛处伴有热感，恶热、口渴、不欲饮，遇热或雨天痛增，活动后痛减，小便短赤，大便溏；苔黄腻，脉濡数或弦数。

2. 中药治疗。以清热化湿、通络止痛为法，以四妙散合大秦艽汤加减，药物如下：

秦艽 12g、川芎 9g、当归 9g、独活 9g、石膏 6g、甘草 6g、羌活 3g、黄芩 3g、白芷 3g、白术 3g、生地黄 3g、茯苓 3g、牛膝 6g、黄柏 6g、薏苡仁 6g、苍术 9g、胆南星 6g。

3. 针灸治疗。以清热化湿、通络止痛为法，取穴：曲池、大椎、丰隆、行间、阿是穴。颈部疾病可加颈百劳、大杼、肩井、后溪、合谷。肩部疾病可加肩髃、肩髎、肩贞、肩前、条口、合谷、天宗。背部疾病可加厥阴俞、心俞、膈俞、天宗、风门、身柱、悬钟。腰部疾病可加肾俞、气海俞、大肠俞、秩边、环跳、委中、昆仑、后溪。

四、痰湿阻络型

1. 诊断。痰湿阻络型因脾失健运、水湿不化所致，疼痛呈重坠感，头晕目眩，头重如裹，颈部僵硬，四肢麻木不仁，腰软无力，活动受限，纳呆；舌暗红，苔厚腻，脉弦滑。

2. 中药治疗。以化痰祛湿、通络止痛为法，以半夏白术天麻汤合术附汤加减，药物如下：

半夏9g、天麻9g、白术9g、茯苓9g、橘红6g、甘草6g、干姜6g、石菖蒲9g、羌活6g、白术9g、桂枝6g、熟附子6g。

3. 针灸治疗。以化痰祛湿、通络止痛为法，取穴：足三里、大椎、丰隆、风池、百会、阿是穴。颈部疾病可加颈百劳、大杼、肩井、后溪、合谷、曲池。肩部疾病可加肩髃、肩髎、肩贞、肩前、条口、合谷、外关、天宗。背部疾病可加厥阴俞、心俞、膈俞、天宗、风门、身柱、悬钟。腰部疾病可加肾俞、气海俞、大肠俞、秩边、环跳、委中、昆仑、后溪、曲池。

五、气血亏虚型

1. 诊断。气血亏虚型多由久病不愈、脾胃亏虚、气血不能相生所致，症见神疲乏力，稍动即累，头晕目眩，面色苍白，心悸失眠，四肢麻木，汗多易出；舌淡苔少，脉细弱。

2. 中药治疗。以益气补血为法，以八珍汤加减，药物如下：

人参9g、白术9g、茯苓9g、当归12g、川芎9g、赤芍9g、熟地黄6g、炙甘草9g、黄芪6g、三七6g、蒲黄6g。

3. 针灸治疗。以益气补血为法，取穴：足三里、气海、关元、膏肓、膈俞、胆俞、阿是穴。颈部疾病可加颈百劳、大杼、风池、肩井、后溪、合谷、曲池。肩部疾病可加肩髃、肩髎、肩贞、肩前、条口、合谷、外关、天宗。背部疾病可加厥阴俞、心俞、天宗、风门、身柱、悬钟。腰部疾病可加肾俞、气海俞、大肠俞、秩边、环跳、委中、昆仑、后溪、曲池。

六、气滞血瘀型

1. 诊断。气滞血瘀型多由情志不遂、血行不畅所致，疼痛如针刺，痛有定处，日轻夜重，郁则痛甚，痛处拒按，活动受限较严重，局部可见瘀络；舌质暗紫，或有瘀斑，脉弦紧或涩。

2. 中药治疗。以行气活血为法，以血府逐瘀汤加减，药物如下：

桃仁 12g、红花 9g、当归 9g、生地黄 9g、牛膝 9g、川芎 6g、桔梗 6g、赤芍 6g、枳壳 6g、甘草 6g、柴胡 3g、郁金 3g。

3. 针灸治疗。以行气活血为法，取穴：合谷、太冲、血海、曲池、三阴交、阿是穴。颈部疾病可加颈百劳、大杼、肩井、后溪、曲池。肩部疾病可加肩髃、肩髎、肩贞、肩前、条口、合谷、外关、天宗。背部疾病可加厥阴俞、心俞、膈俞、天宗、风门、身柱、悬钟。腰部疾病可加肾俞、气海俞、大肠俞、秩边、环跳、委中、昆仑、后溪。

七、肾虚不足型

1. 诊断。肾虚不足型多由禀赋不足、久病伤肾、房劳过度所致，症见局部酸痛，乏力，劳累更甚，休息可减轻；偏阳虚者面色㿠白，手足不温，少气乏力，舌淡，脉沉细；偏阴虚者心烦失眠，咽干口渴，面色潮红，舌红少苔，脉弦细数。

2. 中药治疗。以益肾补虚为法，以肾气丸合独活寄生汤加减，药物如下：

独活 9g、桑寄生 6g、杜仲 6g、牛膝 6g、细辛 3g、秦艽 6g、茯苓 6g、肉桂 3g、川芎 6g、人参 6g、甘草 3g、当归 3g、熟地黄 6g、山药 6g、山茱萸 6g、泽泻 3g

3. 针灸治疗。以益肾补虚为法，取穴：太溪、三阴交、肾俞、腰阳关、命门、阿是穴。颈部疾病可加颈百劳、大杼、肩井、后溪、合谷、曲池。肩部疾病可加肩髃、肩髎、肩贞、肩前、条口、合谷、外关、天宗。背部疾病可加厥阴俞、心俞、膈俞、天宗、风门、身柱、悬钟。腰部疾病可加气海俞、大肠俞、秩边、环跳、委中、昆仑、后溪、曲池。

龙氏治脊疗法是中国古代传统医学与现代先进医疗技术的结合产物。具体到脊椎相关疾病的诊疗上，除上述传统中医四诊资料之外，现代中医还需收集更详尽的病情资料从而在临床上达到事半功倍的效果，譬如患者的面容、患者的步态、有无佩戴护具、脊柱的形态、关节的活动度、肌肉的紧张度及相关影像学资料等。这不仅是对临床疗效的保证，也是对医者自身医疗安全的保护措施，其具体操作可参考前文三步定位诊断章节。

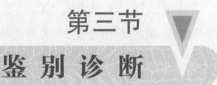

第三节
鉴 别 诊 断

　　脊椎综合征是临床常见病、多发病，症状十分复杂。同时还有多种脊椎疾病与本病有类似症状，而其中有不少是牵引、正骨推拿的禁忌证。因此，鉴别诊断极为重要。

一、脊椎肿瘤、脊髓肿瘤

　　脊椎肿瘤可发生骨质破坏，发展到一定程度后可对脊髓、神经根等造成压迫症状。脊髓肿瘤不论是髓内或髓外肿瘤均可造成压迫症状。本病多随肿瘤的发展而逐渐加重，不似脊椎综合征有时轻时重的改变。恶性肿瘤者血沉加快、贫血，全身情况可能日渐下降。部分脊椎肿瘤做 X 线片检查可见有骨质破坏，也可出现椎体病理性骨折，但椎间隙多能存在，需进一步行 CT、MRI 检查以明确诊断。

二、脊椎结核

　　脊椎结核多继发于肺结核或淋巴结核，起病多为慢性进行性病程。常伴有低热、盗汗、食欲不振、消瘦、贫血等症状，检查可见脊椎运动障碍，椎旁肌肉痉挛，局部压痛，血沉加快。X 线片可见有骨质破坏，椎体边缘破坏明显，椎间隙狭窄，时有空洞形成，常发生椎体压缩后棘突向后突起，常合并有寒性脓肿，在颈椎好发成咽后壁脓肿、在胸椎为椎旁脓肿、在腰椎为腰大肌脓肿。

三、先天性畸形

　　脊椎的先天性畸形种类较多，有些病例也可有脊神经根或脊髓受压症状，出现肢体疼痛、无力或感觉异常。先天性畸形在颈椎可有枕寰融合、扁平颅底、椎体融合、半椎体、脊椎裂、颈肋等；胸椎可发生先天性脊椎侧弯，常由半椎体、楔形椎体或椎弓发育不良等畸形所造成；腰椎以腰椎骶化、骶椎腰化、隐性脊椎裂等较常见。这些先天畸形有些有症状，有些无症状，诊断除依靠临床症状外，检查时望诊也可发现颈短、脊椎侧弯、局部压痛等体征，X 线片为诊断先天性畸形最为可靠的依据，可一目了然地看到畸形的存在。但与脊椎综合征作鉴别诊断时，仍应坚持三步定位诊断法：即临床症状所表现的范围；检查所见的压痛部位，引起运动及感觉障碍所支配的神经部位；是否与 X 线片所见的畸形部位相一致，如不一致，则不是由先天性畸形所致病，因为有不少先天性畸形并不引起症状，如腰椎隐性脊椎裂、完全性腰椎骶化和骶椎腰化，多不引起症状。而不完全移行椎因只有一侧横突与骶椎或髂骨形成假关节，由于活动时脊椎运动不对称，假关节部可形成创伤性关节炎而常疼，也常合并有椎间盘突出症，故在诊断时应做仔细检查鉴别。

四、脊髓空洞症

本病被认为是一种先天性发育异常性脊髓疾患，即在脊髓内有空洞形成，并有一定程度的神经胶质增殖。进展大都极为缓慢，临床上有相应节段的痛觉、温觉消失，肢体瘫痪及营养障碍等特点。至于因脊髓外伤等所引起的继发性脊髓内空洞形成，则不属于本病范围。起病多在青壮年，以男性患者居多。

病因一般认为是脊髓背中缝发育畸形的结果。此种患者常合并颈肋、脊椎侧弯，脊椎裂等。先天性发育不正常。有人认为是胚细胞团残留于脊髓内，以后增殖形成空洞。亦有人认为本病是胶质细胞增殖，以后中心部分坏死形成空洞。与良性胶质瘤难于区别。如果单纯为脊髓中央管膨大的空洞，其腔壁为室管膜覆盖，此种脊髓空洞或称脊髓积水。还有人认为是脑脊液冲击中央管扩大形成空洞。

病灶最常见于颈下段及胸上段的中央管附近，尤其是一侧脊髓后角基底部，病变缓慢向周围扩大，向上、下延伸。空洞亦可能多发性，彼此互不通联，其次病灶亦可能在延髓，故称为延髓空洞症。

腰椎穿刺：脑脊液检查通常在正常范围之内，奎肯氏（压颈）试验偶可出现部分梗阻，此时脑脊液内蛋白含量亦可增高。

诊断与鉴别诊断：本病进展缓慢，有一侧或两侧对称性、节段性、分离性感觉障碍（痛觉、温觉消失，而触觉存在），或伴有上肢肌肉萎缩、麻痹，自主神经障碍，夏科氏关节等。其诊断一般并不困难，对不典型的病例，必须做脑脊液、X 线片、CT 等检查，以排除其他疾病。

五、美尼尔氏综合征（梅尼埃尔病）

美尼尔氏综合征又称迷路积水，是由于内耳的膜迷路发生积水，以致出现发作性眩晕、耳鸣、耳聋、头内胀痛症状的疾病。美尼尔氏综合征常见于中年人，初期多为单侧，随着病情的发展，9%~14% 的患者可发展为双侧。病因不明，很多学者认为应属于身心疾病的范畴。

本病主要以阵发性眩晕伴恶心、呕吐为主，是兼有波动性耳聋、耳鸣及耳内胀满感等临床表现的一种内耳膜迷路疾病，病因不明。有关本病阵发性发作的解释很多，有人认为膜迷路积水膨胀达一定程度时，膜壁被胀破，结果内、外淋巴相混合，导致位听神经钾离子急性中毒及功能紊乱，而引起本病的发作。另一种解释是内耳膜迷路的联合管被沉积的黏多糖等物质堵塞，耳蜗内淋巴蓄积，压力升高至一定程度时，联合管被冲开，内淋巴液向低压方向流动，刺激壶腹嵴而产生眩晕。

诊断需详细询问病史，帮助缩小诊断范围。本病的体征主要表现在听觉和前庭功能的变化。①听力检查。纯音听力曲线在病的早期低频听力损失较高频区听力损失为著，呈感音性聋，响度平衡试验阳性。②前庭功能检查。大多数出现前庭功能障碍，晚期患者更明显。③眼震。发作高潮时可出现自发性眼震，属重要客观体征之一，必要时可借助眼震电图检查则更为客观准确。耳源性眩晕疾病尚有迷路炎、前庭神经元炎、位置性眩晕、听神经瘤等；此外，多发性硬化症、桥小脑角肿瘤也应考虑到耳源性眩晕。根据病的特点和体征不难鉴别。甘油试验对美尼尔氏综合征的鉴别诊断有一定价值。

六、纤维肌痛综合征

纤维肌痛综合征（fibromyalgia syndrome，FMS）是一种病因不明的慢性疼痛性疾病，过去曾被称为纤维织炎、肌筋膜痛等。为了研究工作的方便，1990 年美国风湿病学会制定了纤维肌痛综合征的诊断标准：持续 3 个月以上的广泛性的肌肉疼痛，用拇指按压（压力约为 4kg）全身 18 个压痛点中至少有 11 个疼痛。压痛点分别位于：枕骨下肌肉附着处、斜方肌上缘中点、$C_5 \sim C_7$ 横突间隙的前面、冈上肌起始部、肩胛棘上方近内侧缘、肱骨外上髁远端 2cm 处、第二肋骨与软骨交界处（在交界处外侧上缘）、臀外上象限（臀前皱襞处）、大粗隆后方、膝内侧脂肪垫关节折皱线的近侧。同时符合上述任何 2 个条件者，即可诊断为纤维肌痛综合征。其他的症状还有：肌强直、过度疲劳、睡眠障碍、肠激惹综合征、雷诺氏现象、焦虑、抑郁、肢体肿胀麻木等。纤维肌痛综合征多在 25~45 岁发病，女性多于男性，多伴有焦虑和抑郁。

七、耳石症

耳石症的学名是良性位置性阵发性眩晕，是指头部运动或身体姿势诱发的短暂的眩晕发作，是一种具有自限性、常见的前庭周围性疾病，临床较为常见。多见于 40~60 岁的人，女性多于男性。此病的诊断比较简单方便，主要是进行位置性眼震的激发试验。医生根据位置变化诱发的眩晕和患者眼球的旋转性转动，可以确定疾病以及确定耳石脱落坠入的半规管。

耳石症病因：耳石的大小只有 20~30μm，这些灰色的微细碳酸性物质，黏附在内耳中的前庭内，主要功能是让人体感应直线加速度。耳石老化、人体过度疲劳、头部外伤等是造成耳石脱落的最常见原因。此外，供应椭圆囊的血管阻塞、中耳炎、噪声、药物中毒等因素，也可能引起耳石脱落。

此病虽为耳鼻喉科疾病，但常首诊于神经科，易误诊为高血压。耳石症患者即使能到耳鼻喉科就诊，也很容易被误诊为耳水不平衡。耳石症患者的眩晕与耳水不平衡有着比较明显的区别。因为耳石症患者只是在头部倾向某一方向时感到眩晕，而且持续时间不过数十秒。耳水不平衡的患者除了眩晕外，还会出现弱听、耳鸣等症状，看到物体时眩晕会更明显，而且持续时间可长达数分钟甚至一天。

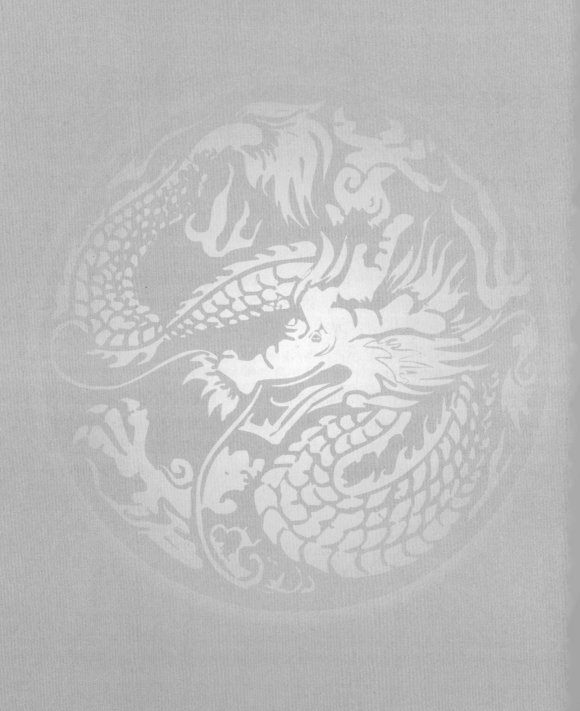

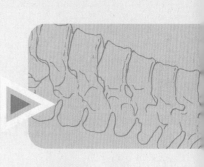

第四章 ▶

龙氏治脊疗法治疗学

第一节

主治法——龙氏正骨"四步十法"

一、概述

龙氏正骨推拿是将中国传统医学中的伤科正骨、推拿与现代脊柱生理解剖学、生物力学相结合，进行革新形成的一套治疗脊柱关节错位、软组织损伤、关节滑膜嵌顿、椎间盘突出等病症的手法。该套手法具有稳、准、轻、巧、安全有效的特点。

正骨推拿法分4步：第一步放松手法，第二步正骨手法，第三步强壮手法，第四步痛区手法。四步手法根据病情轻重缓急选择使用，不必四步手法全用。无关节错位或关节错位已经复位者，不必行第二步手法；急性期以第一、第二、第四步手法为主；恢复期以第二、第三步手法为主。

第一步放松手法

以患椎为中心，包括上下6个椎间以内的软组织，沿椎旁以线或片进行揉捏法，掌揉及拇指揉法交替，也可对棘突、横突附着的肌腱疼痛敏感区施以按法或震法，手法要柔和、轻巧。

第二步正骨手法

正骨手法包括摇正法、推正法、扳正法、牵正法和反向运动法。按不同的错位部位、类型、方向，选用一种或多种正骨手法。正骨手法分为快速复位法和缓慢复位法。快速复位法用于青壮年和健壮的老年患者，缓慢复位法用于儿童、体弱的老年患者、体质十分虚弱或急性期疼痛剧烈不能接受快速复位手法者。缓慢复位法采用正骨手法的动作，只是不应有"闪动力"，使"定点"与"动点"之间的关节以多次生理性运动形式在"动中求正"而复位。正骨手法忌粗暴损伤患者，"闪动力"要轻巧，要选准"定点"与"动点"，关节开合要充分，于"动中求正"。如一次手法能完全复位，以后可不必再做正骨手法。如复位不完全或复位后再错位，可每日或隔日进行一次正骨手法。

第三步强壮手法

强壮手法包括弹拨法、拿捏法、拍打法和点按法等。拿捏法、弹拨法主要作用于正骨后患椎旁仍存在的条索状、结节状软组织硬结。

拍打法作用于深部软组织，尤其是椎体前方的深肌及韧带筋膜等一般手法难以起作用的组织，且有一定的正骨作用。可根据部位和作用深度，选用拳叩、掌叩、掌缘叩或指叩法，以深透、轻松为原则。点按法以经络腧穴理论为基础，可局部、痛点、循经取穴，可指揉、点压交替使用。

第四步痛区手法

痛区手法主要采用传统的推拿手法，为正骨推拿的结束手法。痛区手法选择病症的表现部位，根据不同病症选用兴奋或镇静手法。痛、晕、胀、兴奋过度等病症采用镇静手法，酸、麻、功能低下等病症采用兴奋手法。镇静手法包括抚摩、揉捏、按压、震颤、叩打等。兴奋手法包括弹拨、拿捏、搓捻、捶拍、重力点穴等。

二、颈椎正骨手法

根据颈椎的生理解剖特点和关节错位的 5 种类型，针对颈椎龙氏治脊疗法有10 种正骨手法，分述如下：

（一）仰头摇正法

本法主要用于寰枕关节、寰枢关节错位。患者仰卧，去枕（或低枕），术者一手托其下颌，另一手托其枕部，将其头做上仰动作（仰头可使 $C_2 \sim C_7$ 椎后关节紧闭成定点），然后侧转，缓慢摇动 2~3 次，嘱患者放松颈部后，将头转达到较大幅度时稍加有限度（约 5°）的"闪动力"，多可听到关节复位时弹响的"咯哒"声，本法亦可于坐位下进行。寰枕关节以屈伸功能为主，复位时的手法要点是应采用仰头 ≥ 30°、转头 ≤ 30° 姿势，闪动力方向应向上，即做伸屈动作 2~3 次；寰枢关节以转头功能为主，复位时的手法要点是应采用仰头 ≤ 20°、转头 ≥ 30°的姿势，闪动力方向是外上方，做转头动作 2~3 次。复位标准是症状好转、消除，触诊对位正常。千万不可要求响声，甚至以响声为复位标准，以避免发生矫形过正而致手法伤害（图 4-1）。

（二）低头摇正法

用于 $C_2 \sim C_6$ 颈椎后关节旋转式错位。患者侧卧，平枕（或去枕）、低头（中段颈椎前屈约 20°，下段颈椎前屈 > 30°）。术者一手轻托患者后颈部，拇指按于错位横突，关节突隆起处下方作为"定点"，另一手托其面颊部作为"动点"，以枕部作为支点，将头转至最大角度时，托面颊之手用有限度的"闪动力"，按压"定点"的拇指同时加用阻力，使关节在动中因"定点"有压力而复位，可重复2~3次（图4-2）。

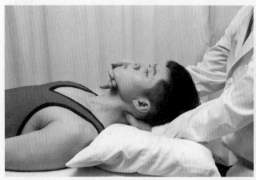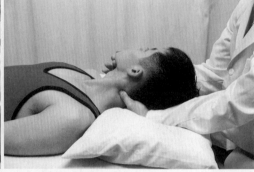

a.定点、预备式　　　　　　　　　　　　　　b.右侧摇正

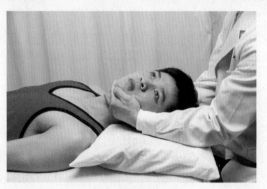

c.左侧摇正

图4-1　仰头摇正法

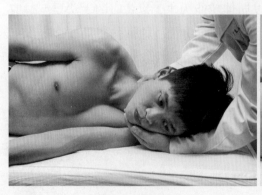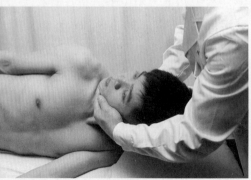

a.定点、预备式　　　　　　　　　　　　　　b.摇正

图4-2　低头摇正法

（三）侧头摇正法

用于 $C_2\sim C_6$ 钩椎关节旋转式错位。患者侧卧，低枕，颈部前屈如上述，术者一手托其头部，另一手拇指"定点"于患椎关节，将头抬起做侧屈并转动摇正（动作如低头摇正法）（图4-3）。

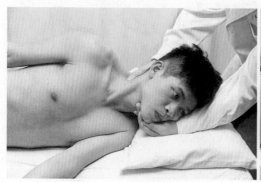

a. 定点、预备式

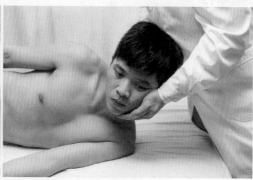

b. 侧向抬头

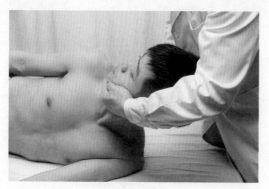

c. 摇正

图 4-3 侧头摇正法

（四）侧卧摇肩法

适用于 $C_5\sim T_2$ 旋转式错位。患者侧卧，平枕，术者一手拇指、食指二指夹置于其横突隆起处的前后方作"定点"，另一手扶其肩部做向前推向后拉的摇动，"定点"要配合用阻力，使关节在摇动中复正。此法与低头摇正法原理及适应证相同，只是"动点"在下改为摇肩，使作用力易于达到颈胸交界处，可避免上位颈椎受副损伤。如 C_6 横突右侧后移／压痛（C_5 前移呈 C_5/C_6 旋转式错位）。患者屈双膝左侧卧，平枕，术者站立于其背后，以左拇指按定 C_6 横突后方，以食指、中指

113

二指伸直叠起平按于 C_5 横突前方，术者施术：右手抓住其右肩，将肩向下推 1~3 次，使下段横突距离增宽（摇肩时仍保持），紧接着将肩推向前，同时食指、中指加大阻力，再将肩拉向后，向前后摇动 2~3 次，摇肩时幅度大才有效。治 C_7~T_2 时，定点改为棘突。本法适用于不能应用牵引下摇肩法者（图 4-4）。

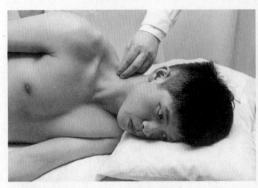 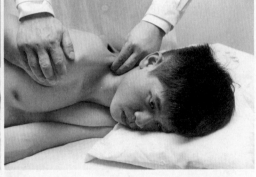

a.定点、预备式　　　　　　　　　　　　　　　　b.推肩摇正

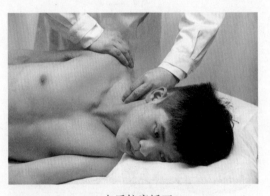

c.向后拉肩摇正

图 4-4　侧卧摇肩法

（五）侧向扳按法

用于 C_2~C_6 侧弯侧摆式错位（钩椎关节错位）。患者仰卧，术者立于床头，一手拿住其后颈并以拇指按住患椎横突侧向隆起处（侧摆者只按一点，侧弯者由下而上逐步按压），另一手托其下颌并用前臂贴其面颊部，令患者以一侧手紧握床缘（例如术者定点左颈，患者右手握床），术者两手合作将患者头先牵引并渐屈向健侧后屈向患侧，当向患侧扳至最大角度时，拇指"定点"不放松，与"动点"手同时做一扳、按、牵联合"闪动力"，有时患者可听到关节弹响，术者拇指可触到复位关节的弹跳感，多可成功。此法亦可改用侧卧位，去枕，用抬头侧

扳法，与侧头摇正法类同，只是不做摇动，抬头角度加大；对 C_6~T_2 侧摆错位者可把"动点"改为推肩拉肩法。此法要求侧摆角度大才易成功（图 4-5）。

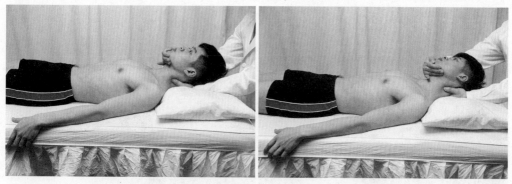

a. 定点、预备式　　　　　　　　　　　　　　b. 健侧屈曲

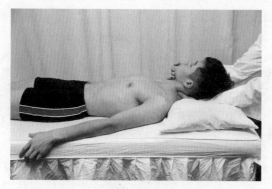

c. 侧向扳按

图 4-5　侧向扳按法

（六）挎角扳按法

用于 C_2~C_4 后关节混合式错位（常见于交感型颈椎病、偏头痛、落枕引发的滑膜嵌顿、脑震荡后遗症）。轻症者取坐位，术者一手拇指"定点"于患椎关节隆起部，另一手抓扶其头顶或额部，嘱患者配合放松颈部，将头扳向健侧前外方位，继扳向患侧后外 45° 方位，定点手同步稍加力按住 10~15s 后，动点手做轻力摇动 2~3 次，手法完成。重症者或颈部不能配合放松者，取健侧卧位，如 C_2/C_3 关节滑膜嵌顿者，患者取健侧卧位，低枕，头前屈约 30°，充分展开患椎关节，术者双手拇指轻力弹拨下颈部紧张肌肉（提肩胛肌，夹肌），以引导嵌顿之滑膜退出，继而以一手拇指在"定点"轻按于错位关节隆起部（急性炎症期剧痛），另一手托扶其健侧耳到头顶部，移开枕头，将头顺床面扳向前外屈位 45°，待患

者颈部放松时，将其头扳至患侧仰头位约 45°（与坐位角度同），"定点"稍加力按住 10~15s，"动点"手做轻力摇动 2~3 次，手法完成。混合式错位者应加侧卧推正法、仰卧水平牵引法和仰头摇正法。如无滑膜嵌顿者，不需做滑膜嵌顿诱导松解手法（图 4-6）。

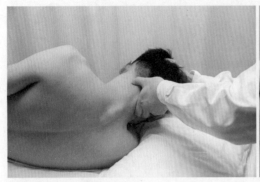

a. 定点、预备式（仰卧式）　　　　　　　　b. 扳按（仰卧式）

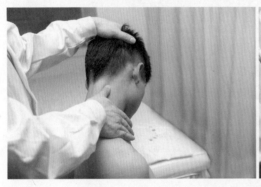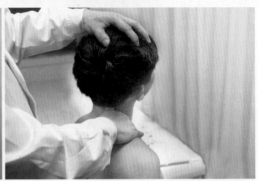

c. 定点、预备式（坐式）　　　　　　　　d. 扳按（坐式）

图 4-6　挎角扳按法

（七）俯卧冲压法

用于颈胸交界处（C_6~T_3）各种类型的椎关节错位。本手法应认真注意实施冲压时，"定点"要放在棘突根至椎板部或横突部，可免手法损伤。实施方法如下：治疗床头放一厚枕头，基本与床沿平或稍超出床沿，患者俯卧于枕头上，并将头颈部伸出床外，以下颌、喉咙无不适为度，双上肢按医嘱自然放在床两侧或悬吊于床头外。有 4 种不同的冲压法：

1. 旋转分压法：以 C_7 棘突偏左、T_1 棘突偏右为例，术者站于床头，以左手掌缘"定点"于 T_1 棘突右旁，右手掌缘按在 T_2~T_4 棘突左旁（保护正常椎体），令患者将头转向右并放松背部，术者根据患者体质、病情以适当的冲压力冲压 1~3 次，令患者头转正；以右掌缘"定点"于C_7棘突左旁，左手仍按于T_1右侧，令患者将头颈悬吊并转向左，放松颈背部，术者（注意肘部伸直约150°）用双手扭压力冲压1~3次，手法完成，令患者头转正后触诊检查如已复正即可（图4-7）。

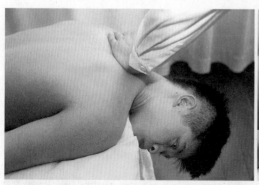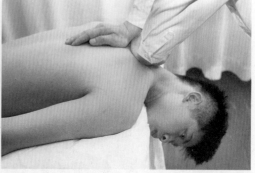

a. 定点　　　　　　　　　　　　　　b. 旋转分压

图4-7　旋转分压法

2.手法牵引：令患者向上将双上肢及头颈悬吊于床头外，术者双手按于下颈椎两侧（手指不要抓颈前部），掌缘达枕骨部，双拇指置T_2棘突两侧，用力按压并向头部方向加牵引力，由T_2~C_6逐椎压/牵2~3次（图4-8）。

3.直接冲压法：适用于滑脱式错位，以T_1向后、T_2向前为例，如2法加大牵引力使T_1/T_2椎间隙增宽，有利于T_2复正，令患者俯卧将T_1置床边缘落实处，术者在施术的同时喊口令"1—2—3"，在口令"3"时患者将头抬起，术者（双臂伸直）双掌重叠"定点"于T_1棘突至椎板（C_7/T_1）处，同步适度用力冲压1~3次，手法完成。此部位临近星状神经节，冲压用力时宁轻不重，先轻后重（图4-9）。

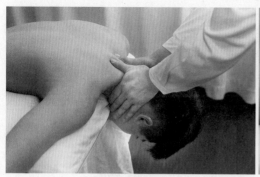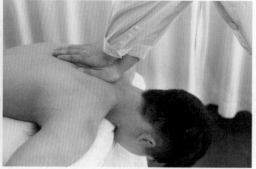

图4-8　手法牵引　　　　　　　　　　图4-9　直接冲压法

4.侧向扳按法：适用于侧摆式错位，在手法牵引后进行，以T_1偏右为例，令患者将头颈悬吊于床头外，术者右拇指按在T_1棘突左旁加阻力，左手扶按在其右颈部（C_6~T_1），左腕达头部，将其头颈整体推扳向左做侧屈动作1~2次，此为松解错位关节，继换手"定点"按于T_1棘右侧，以相同动作将其头颈推扳向右侧做侧屈动作2~3次，动作幅度和"定点"按力都比松解时加大点，以促复正。分段复位手法后，都以牵引作为整理手法而结束治疗。本手法操作时间不宜过长，尤其是老年患者，故放松手法和强壮手法可在侧卧位进行。高血压病患者慎用（图4-10）。

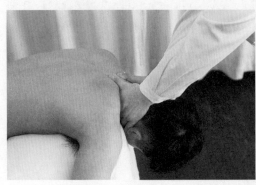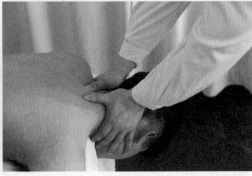

a.定点   b.扳按

图4-10 侧向扳按法

（八）侧卧推正法

用于各颈椎前后滑脱式错位，尤其对颈轴变直反张者有效。患者侧卧，平枕、低头，术者用一手拇指、食指二指夹持其向后突起的棘突两旁椎板处作"定点"，另一手托其下颌，将其头做前屈后仰活动，当仰头时，"定点"之手稍加力向前推动，使之在运动中推正。有滑脱错位者，推正时双手加力将头向上牵引，复位效果更好（图4-11）。

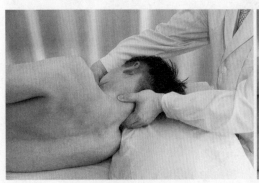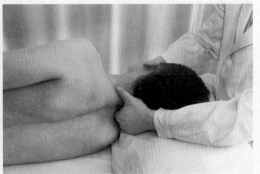

a.定点、预备式   b.推正

图4-11 侧卧推正法

（九）牵引下正骨法

用于颈椎间盘突出、椎间盘变性并发椎体及关节各类型错位。利用牵引时椎间隙相应增宽后进行手法复位，对小关节有交锁现象时更为安全。牵引使前后纵韧带和项韧带拉直，故牵引下推正法能复正椎体和后关节前后滑脱式错位，并能使黄韧带皱褶舒缓复原；有利于前后滑脱式错位关节的复位；牵引能使早期变窄（尚未硬化前）的椎间隙增宽，故对椎间盘变性合并多关节各类型错位易于复正；多关节旋转式错位时，徒手复位常因错位方向复杂而复位不满意，牵引使全部颈椎被拉直，有利于手法逐个进行左右不同方向的复位，不会引起错位方向相反的关节加重错位而出现不良反应，故多关节错位者用手法将 C_1/C_2 颈椎错位复正后，可采用牵引下正骨手法治疗中下段颈椎；对椎间盘突出者牵引时椎间隙被拉宽，有利于髓核的回复，故有较好的整复作用。牵引下正骨与徒手正骨手法原理相同。根据治疗需要，"动点"用动头或动肩，"定点"选棘突或横突均可。

患者坐于颈椎正骨牵引椅（JZQY–7 型）上，牵引力成人 16~20kg，颈椎牵引角度，由垂直至前屈 30°，扳按法在垂直位，摇正法：中段颈椎 ≤ 20°，下段颈椎 ≥ 20° 为宜。术者站立于其后，双手扶其双肩缓慢向后拉至一定角度，再缓慢推至垂直位，嘱患者双上肢随身体摆动而前后摆动，颈肌自然放松。1~2min 后进行正骨手法。

推正法：用于前后滑脱式错位者，术者双拇指按于后凸的棘突两侧作"定点"；左右旋转式错位者，术者双拇指分别按于不同偏向的棘突旁椎板至后关节部，即棘突向左偏按右侧，棘突右偏按左侧"定点"。术者双手掌握其双肩，先将患者向后拉，在向前推动时拇指稍加力推正之。复位点可重复推正 3~5 次，若只为调整变直的颈轴时，可由上而下地在 C_3~C_5 两旁各推 1 下，重复 1~3 次，手法则完成（图 4–12）。

摇正法：用于中、下段颈椎左右旋转式错位者，与徒手低头摇正法及摇肩法相同。选用复位角度时，先将患者向后拉至某一角度，嘱患者双手抓住牵引椅后角上，以保持颈椎前屈角度，选好"定点"，进行摇颈或摇肩手法复位。以 C_4、C_5 椎间关节旋转错位为例，触诊横突，C_4 横突右侧后旋，C_5 横突左侧后旋，取牵引角度 30°，术者左拇指按其 C_4 右侧隆起之横突，右手推其右肩向后，使下颈上胸部做转体运动，与 C_4 右横突"定点"共同作用，而使 C_4/C_5 关节复位，重复 2~3 次。再以右拇指点按 C_5 左后隆起之横突，左手推其左肩向后，重复 2~3 次，以调整 C_5/C_6 关节的轻度位移。术者仍以右拇指"定点"于 C_5 左横突后，左手托扶其下颌部，将头先右转，继而左转至最大角度时，按需要可加一有限度而短促的"闪动力"，与"定点"拇指的阻力共同作用下，使 C_4/C_5 关节复正（图 4–13）。

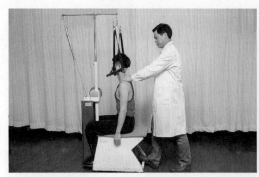

a. 预备式　　　　　　　　　　　　　　　b. 定点

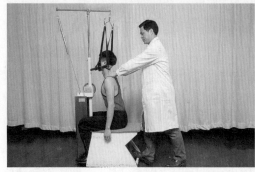

c. 推正

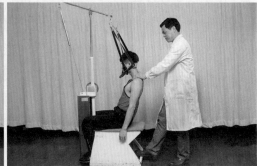

d. 后拉

图 4-12　推正法

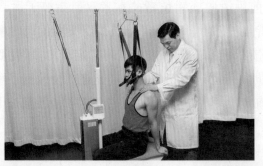

a. 预备式

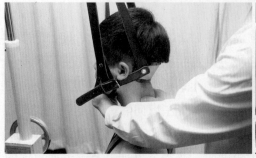

b. 定点

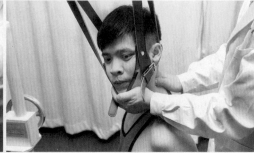

c. 左侧摇正

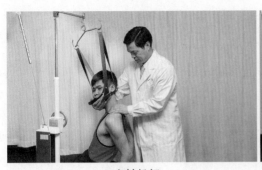
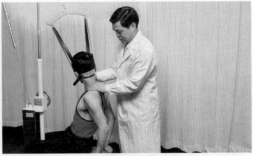

d. 左转松解　　　　　　　　　　　e. 右侧摇正

图 4-13　摇正法

扳按法：适用于侧弯侧摆式错位者。术者一手虎口（用第二指掌关节）扶于患者错位颈椎旁隆起处作"定点"，另一手握患者对侧肘关节，徐徐用力向下推（拉）使患者颈部侧屈约 20°，然后轻轻还原。重复上述动作 2~3 次。一般先做健侧（"定点"于病椎健侧略凹处），使交锁的关节易于松解，然后做患侧复正较易成功（图4-14）。

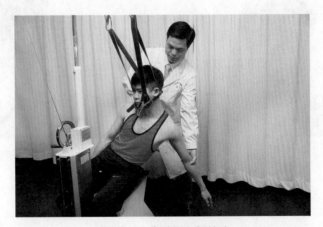

图 4-14　牵臂侧向扳按法

（十）反向运动法

用于松解肌痉挛和肌性牵涉性疼痛。例如斜角肌（锁骨上窝处可触到索状硬结）痉挛多为钩椎关节错位的体征之一。可在正骨后进行反向运动法而解除痉挛。手法：术者左手食指、中指二指按于其左锁骨上窝的斜角肌紧张肌腱处，让患者转头向右，术者加力按压同时嘱患者用力将头转向右，重复上述动作 2~3 次即可。又如正骨后仍感颈连背有一处牵拉性痛者，多因颈椎关节错位，引发最长肌（痛点距病椎 6 个椎间）长期痉挛所致。患者坐于凳上，术者站其背后，嘱患者头略仰，术者一手扶其肩，另一手拇指或屈肘按于其背部痛点之上，开始加力按压同时嘱患者用力屈颈低头，重复 2~3 次。此法解除肌痉挛所造成的牵拉痛可立即收效。"对顶法"属复位手法，对钩椎关节前移错位有简易整复作用（图4-15）。

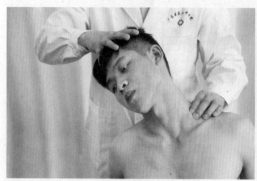

a. 定点斜角肌

b. 左转

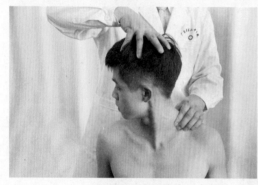

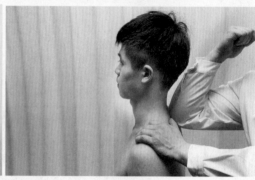

c. 右转反向运动

d. 定点最长肌

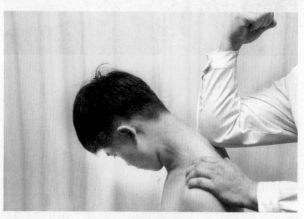

e. 反向运动

图 4-15　反向运动法

三、胸椎正骨手法

胸椎后关节呈冠状面，胸肋关节和肋横突关节与胸椎后关节相联结，胸椎椎间盘前后等高，且较薄，加上胸廓的保护作用，胸椎不易做旋转动作。胸椎棘突细长并向下方重叠呈叠瓦状，故在定位棘突与椎体约差一节。

常用胸椎正骨手法：

（一）单向冲压法

适用于单椎后凸滑脱式错位和侧弯侧摆式错位。患者俯卧，胸前垫薄枕，术者单手或双手重叠，掌根置于后凸棘突上（如向左侧弯侧摆者，术者站于患者左侧，双手用力方向偏向右前方），嘱患者深呼吸，呼气时，术者在助手牵抖时用有限度的冲压力，重复2~4次（图4-16）。

冲压法也可在坐位下进行。患者面向座椅靠背骑坐于椅子上，术者立其后，用一膝关节屈曲顶按于其后凸的棘突下方，术者双手扶患者双肩向后拉，同时膝关节适当用力向前顶按。滑脱较重者，加牵引力，患者双手对抱，术者双手从患者腋下伸出抓住患者前臂，复位时将患者向上端起并向后拉，膝关节同时顶按。对合并旋转式错位者，顶按后，将患者大幅度向左、右旋转上体复位。此动作由术者前臂经患者腋下伸出，向左旋转时将右手向上抬，左手向下，使患者同时做左侧屈体，较易成功。如此法向右复位。

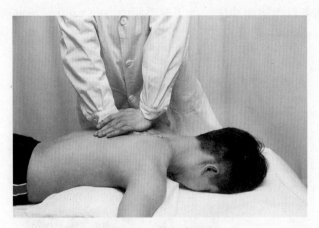

图4-16 单向冲压法

（二）俯卧双向冲压法

适用于某椎向前滑脱或倾仰式错位。患者俯卧，胸前垫高枕使成驼背状，术者站患者一侧，双手交叉以掌根部分置凹陷病椎其上下二椎棘突处，术者双手交叉用力，方向相反，与胸前高枕联合作用，常可将凹陷的胸椎撬起，冲压时让患者配以咳嗽更佳，可配有助手做牵抖（图 4-17）。

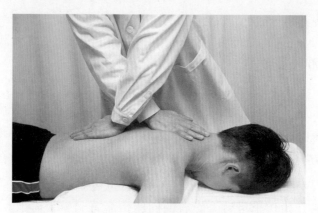

图 4-17　俯卧双向冲压法

（三）俯卧旋转分压法

适用于胸椎左右旋转式错位。以 T_6 棘突偏左、T_7 棘突偏右为例。患者俯卧，胸前垫薄枕，双手放躯干两侧，背部放松。术者立患者左侧，右掌根尺侧置患者 T_7 棘突右旁，左掌根置患者 T_6 棘突左旁，双手做顺时针扭转姿势，配合呼吸，当患者呼气时，术者双手适度冲压，由于双手用力方向不同而受到旋转力复位。术者紧接着将左掌根置于 T_7 棘突右旁，右掌根置于 T_8 棘突左旁，进行冲压（图 4-18）。

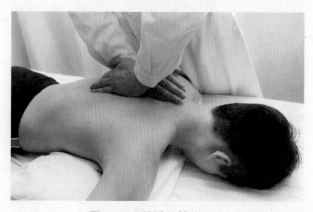

图 4-18　俯卧旋转分压法

（四）俯卧定向捶正法

此法比冲压法安全、柔和，适用于体质虚弱的老年人和儿童。患者俯卧，肩背放松，术者右手握拳，左食指或拇指置于偏歪的棘突旁（椎板部），用拳捶于食指末节而震动其错位椎板或横突，促使错位复正。亦可用器械代替手指捶正（图4-19）。

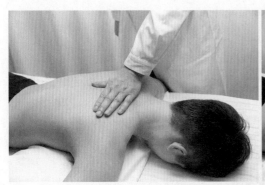
a.定点

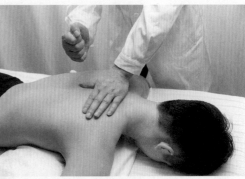
b.预备式

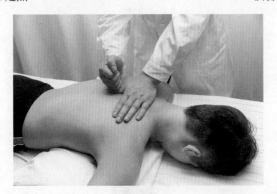
c.定向捶正

图4-19　俯卧定向捶正法

捶棘突与捶横突交替进行疗效更佳，以T_3棘突左旋、T_4棘突右旋为例。术者立患者左侧，以左食指定点于T_3棘突左旁，右手握拳捶击左食指末节关节部，以向右45°拳击椎板与棘突根部使其向右旋移，继而定点于T_2棘突右旁外1横指处，即T_3右横突后侧，右拳捶击方向垂直，使后旋的横突受力前旋而达复位，此两点可交替重复2~3次。对错位重的患者（如倾式错位、仰式错位），本手法作为微量调正，最好在牵抖冲压法后进行。如病椎只后凸而不偏歪者。

（五）悬吊牵引推按捶正法

适用于 T$_3$ 以下胸椎错位，尤其是混合式错位。完成第一步放松手法后，嘱患者双手抓住单杠使身体悬吊起来，术者用掌按压推动患者错位胸椎和肋骨隆起处，或以拳捶正。术毕，将患者缓慢放下，以免发生新的创伤。此法旨在利用悬吊工具，代替牵抖冲压法进行正骨复位（图 4-20）。

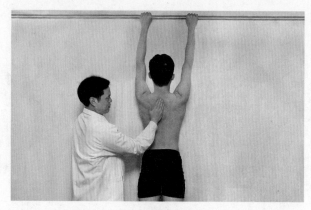

a. 推按

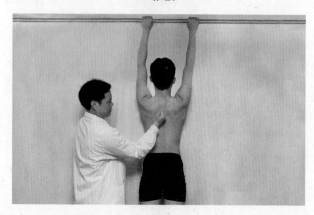

b. 捶正

图 4-20　悬吊牵引推按捶正法

（六）肋骨平推法

适用于胸椎错位，尤其以向前滑脱者，有关肋骨多见隆起或合并肋软骨炎。术者用双掌平推法和按压法（根据胸椎错位方向做顺推或逆推），将隆起的肋骨下按，按时嘱患者深吸气，有利于胸肋结合部和肋骨小头关节的复位。

其他复位法可参阅腰椎正骨法，例如摇腿揉腰（胸）法、坐位旋转摇扳法、侧卧摇按法。

四、腰椎正骨手法

腰椎病的生理解剖及病理特点，决定腰部正骨手法。腰椎椎体粗大，腰椎椎间只有一对后关节，其关节面呈矢状面，有利于负重及做前后屈伸、左右旋转，但不利于侧屈。腰椎在胸廓和骨盆之间，是人体活动的中点，且腰椎负重大，活动频繁，故腰部易发生慢性劳损，尤其在侧屈姿势下用力不当时，极易发生小关节错位，从而出现急性腰扭伤症状。严重损伤还易致椎间盘纤维环破裂而使髓核突出。针对这些好发病症，腰部的正骨手法常用的有如下10法。

（一）双手重叠直接冲压法

适用于腰椎后凸及侧弯者。手法操作与胸椎相同，亦可用两个枕头把冲压处悬空，腰部所需冲压力大些，术者双肘伸直，利用上身重量垂直按压，当患者腰肌放松时加上冲压闪动力，重复2~4次（图4-21）。

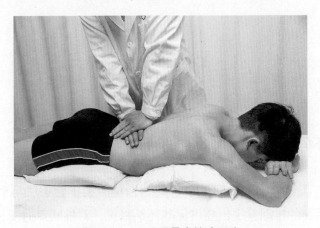

图4-21 双手重叠直接冲压法

（二）双手间接分压法

适用于腰椎前滑脱或倾式错位、仰式错位者。患者俯卧，于腰椎棘突凹陷处的腹部垫一个10~20cm高的稍硬枕头。术者两手交叉掌根分置于凹陷棘突上方和下方稍隆起的棘突上，两手同时向下按压，由于交叉后，其力量方向相反，与垫枕上顶作用，可间接地迫使前凸的椎间关节向上还纳复位，故称间接分压法（图4-22）。

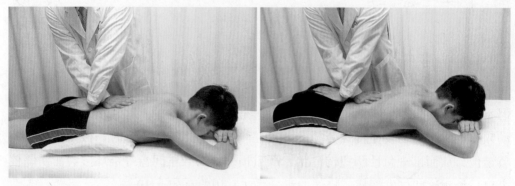

a. 间接分压　　　　　　　　　　　　　　　b. 垫枕在下

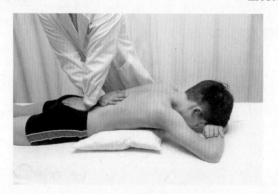

c. 垫枕在上

图4-22　双手间接分压法

（三）俯卧牵抖冲压法

适用于胸、腰、骶椎的椎间关节各类型错位。属正骨手法与牵引相结合的方法，对新创伤引起的椎间盘突出症可促其还纳复位，对椎间盘退变、骨质增生、椎间盘突出（已硬化）、后纵韧带钙化、黄韧带皱褶等较重患者，并发各类型椎间错位的复位治疗，较单人施术效佳。实施时，术者根据病情，决定"定点"的方法。

患者俯卧于治疗床的软枕上，嘱其双臂伸直上举（防止牵抖时胸肋骨因擦动而挫伤，引发胸痛），用手抓紧治疗床头边缘（因故不能双手抓床者，由第二助手协助用手抓紧其双侧腋窝部），对 $T_3 \sim T_{10}$ 椎间复位者，术者术前指导患者配合做深呼吸（口令"1、2"时吸气，口令"3"时呼气），在纠正腰椎滑脱症者，指导他配合咳嗽（口令"1、2"时吸气，口令"3"时咳嗽）。助手站其下方，检查患者双足长度，做好牵抖准备。术者按复位主要病椎的棘突偏向，决定站其左侧或右侧，面向其对侧肩部站立，以靠床的手掌根部做冲压（棘突偏左站左侧，由右手冲压），另手为辅助：①直接冲压法时，重叠在主冲手背上。②间接分压法时，按于病椎下方后隆的椎体棘突上。③旋转分压法时，与主冲手分置"定点"于对应的棘突或横突上。嘱患者腰肌放松，术者口令"1—2—3"。口令"1、2"时，第一助手将其下肢牵拉并上下抖动1~2下，当口令"3"发出的瞬间，3人同时发出爆发力，术者双手向前上方冲压；第一助手向下用力牵引抖动；第二助手用力拉住患者。第一助手双手紧握患者踝关节上部，先牵抖"长脚"，轻力牵抖2~3下，以松解病椎错位的"交锁"，再牵抖"短脚"，以较重力牵抖3~4下，促使椎间"复位"完善（根据病情量力，用力宁轻勿重，先轻后重，切忌追求响声，以保安全），继而仍以稍重力牵抖双脚2~3下（滑脱式、倾仰式、混合式错位者3~5下）。手法完成后，再将患者双下肢进行比较，看其长短之差是否改善或已正常（图4-23）。

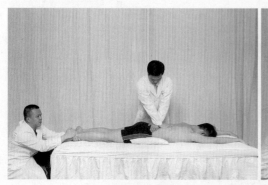
a.长脚牵抖冲压

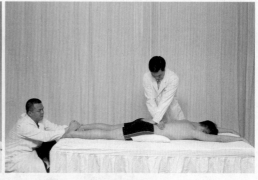
b.短脚牵抖冲压

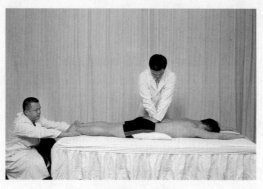
c.双脚牵抖冲压

图 4-23　俯卧牵抖冲压法

（四）仰卧提臀撞正法

适用于腰椎或骶椎的滑脱式错位者。患者仰卧，双下肢并拢伸直，术者站于其足部床上，双手握住其踝部，将其双髋屈曲90°从床上提起，使其臀部离床约10cm，急速放下，使腰、骶椎在床上发生撞击，先轻击，适应后可加大撞击力。此法不宜用于骨质疏松的老年患者（图4-24）。

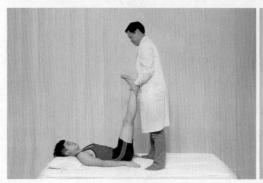
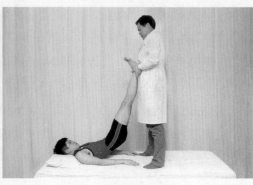

a. 预备式   b. 提臀

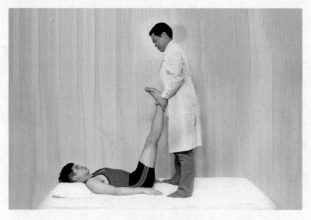

c. 撞正

图 4-24　仰卧提臀撞正法

（五）俯卧摇腿揉腰（背）法

适用于全部胸腰椎病各骨关节损害者，是胸腰椎后关节左右旋转式错位的常规手法。尤其适用于胸、腰、骶椎的脊柱侧弯的调正，对老年人的肥大性脊柱炎，是个有效而安全的手法。此法用力柔和，胸腰椎后关节顺轴心摇动而逐渐复位。患者俯卧治疗床上，一助手马步，双手分别抓住患者双足部，将患者双小腿抬离床面 20°~30°，膝关节以上平置床上，嘱其腰腿部放松，同时将其双足向左右方向成"∞"形往返摆动，使其腰、臀、小腿成波浪式左右弧形摇摆，此时术者站于患椎棘突偏歪方向的床边，以一手掌根部按压于患椎后旋的横突后侧，另一手以拇指按压于患椎棘突偏侧至椎板部作"定点"，与助手两人动作要协调，用力相一致。如无助手时，用枕头将患者足踝部垫起，术者一手"定点"于横突或棘突部，另一手摇动其臀部使其左右摇摆活动。每次 5~8min。此法还可作为放松手法，常配合其他正骨法进行复位（图 4-25）。

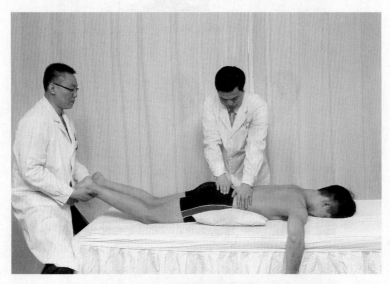

图 4-25　俯卧摇腿揉腰（背）法

（六）坐式旋转摇扳法

适用于左右旋转式腰椎后关节错位者，胸腰椎其他错位类型作辅助手法。以 L$_3$ 棘突偏左、L$_4$ 棘突偏右为例。患者坐于方凳上，术者坐于患者背后，助手立于患者左前方，用双膝双手挟持患者左大腿，嘱患者双手互抱，术者右手从患者右肩侧伸出，抓住患者左肩颈部，左手扶按于患者左侧腰骶关节右侧，拇指按住 L$_4$ 棘突右旁，嘱患者腰背放松，徐徐将患者拉动向前弯腰并向右转，先左右摇动 2~3 下，使患者适应后，将其转至右侧达最大角度时，再加一闪动力转动，左拇指"定点"处同时加力拨动棘突，促使 L$_4$ 复位。按如上方式做左转方向复位。助手固定患者右腿，术者右拇指"定点"于患者 L$_3$ 棘突左旁固定，其余操作同上述程序，将 L$_3$、L$_4$ 后关节复正。此法如无助手可令患者骑坐于床上或低靠背木椅上并将其下肢固定即可（图 4-26）。

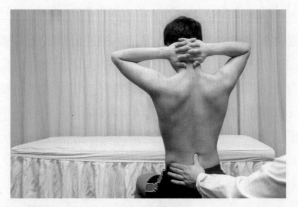

a. 定点、预备式

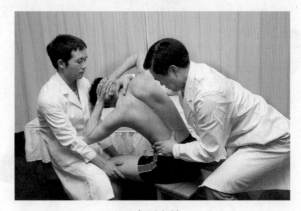

b. 弯腰右转

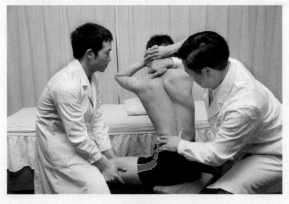

c. 旋转摇扳

图 4-26　坐式旋转摇扳法

（七）侧卧摇按法

适用于胸腰椎左右旋转式和混合式错位。以 L_4 棘突偏右为例（L_3 棘突左、L_4 棘突右、L_5 棘突左）。患者体位：右侧卧位（先做健侧），右下肢伸直，左下肢屈髋屈膝，放于右大腿内侧上，右手放于枕上，左手屈肘放于身旁，头略后仰。术者面对患者立于床边，左手伸直抓扶患者左肩锁部，右手掌按扶于患者 L_3、L_4 棘突处，右肘稍屈按压于其左臀部，嘱其全身放松，术者双手同时轻松地将患者左肩、左臀部做前后扭转推摇 2~3 次，待感到患者已放松腰背部后，左手将其肩推向后固定，右肘用力将其臀部向前扳按至最大角度，术者紧收右肘，加上身按压的闪动力，常可听到腰后关节"咯嘚"声响或在右手掌触及其 L_3、L_4 后关节还纳时的弹跳感。患者转为左侧卧位，重复上述摇按法，此时术者以左手按扶其 L_4、L_5 棘突上，复位方法相同（图 4-27）。

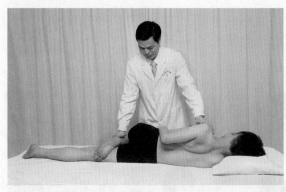

a. 预备式

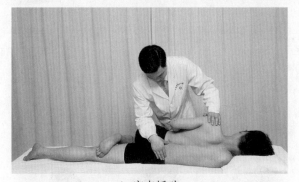

b. 定点摇动

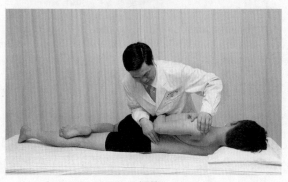

c. 扳按

图 4-27　侧卧摇按法

（八）俯卧按腰扳腿法

一式适用于旋转并反张（后突）的腰后关节错位、腰椎间盘突出症。以 L_4 棘突偏左后突为例（L_3 棘突右、L_4 棘突左后突、L_5 棘突右）。患者俯卧，双下肢伸直，术者立其左侧，左手掌按于 L_4 后突的棘突左旁，右手将患者右膝及大腿托起后伸，并渐扳向左后方，术者两手同时徐徐用力，并抬起放下往返 2~4 次，待其适应后，腰部放松后，将其右下肢扳至左后方最大角度时，左掌加大按压力，右前臂加"闪动力"将其右下肢再加大而有限制的扳动一下，复位动作完成。其余类型错位可参阅此法类推（图 4-28）。

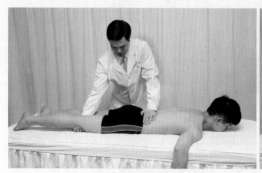
a.定点、预备式

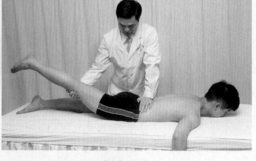
b.扳向左后方

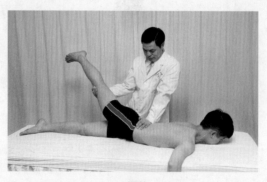
c.扳按

图 4-28　俯卧按腰扳腿法（一式）

二式适用于腰骶椎侧弯侧摆式错位。例如顽固性腰痛者，伸屈、转体功能正常，侧屈功能受限者，触诊 L_3 棘突轻度偏左，相关后关节有深压痛，其上下椎棘突序列正常。患者俯卧于治疗床上，术者站其右侧，以右手掌根部"定点"于 L_2 棘突右旁，以左手前臂托住其双膝大腿部，顺床面将双下肢向左侧摆约 30°，继而将双下肢扳向右侧至侧屈角度 ≥ 45°，与"定点"手同时发力，完成扳按动作，此为"解锁"。继而术者站到其左侧，用左手掌根部"定点"于L₃棘突左旁，右手前臂托住其双膝大腿部，顺床面将双下肢向右侧摆约30°，紧接托起双下肢向左侧摆至最大角度45°，与"定点"手做1~2下"闪动力"，完成侧向扳按复位手法。本手法完成后，要加双下肢牵抖法2~3下，作为手法的"整理"为佳。此法复位时应注意保持侧屈扳按动作，而不作向后抬腿的旋扳动作（图4-29）。

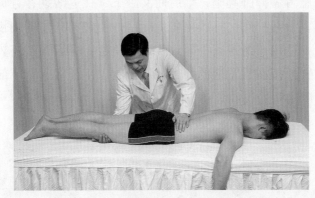

a. 定点、预备式

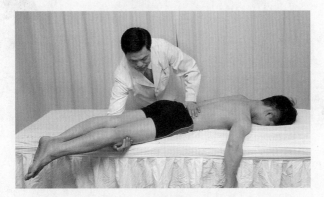

b. 右侧摆动

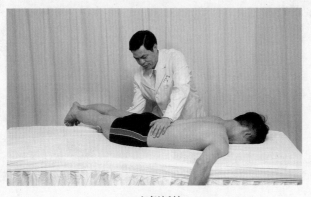

c. 左侧扳按

图4-29　俯卧按腰扳腿法（二式）

（九）抱膝滚动法

一式适用于胸、腰、骶椎向前滑脱式错位，脊轴过伸者。患者仰卧，以软枕护头部，双手交叉将双膝紧抱（屈髋屈膝），术者站其右侧，左手托其颈部，右手抱其双膝，使患者做仰卧起坐，坐后而又卧下，往返滚动，且每次卧下时将患者用力抬起臀部，臀部一次比一次抬得更高些，使过伸成角的胸腰骶椎间在运动中渐次复位。二式适用于骶椎点头导致腰骶成角者。患者预备姿势同一式，术者右（左手）及前臂抓按在其紧抱的膝部，左（右）手托住其臀下部（骶尾椎部），施术时，只让腰骶椎间做过屈滚动（图4-30）。

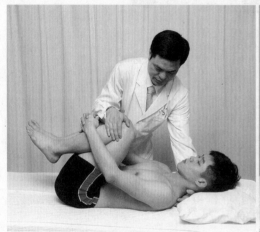

a. 预备式（一式）

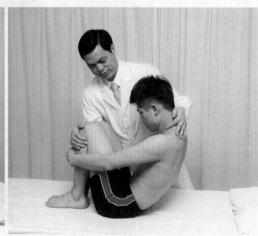

b. 仰卧起坐滚动（一式）

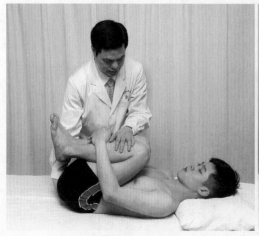

c. 预备式（二式）

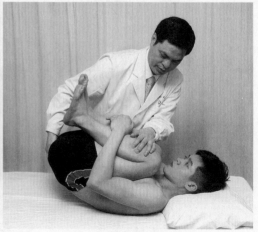

d. 腰骶过屈滚动

图4-30　抱膝滚动法

（十）倒悬牵引下正骨法

运用于腰椎间盘突出、椎间盘变性并发椎体及小关节功能紊乱。倒悬牵引完全是利用人体自身的重量进行牵引，安全性较高，操作简单实用。对于腰椎疾病患者，往往会肌肉紧张，痉挛疼痛，可用手触及条索状或块状的结节，倒悬牵引可有效地缓解肌肉痉挛，早期可以增大腰椎椎间隙，从而减少神经压迫，也可使椎间盘内的压力明显降低。倒悬牵引时，自身的体重使椎间隙打开，小关节之间松动，这时配合轻微的手法或摇扳，即可使紊乱的小关节复位，达到纠正的目的。腰椎曲度的改变直接导致脊柱受力不均，如果治疗不及时，则会因力学平衡紊乱进一步引起脊柱内外骨骼、肌肉、关节等组织的变化，倒悬牵引下，肌肉放松情况下进行抖动、摇摆可较有效地纠正腰椎曲度。对于椎间盘突出的患者，可使椎间隙增大，有利于髓核的还纳，有较好的整复作用。

倒悬牵引时患者仰卧位或俯卧位于倒悬牵引治疗床（图4-31）上，双下肢利用牵引带捆绑固定（图4-32），将倒悬牵引治疗床逐渐升起，术者可先将倒悬牵引治疗床尾缓慢上升至30°~45°，稍作停顿3~5min，让患者缓慢适应，尤其是第一次牵引的患者；再缓慢将倒悬牵引治疗床尾上升至60°，停顿1~2min（图4-33），让患者缓慢适应，并密切观察患者表情变化，如有不适，及时处理；如无不适，再将倒悬牵引治疗床尾升至90°，使患者最终呈头下脚上的体位，从而行正骨手法（图4-34）。

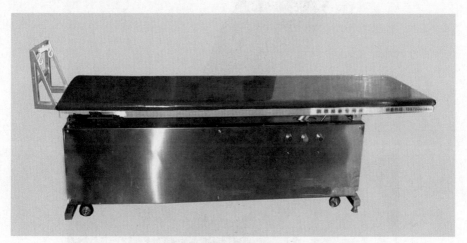

图4-31 倒悬牵引治疗床

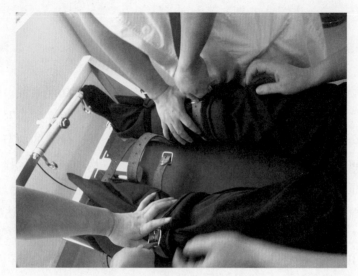

图 4-32　牵引带的捆绑固定

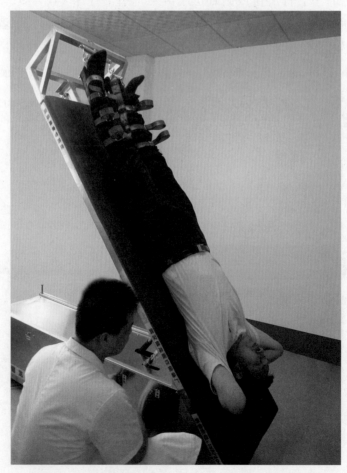

图 4-33　倒悬牵引治疗床升至 60°，观察患者有无不适

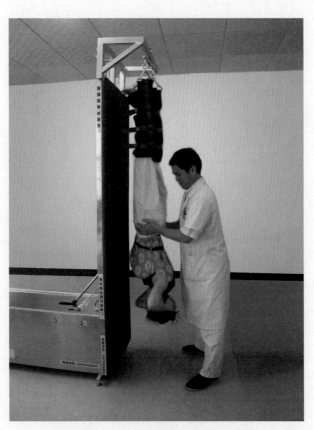

图 4-34　升至 90°，呈头下脚上的体位

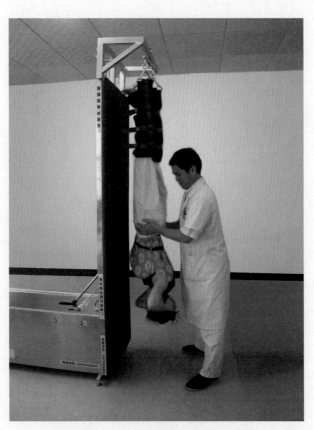

1.放松手法：用滚、揉、推、按、震、点、一指禅推等手法放松，一般以患椎为中心，沿椎旁、棘突、横突附着的肌腱、肌肉及双下肢等疼痛敏感区进行放松，手法要柔和、轻松。取穴：委中、环跳、秩边、八髎、大肠俞、肾俞、阿是穴。①循经点穴法：由腿到腰，从委中至肾俞，施以点按的手法，每个穴位0.5~1min。②分推挤压法：由腰部至臀部，由脊旁向两边施以长手推法及分推法，然后挤压痛点。③滚揉松腰法：用滚法和推法放松腰臀部软组织。

2.前后推正法：此法可用于腰椎前后滑脱式错位。腰椎后滑脱患者，术者将拇指按于后凸的棘突两侧作"定点"，手法由轻到重，幅度由小到大，慢慢还原。对于前滑脱患者，拇指按于滑脱的上一棘突或下一棘突两侧作"定点"，切勿直接按于滑脱的棘突两侧，以免加重病情（图 4-35）。

3.左右摇摆法：此法可用于纠正腰椎侧弯。医者双手托住患者腰部，左右推动，幅度由小到大，由大转小，慢慢还原（图 4-36）。

4.旋转扳腰法（旋转摇正法）：此法可用于腰椎旋转式错位。助手固定腰于正位，术者环抱患者的肩背部，先后分两侧进行左右旋扳法，听到腰部"咔嗒"响声即可停止（图 4-37）。

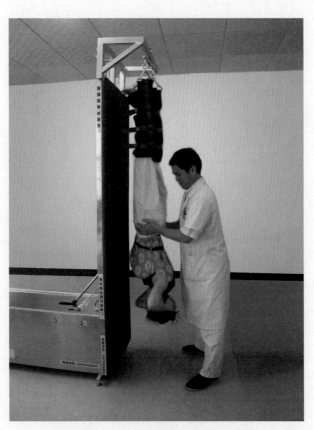

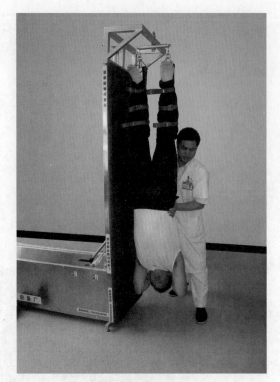

图 4-35　前后推正法

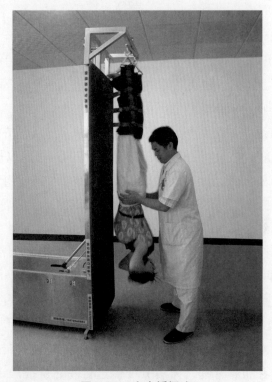

图 4-36　左右摇摆法

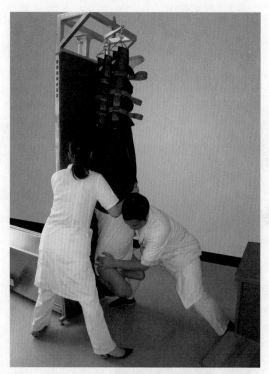

图 4-37　旋转扳腰法（旋转摇正法）

5. 整理手法：①拍打固定法：用空拳拍击腰骶部及腰部，反复多次，轻而深透。②推搓平整法：双手拇指由腰骶部至腰背部，进行分推手法，再分别在两侧进行揉搓法。③揉捏顺筋法：施以揉捏的手法，由大腿、臀部、腰骶部至腰背部进行顺筋放松的手法，作为结束手法。

五、骶髂关节正骨手法

骶髂关节呈耳状面，周围有较稳固的韧带连接，是属微动关节，一般较稳固不易发生错位。但有严重外伤史的顽固性腰痛患者也可发生错位，应重视骶髂关节的检查，以防漏诊。经产妇因怀孕多致骨盆韧带松弛，也较易患骶髂关节错位。常用的骶髂关节正骨手法如下：

（一）按骶扳髂法

适用于骶椎向后髂骨前旋的骶髂关节旋转式错位者。患者取侧卧位，贴床一侧下肢屈髋屈膝，离床一侧下肢向后伸直，术者立于其后，一手抓扶其髂前上棘部，另一手掌根按于其骶椎中部，嘱患者放松腰臀部，术者用爆发力，双手同时一推一拉进行扳按，可重复 2~4 次。此法亦可于俯卧位进行（图 4-38）。

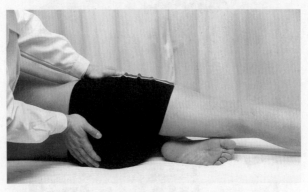

a. 定点、预备式

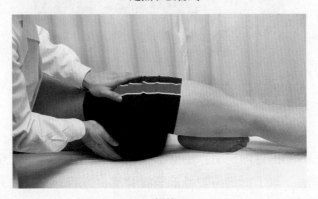

b. 扳按

图 4-38　按骶扳髂法

（二）提臀撞正法

适用于骶椎向后骶椎点头的滑脱式错位者。患者仰卧，双下肢并拢伸直，术者站在床上于患者两脚之间，双手同时握住患者双踝部，将其双髋屈曲 90° 从床上提起，使其臀部离床约 10cm，急速放下，使骶椎在床上发生撞击，先轻击，适应后可加大撞击力。此法不宜用于有骨质疏松的老年患者（见图 4-24）。

（三）仰卧旋髋按压法

适用于骶髂关节旋转式错位，纠正"阴阳脚"。术者一手握紧"阴脚"踝部，另一手托扶膝部，将此下肢做屈髋屈膝位的旋髋动作，"阴脚"旋髋由内向外，活动 2~3 下，将髋旋向外屈位时（膝关节转向同侧肩部外侧），助手固定"阳脚"

髂骨及大腿部，术者双手同时将其"阴脚"大腿向外上方用力按压 2~3 下（冲压使髂骨后旋复位），随即将其腿向下牵抖 1~3 下；"阳脚"复位时，不用做内收肌群手法，屈髋屈膝和牵抖法同"阴脚"，但旋髋方向不同，是由外向内旋，将患者膝部屈向对侧肩部按压 2~3 下（冲压使髂骨前旋复位），随即向下牵抖，此法可重复 2~3 次（图 4-39）。

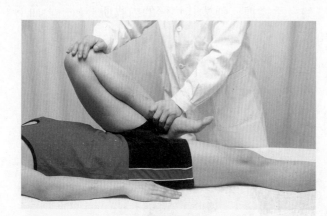

a. 预备式

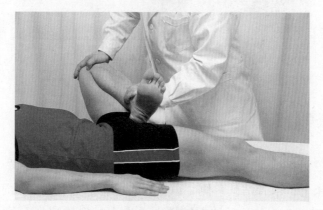

b. 髋外旋屈曲按压

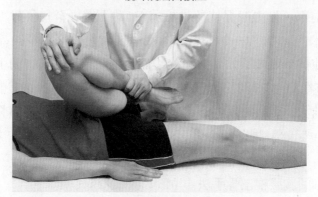

c. 髋内旋屈曲按压

图 4-39　仰卧旋髋按压法

（四）仰卧内收肌群松解手法

此法适用于仰卧旋髋按压法之前施术。将"阴脚"屈曲做"4"字状（"4"字试验阳性），术者将一手拇指按压于内收肌群的耻骨附着处（避免弹拨时出现骨膜牵张剧痛），另一手揉捏、弹拨其痉挛的内收肌群，由上而下，3~5次，缓解肌痉挛（图4-40）。

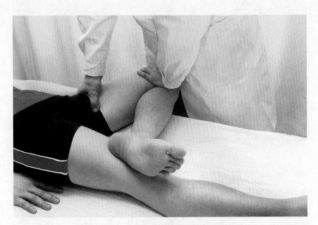

图4-40　仰卧内收肌群松解手法

（五）侧卧牵抖复位法

同时纠正"长短脚"和"阴阳脚"。患者取侧卧位，"阳脚"在上，"阴脚"屈髋屈膝平放床上，术者站其背侧。以左（右）下肢是长脚又属阳脚者为例，术者立于患者背侧，右（左）手按在髂嵴上（发力时促使髂骨下移），左（右）手按臀部偏髂嵴前部（发力时促使髂骨旋前），助手做好牵抖姿势（双手握紧左踝上部）准备，术者口令"1—2—3"时，二人同时用力完成牵抖冲压法，术者双手方向不同，使髂骨既向下，又向前旋，而达松动错位关节，助手发力向下牵抖1~3下，使关节在动中复位；患者翻身（体位同上述），术者站其前侧，双手放置其髂骨上方、前方，牵抖冲压时，术者双手用较强的推力，将髂骨既向下，又向后旋而达"复位"。"长脚"用力轻，牵抖1~3下；"短脚"手法力重，牵抖3~5下（图4-41）。

其他手法参阅胸腰椎正骨手法。

骨盆旋移症的混合式错位者（同时兼有"阴阳脚""长短脚"和"点、仰头"者）上述手法可综合应用，由于骶髂关节内面的凹凸不平状，尤其在急性外伤后关节内的无菌性炎症重，或错位后已有软组织粘连时，复位难度增大，必要时，可先做局部封闭后，用较重的牵抖冲压力，才能达到完全性复位。此时，手法后应卧床休息 2~3 日。

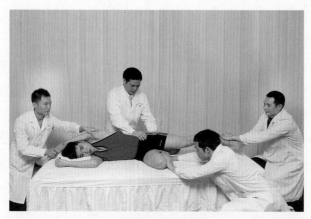

a."阳脚"侧卧牵抖

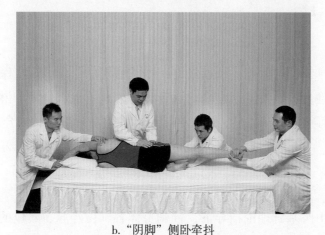

b."阴脚"侧卧牵抖

图 4–41 侧卧牵抖复位法

第二节
辅治法

辅治法就是在主治法治疗后予以选择性施加的一种增进疗效的方法，其治疗手段多样化，而且疗效显著，合理应用于脊柱相关疾病中，能起到相辅相成、事半功倍的效果。辅助法包括针灸疗法、中药辨证论治、水针疗法、针刀疗法、浮针疗法、物理治疗以及运用比较广泛的美式整脊、拉伸等现代技术。其中临床运用最多的是针灸疗法、中药辨证施治和针刀疗法，针对具体的患者，根据病情的轻重缓急，优选出 2~3 种最适合的治疗技术。

一、针灸疗法

针灸疗法具有调和阴阳、疏通经络、扶正祛邪的作用。现代医学研究表明它可以消除无菌性炎症，解除肌痉挛、血管痉挛，改善组织血液和淋巴循环，减轻或消除疼痛，可加速病情好转，因此在治脊疗法中应用广泛，现介绍如下：

（一）体针

体针是在中医基础理论指导下，针刺身体各部位经脉、穴位的针刺疗法，通过经络的作用，达到治疗疾病的目的。

体针治疗原则：补虚泻实、清热温寒、治病求本和三因制宜。补虚泻实就是扶助正气，祛除邪气。虚证采用补法治疗，实证采用泻法治疗，脏腑、经络虚实表现不明显时按本经取穴，在针刺时多采用平补平泻的手法。"清热"就是热性病证治疗用"清"法，针刺时浅刺疾出或点刺出血，手法宜轻快，可以不留针或针用泻法，以清泻热毒；寒性病证用"温"法，深刺而久留针，达到温经散寒的目的。治病求本就是在治疗疾病时要抓住疾病的根本原因，采用针对性的治疗方法，急则治标，缓则治本，标本同治。三因制宜是指因时、因地、因人制宜，即根据患者所处的季节（包括时辰）、地理环境和个人的具体情况，而制定适宜的治疗方法。

运用体针治疗脊柱相关疾病时以督脉、足太阳膀胱经上的腧穴为主，同时根据辨证论治适当加减配穴。督脉和足太阳膀胱经均循行于脊背部，督脉为阳脉之纲，总督人体一身之阳气，五脏六腑均有腧穴注于膀胱经上，配合它经腧穴，可以疏通脊柱局部经络，促进气血正常运行，调和阴阳，从而治疗脊柱相关疾病。

体针常用的腧穴如下：夹脊、风池、天柱、颈百劳、肺俞、心俞、肝俞、脾俞、肾俞、大肠俞、环跳、秩边、委中、阿是穴等。急性期寒湿阻络者，加腰阳关、阴陵泉，针刺采用泻法，同时配合灸法；湿热内阻者，加大椎、曲池，针刺采用泻法；气滞血瘀者，加膈俞、血海，针刺采用泻法，可加刺络拔罐。缓解期气虚血瘀者，加气海、足三里，针刺采用补法；肝肾亏虚者，加太溪、三阴交，针刺采用补法；阴阳两虚者，加关元、足三里，针刺采用补法。

● 颈椎病体针治疗

主穴：风池、颈夹脊、天柱、肩井、后溪、合谷、外关。采用毫针泻法或平补平泻法。

1. 颈型颈椎病：主症以颈强为主者可针风池、合谷、列缺、悬钟、外关；以颈痛为主者可选针大椎、曲池、合谷、外关、后溪；俯仰受限者配昆仑、列缺；旋转受限者配支正。

2. 神经根型颈椎病：主症以痛为主者针风池、合谷、足三里、悬钟、后溪；有肩痛者配肩髃、肩髎；肘臂痛者配曲池、外关、尺泽；腕部痛者配阳池、阳溪、腕骨、大陵；以麻为主者可选合谷、外关、足三里、三阴交、肾俞、悬钟；以肌萎缩为主者可针曲池、手三里、脾俞、八邪。

3. 脊髓型颈椎病：虚证针中脘、足三里、悬钟、太溪、三阴交、阴陵泉、气海、关元、命门，实证针环跳、秩边、阳陵泉、委中、昆仑、脾俞、大椎、后溪，便秘可加天枢、支沟、上巨虚，小便不利针三阴交、阴陵泉、中极。

4. 椎动脉型颈椎病：偏痰湿者针中脘、内关、丰隆、解溪、悬钟、阴陵泉，偏血瘀者针太阳、风池、阳陵泉、支沟、合谷、太冲、足三里、血海、后溪，偏湿热者针大椎、合谷、曲池、三阴交、阴陵泉、足三里、太冲，气虚者针百会、气海、关元、肾俞、脾俞、足三里、悬钟。

5. 交感型颈椎病：肝阳偏亢针风池、曲池、足三里、太冲、行间、阳陵泉、太阳；前头痛加合谷，枕痛加后溪，头顶痛加太冲；血虚精亏针神门、太溪、三阴交、足三里、气海、关元、脾俞、肾俞；胸痹针支沟、阳陵泉、郄门、内关、神门；胃痛针内关、足三里、中脘、悬钟。

6. 混合型颈椎病：在上述分型基础上辨证取穴。

● 腰椎间盘突出症的体针治疗

主穴：取肾俞、气海俞、大肠俞、秩边、环跳、委中、阿是穴。手法为提插捻转，平补平泻，以针下得气为度。疼痛放射至大腿外侧的以足少阳经穴风市、阳陵泉、悬钟为配穴，疼痛放射至大腿后侧的以足太阳经穴承扶、殷门、委中、承山为配穴，肾虚者加命门，瘀血者加膈俞。

● 肩关节周围炎的体针治疗

主穴：肩髃、肩髎、肩贞、肩前、阿是穴。以泻法为主，肩部穴位要求有强烈的针感。肩后部压痛明显时，加天宗、后溪；当肩前部压痛明显时，加合谷；当肩外侧部压痛明显时，加外关；气滞血瘀者加内关、膈俞；气血虚弱者加足三里、气海。

> 体针注意事项：过于饥饿、疲劳、精神高度紧张者，不行针刺。体质虚弱者，刺激不宜过强，并尽可能采取卧位。怀孕3个月以下者，下腹部禁针；3个月以上者，上下腹部、腰骶部及一些能引起子宫收缩的腧穴如合谷、三阴交、昆仑、至阴等均不宜针刺。月经期间，如月经周期正常者，最好不予针刺；月经周期不正常者，为了调经可以针刺。小儿囟门未闭时，头顶部腧穴不宜针刺。此外因小儿不能配合，故不宜留针。避开血管针刺，防止出血。常有自发性出血或损伤后出血不止的患者不宜针刺。皮肤有感染、溃疡、瘢痕或肿瘤的部位不宜针刺。防止刺伤重要脏器。

（二）腹针

腹针疗法是薄智云教授创建的一种通过针刺腹部穴位调节先天、后天经络的一个微针系统。腹针疗法的理论核心为神阙调控系统，认为："神阙系统是形成于胚胎时期的人体调控系统，是人体最早的调控系统和经络系统的母系统，具有向全身输布气血与对机体宏观调控的作用。"通过刺激腹部的特定穴位，激发经气，调节各脏腑、组织、器官的功能，调理气血，平衡阴阳，扶正祛邪，达到治疗疾病的目的。

在腹针治疗原则上，必须先刺调理脏腑之腧穴，再刺疏通经脉之穴，后刺定位之穴，才能调整局部之气，使患者机体脏腑趋于稳态，而达到治疗疾病的各种效果。这一针刺的必要顺序，也体现了"治病必求于本"的中医治疗原则。另外治疗原则上讲究"诊断正确、辨证合理、组方得当、取穴准确、针刺有序、深浅适宜"，另外要强调针刺手法。

腹针疗法在治疗脊柱相关疾病中已显示出独特的疗效，治疗时以"补肾"为大法，佐以"健脾"，有"以后天补先天"之意。主穴为：天地针（中脘、关元）、气海、下脘、天枢、大横、滑肉门、外陵等。具体取穴如下：

● 颈椎相关疾病

主穴：中脘、关元、商曲（双）、滑肉门（双）。针刺顺序：①中脘；②关元；③商曲；④滑肉门。针刺深浅：中脘、关元、商曲（浅）、滑肉门。

辨证加减：神经根型加石关（双），取石关时依颈项部疼痛的部位而变动，如在两侧项肌的外侧时取穴离腹白线稍宽，如在两侧项肌的内侧时取穴离腹白线略窄。椎动脉型加下脘。上肢麻木、疼痛加患侧滑肉门三角。头痛、头晕、记忆下降加气穴（双）。耳鸣、眼花加气旁（双）。

● 肩部相关疾病

主穴：中脘、商曲（健）、滑肉门（患）。针刺的顺序：①中脘；②商曲（健）；③滑肉门（患）。针刺的深浅：中脘（深）、商曲（中）、滑肉门（浅）。

辨证加减：肩部疼痛的范围较大时加滑肉门三角（患）。肩部疼痛的范围较局限时以滑肉门为顶点的三角取穴距离缩短。

● 腰椎间盘突出症

主穴：水分、气海、关元。针刺顺序：①水分；②气海；③关元。针刺深浅：水分（中）、气海（深）、关元（深）。

辨证加减：急性腰椎间盘突出：人中、印堂。陈旧性腰椎间盘突出：气穴（双）。以腰痛为主：外陵（双）、气穴（双）、四满（双）。合并坐骨神经痛：气旁（对侧）、外陵（患侧）、下风湿点（患侧）、下风湿下点（患侧）。

● 腰背相关疾病

主穴：中脘、气海、关元、大横（双）。针刺顺序：①中脘；②气海；③关元；④大横（双）。针刺深浅：中脘（深）、气海（深）、关元（深）、大横（双、深）。

辨证加减：腰背痛背痛较甚：滑肉门（双、浅）、太乙（双）、石关（双）、风湿点（双、浅）。腰背俱痛：商曲（双）、天枢（双）。腰背痛腰痛较甚：外陵（双）、金河（双）。寒湿性：上风湿点（双、浅）、下风湿点（双、浅）。劳损性：商曲（双、浅）、四满（双）、气穴（双）。肾虚性：下风湿点（双、浅）、水道（双）。

● 落枕

主穴：中脘、商曲（患）、滑肉门（患）。针刺的顺序：①中脘；②商曲（患）；③滑肉门（患）。针刺深度：中脘（深）、商曲（浅）、滑肉门（浅）。

辨证加减：颈项双侧疼痛：商曲（双、浅）、滑肉门（双）。颈项后正中疼痛：下脘（浅）、商曲（双、浅）。

腹针的针刺手法：腹针进针时将进针深度分为天、地、人三部。一般病程较短或其邪在表的病，针刺天部（即浅刺）；病程虽长，未及脏腑或其邪在膜里的病，针刺人部（即中刺）；病程较长，累及脏腑或其邪在里的病，针刺地部（即深刺）。腹部进针时首先应该避开毛孔、血管，然后施术要轻、缓。施术时一般采用三部法，即候气、行气、催气手法。进针后，停留 3~5min 谓之候气；3~5min 后再捻转使局部产生针感，谓之行气；再隔 5min 行针 1 次加强针感使之向四周或远处扩散谓之催气；留针 30min 起针。腹针的补泻手法依刺激的强弱而定，弱刺激为补，强刺激为泻。

> 腹针的注意事项：一切原因不明的急腹症、急性腹膜炎、肝脾肿大引起的腹部静脉曲张、腹腔内脏的肿瘤并广泛转移、妊娠中后期、长期慢性病而致体质衰弱的患者，在实施时需谨慎处理。如肝脾肿大则需注意针刺两肋时不宜太深，以免损伤实质性脏器。

（三）头针

头针，又称头皮针，是在头部特定的穴线上进行针刺防治疾病的方法。头针的理论主要有二：一是根据传统的脏腑经络理论，二是根据大脑皮层的功能的定位在头皮的投影，选取相应的头穴线。

头针治疗脊椎相关疾病时选用的主穴有：顶区（顶中线、顶旁 1 线、顶旁 2 线）、颞区（顶颞前斜线、顶颞后斜线、颞后线）、枕区（枕上正中线、枕下旁线）等。顶中线在头顶部，百会穴至前顶穴之间的连线，主治腰腿足的瘫痪、麻木、疼痛等。顶旁 1 线位于督脉旁开 1.5 寸，通天穴向后引 1.5 寸直线，主治腰腿病证，如瘫痪、麻木、疼痛等。顶旁 2 线位于头顶部，督脉旁开 2.25 寸，从正营穴向后引一直线，长 1.5 寸到承灵穴，主治头痛、偏头痛、肩臂痛等。顶颞前斜线在头顶部，前神聪和悬厘之间的连线，分 5 等份，上 1/5 主治对侧下肢、中 2/5 治疗上肢等。顶颞后斜线位于百会穴和曲鬓穴之间的连线上，同样分为 5 等份，上 1/5 主治对侧下肢，中 2/5 治疗上肢，下 2/5 治疗头面部疼痛、麻木、感觉异常及偏头痛等。颞后线在率谷向下至曲鬓穴连一直线，主治偏头痛、眩晕等。枕上正中线在后头部，强间穴至脑户穴的连线，主治颈项强痛等。枕下旁线在后头部，从玉枕穴向下引一直线，长 2 寸，主治后头痛等。

头针操作时按照病情刺激区，采用坐位或卧位，局部进行常规消毒，针与头皮呈 30° 夹角，快速将针刺入头皮下，然后使针与头皮平行，继续捻转进针，根据不同穴区可刺入相应深度。捻转时用拇指掌侧面夹持针柄，以食指掌指关节连续伸屈，使针身左右旋转，每次 2~3 转，每分钟要求捻转 200 次左右，捻转 2~3min，留针 20~30min，留针期间反复操作 2~3 次即可起针。

● 颈椎病的头针治疗

颈型可选用枕上正中线、枕下旁线。神经根型可选用顶颞前斜线、顶颞后斜线、顶旁2线。交感神经型可选用枕上正中线、颞后线。椎动脉型可选用颞后线。脊髓型可选用枕下旁线、顶颞前斜线、顶颞后斜线、顶中线、顶旁1线、顶旁2线。

● 腰背部疾病的头针治疗

可选用顶区（顶中线、顶旁1线、顶旁2线）、颞区（顶颞前斜线、顶颞后斜线）等穴位治疗。

头针的注意事项：囟门和骨缝尚未闭合的婴儿不宜采用头针；对脑溢血患者，须待病情及血压稳定后方可进行头针治疗，如患者并发高热、心力衰竭等症时，不宜立即采用头针；由于捻转时间较长，要时刻注意观察患者的表情，以防止晕针；头部针刺易出血，起针时须用干棉球按压针孔，并注意局部常规消毒，以防感染。

（四）灸法

灸法主要是借灸火的热力给人体以温热性刺激，通过经络腧穴的作用，以达到防治疾病目的的一种方法。《医学入门》载："药之不及，针之不到，必须灸之。"说明灸法具有其独特的疗效。灸法具有温经散寒、扶阳固脱、消瘀散结和防病保健的作用，在脊柱相关疾病的治疗中可适当选用。

施灸用的材料叫灸材，灸材以艾绒为主。灸法种类很多，常用的灸法分为艾灸和其他灸法。其中艾灸又分为艾炷灸、艾条灸、温针灸和温灸器灸。在治疗脊柱相关疾病时，常常将放有艾条的温灸盒放在背部或腹部进行施灸，直到所灸部位皮肤红润为度，有调和气血、温中散寒的作用。在既需要留针又适宜用艾灸的病证中选用温针灸，将针刺入腧穴，得气后并给予适当补泻手法，而留针时，将纯净细软的艾绒捏在针尾上，或用一段长约2cm的艾炷，插在针柄上，点燃施灸，待艾绒或艾炷烧完后除去灰烬，将针起出。施灸时一般先灸上部，后灸下部，先灸阳部，后灸阴部，壮数是先少后多，艾炷是先小后大。

颈部疾病可选颈夹脊、风池、天柱、大椎、颈百劳、肩井、阿是穴等穴，采用温灸器灸，将艾条分为2段或4段，分别点燃一端放入温灸器中，悬空3~5cm，根据需要每次选3~5个穴位，将温灸器放置所选穴位处，每次灸15~30min，每日1次，7日为1个疗程；或艾条灸，将艾条一端点燃，悬空2~3cm，在颈部来回施灸，直至施灸部位潮红为止，每日1次，7日为1个疗程；也可艾炷隔姜灸，取新鲜生姜切成厚度 0.5cm 左右姜片，在中心处用粗针刺数孔，放置所选穴位的皮肤上，将黄豆大小的艾炷放姜片上点燃施灸，艾炷燃尽时用镊子更换，每穴灸 5~10min，一般以施灸处出现湿润红热、患者舒适为宜，每日 1 次，7 日为 1 个疗程。

● 肩部疾病

可选大椎、肩井、天宗、臂臑、肩髎、肩贞、肩前、阿是穴等穴，根据患者的身体情况，每次选 3~5 个穴位进行艾条灸或温针灸，每个穴位 10min，每日 1 次，7 日为 1 个疗程。

● 腰部疾病

可选肾俞、命门、大肠俞、腰阳关、腰俞、上髎、次髎等穴，根据患者的身体情况，每次选 3~5 个穴位进行温灸器灸或温针灸，每个穴位 10min，每日 1 次，7 日为 1 个疗程。

● 膝关节疾病

可选犊鼻、梁丘、血海、三阴交、足三里等穴，根据患者的身体情况，每次选 3~5 个穴位进行艾条灸或温针灸，每个穴位 10min，每日 1 次，7 日为 1 个疗程。

施灸的注意事项：对实热证、阴虚发热者，一般不适宜灸疗；对颜面、五官和有大血管的部位以及关节活动部位，不宜采用瘢痕灸；孕妇的腹部和腰骶部也不宜施灸。

灸后的处理：施灸后，局部皮肤出现微红灼热的，属正常现象，无须处理，很快即可自行消失。如因施灸过量，时间过长，局部出现小水泡，只要注意不擦破，可任其自然吸收。如水泡较大，可用消毒毫针刺破水泡，放出水液，或用注射器抽出水液，消毒后以纱布包裹。如行化脓灸者，灸疮化脓期间，要注意适当休息，保持局部清洁，防止污染，可用敷料保护灸疮，待其自然愈合。如因护理不当并发感染，灸疮脓液呈黄绿色或有渗血现象者，可用消炎药膏或玉红膏涂敷。

（五）火针

火针疗法是将一种特殊质料制成的粗细针在火上烧红后，迅速刺入人体的一定穴位和部位的治疗方法。火针疗法具有针和灸的双重作用，既有针的刺激又有温热刺激。火针的治疗机理在于让温热刺激穴位和部位来增强人体阳气，鼓舞正气，调节脏腑，激发经气，温通经脉，活血行气。将火针的这些功效应用到临床上,《灵枢·官针》云:"焠刺者,刺燔针则取痹也。"它可以助阳补虚,升阳举陷,消瘕散结,生肌排脓,除麻止痉,祛痛止痒,可以治疗多种脊柱相关疾病。

治疗原则上,以调理阴阳、顺应自然、固护卫气、调动人体自身抗病能力为主来抵御疾病。①依证的虚实定序:阴盛阳虚,先背后腹;阴虚阳盛,先下后上;先补其虚,后泻其实。②依主客经传变定序:表里同病,先刺主之原,后刺客之络;表里未传,变先补客之原,后泻主之络。痛证先远刺,后近刺。现将几种脊柱相关疾病常用取穴如下:

● 肩周炎

取阿是穴、肩髃、肩髎、天宗、颈夹脊以细火针点刺,每日或隔日1次。

● 颈椎相关疾病

取阿是穴、夹脊、曲池、曲垣、肩贞、天宗以细火针点刺,每日或隔日1次。颈型加肩井穴、颈百劳;神经根型加大椎、后溪、外关、合谷等。

● 腰椎相关疾病(包括退行性变、椎间盘突出及坐骨神经痛)

取阿是穴、肾俞、秩边、夹脊、腰俞、大肠俞、环跳、髀关、委中、阳陵泉以细火针点刺,每日或隔日1次。足太阳膀胱经疼痛者取殷门、承山;足少阳经疼痛者取风市、悬钟。寒湿证,加腰阳关;血瘀证加膈俞;肝肾亏虚证加命门、太溪;温热证加曲池、阴陵泉。

● 急性腰扭伤

毫针刺人中、后溪、养老、腰痛点等穴,配合床上腰部活动,如患者活动范围基本恢复,仍腰部疼痛者,可用细火针刺腰部阿是穴及瘀血处,点刺使污血出尽,肿立消,痛立止;如腰扭伤治疗不及时,转为慢性腰痛,火针尤适用,局部阿是穴配合肾俞、夹脊等,细火针点刺即可显效。

火针疗法分为点刺、散刺、密刺和围刺法4种。围刺法主要用于皮肤科和外科疾患。点刺、散刺、密刺可有效改善局部气血循环,活血通络止痛,温阳益气。进针操作时,将针烧至通红,迅速将针准确地刺入穴位或部位,并敏捷地将针拔出。这一过程时间很短,要求施术者全神贯注,动作熟练敏捷。火针针刺的深度要根据患者的病情、体质、年龄以及针刺部位的肌肉厚薄、血管深浅而定。一般来说,四肢和腰腹稍深,胸背宜浅。火针进到一定深度后应迅速出针,然后用消毒干棉球揉按针孔,以使针孔闭合,防止出血或感染。因为火针能激发人体的防御功能,所以火针引起感染的可能性很小,针后不需要特殊处理。火针疗法以快针为主,大部分不留针,但治疗疼痛性疾病时,可留针5min。

火针的注意事项：施行火针后，针孔要用消毒纱布包敷，以防感染；使用火针时，必须细心慎重，动作敏捷、准确，避开血管、肌腱、神经干及内脏器官，以防损伤；火针必须把针烧红，速刺速起，不能停留，深浅适度；用本法治疗前，要做好患者思想工作，解除思想顾虑，消除紧张心理，取得患者配合，然后方可进行治疗；火针刺激强烈，孕妇及年老体弱者禁用；火热证候和局部红肿者不宜用；高血压、心脏病、恶性肿瘤等患者禁用。

（六）刺络放血

刺络放血疗法是指用三棱针、皮肤针等针具，在患者浅表血络或一定部位放出适量血液，以达防治疾病目的的一种外治方法。其作用机制在于出恶血、通经脉、调血气、改变经络中气血运行不畅的病理变化，从而达到调整脏腑气血功能的作用。《素问·针解》指出：经络瘀滞或邪入血分郁结不解者，刺络以去瘀血。"病在脉，调之血；病在血，调之络"（《素问·调经论》）。调理原则是"血实宜决之"（《素问·阴阳应象大论》）、"菀陈则除之者，去恶血也"（《素问·针解》）。

刺络放血疗法可以泻热解毒，消肿止痛，祛风止痒，醒神开窍，止呕止泻，缓解麻木，其适应证广、疗效迅速、操作简便、副作用少。临床取穴特点主要包括：①循经刺络放血：这是经络学说在刺络放血疗法中的具体应用，如《灵枢·杂病》所说："厥挟脊而痛者，至顶，头沉沉然，目𥪡𥪡然，腰脊强。取足太阳腘中血络。"②局部刺络放血：根据传统穴位的近治作用，选取病变所在部位或邻近部位的有关穴位来治疗。如急性踝扭伤时，多选取局部穴位点刺放血。③辨证刺络放血：根据疾病的性质，按脏腑经络辨证选用穴位。如《素问·脏气法时论》所说："肾病者……取其经，少阴、太阳血者。"肾属少阴经和足太阳经相表里，故肾病时复取太阳经穴对症刺络放血。④对症刺络放血：针对某些疾病的症状来选用特定的穴位治疗。如头痛时可取太阳、上星等，腰痛时可取委中，股外侧皮神经炎时可取阳陵泉、风市等。

刺络放血的部位多选取耳穴、阿是穴、反应点、浅表静脉（脉络）及常用的经外奇穴及经穴。操作时的出血量多少决定治疗的效果，但是出血量的多少应根据以下几个方面综合考虑：①根据患者体质而定。《素问·刺疟》："适肥瘦出其血。"王冰注："瘦者浅刺少出血，肥者深刺多出血。"即强壮者刺血量可稍多，瘦弱者刺血量宜少。②根据刺血部位而定。刺四肢的末端即井穴时，一般出血量少。刺四肢部血络往往出血量可较多，如《素问·刺腰痛论》刺解脉病腰痛，应

"血变而止"。③根据病证特点而定。病程短、病情轻、病邪浅者放血宜少，反之则放血稍多。阳证、实证、热证可偏多。阴证、虚证则可偏少。

● 颈椎病的刺络放血

穴位选取大椎、风门、天宗、肩井、颈椎棘突压痛点。如上肢麻木疼痛患者，可选用上肢十宣。如头晕患者，可选用太阳、头维、曲池、印堂。如头痛患者，阳明头痛可选用太阳、足三里、印堂、上星；少阳头痛可选用太阳、阳陵泉；太阳头痛可选用太阳、委中；厥阴头痛可选用太阳、太冲、百会；全头痛可选用太阳、尺泽、委中，亦可选用耳背静脉放血。如颈项正中线痛，可选用委中穴。如落枕，可选用风池、阿是穴。选用三棱针点刺放血后予以拔罐5min。

● 肩部疾病的刺络放血

穴位可选取肩髃、肩髎、肩贞、臂臑、尺泽、曲池、曲泽、患肩附近压痛点。每次取3~5穴，三棱针对准穴位或周围的小静脉快速刺入，放血后予以拔罐5min。

● 腰背部疾病的刺络放血

急性期患者穴位三棱针可选取委中、阿是穴。刺络拔罐可选用委中、腰俞、腰阳关、患部阿是穴。恢复期时如有坐骨神经痛，可选用委阳、昆仑、环跳穴。如有外侧反射性疼痛，可选用阳陵泉、悬钟、阳交、风市穴。如有梨状肌疼痛，可选用环跳、承扶、压痛点。选用三棱针点刺放血后予以拔罐5min。

● 胸胁部疼痛的刺络放血

三棱针主穴：阳陵泉、支沟、阳交。配穴：曲泽、足三里。刺络拔罐可选用期门，局部阿是穴，留罐5~10min。

刺络放血的注意事项：对于放血量较大患者，术前做好解释工作；由于创面较大，必须无菌操作，以防感染；操作手法要稳、准、快，一针见血；若穴位和血络不吻合，施术时宁失其穴，勿失其络；点刺穴位不宜太浅，深刺血络要深浅适宜，针尖以中营为度；为了提高疗效，应保证出血量，出针后可立即加用拔罐；点刺、散刺法可每日1次或隔日1次，挑刺、泻血法宜5~7日1次；避开动脉血管，若误伤动脉出现血肿，以无菌干棉球按压局部止血；治疗过程中须注意患者体位要舒适，谨防晕针；大病体弱、明显贫血、妊娠和有自发性出血倾向者慎用；重度下肢静脉曲张者禁用。

二、中药辨证论治

（一）指导思想

脊柱相关疾病是颈、胸、腰椎的骨、关节、椎间盘及椎周软组织遭受损伤或退行性改变，在一定诱因条件下，发生脊椎关节错位、椎间盘突出、韧带钙化或骨质增生，直接或间接对神经根、椎动（静）脉、脊髓或（和）交感神经等产生刺激或压迫，引起临床多种综合征。其临床症状表现多样，如：眩晕、疼痛、麻木等，故涉及中医的范围较广，包括痹证、腰痛、眩晕、心悸等。

《灵枢·海论》说："经脉者，内属于脏腑，外络于肢节。"又如《灵枢·本脏》云："经脉者，可以行气血而营阴阳，濡筋骨利关节者也。"揭示了经脉纵行人体上下，沟通脏腑表里，络脉横行经脉之间，交错分布在全身各处。经络与脏腑、骨骼、肌表等有机相连。而中医的经络学说中的督脉和足太阳膀胱经均循行与脊背部。历代医学家亦认为督脉为阳脉之纲，足太阳膀胱经中五脏六腑均有腧穴注于背部。故脊柱相关疾病的发生为经络受邪，痹阻不通，脏腑损伤，脉络受侵袭所致。

病因病机：包括外因与内因两方面。外因主要是感受风、寒、湿、热之邪，长期伏案工作，或跌扑坠伤，邪气阻滞经脉，经脉不通，不通则痛；内因则主要是肝肾亏虚，或气血亏虚，经脉失养，不荣则痛，或久病入络，瘀血内阻而致病。

根据其病程、症状、体征可分为两期：急性期和缓解期。急性期多为急性起病，外邪所致，风、寒、湿、热、痰、瘀等痹阻脉络，经络不通则为痹痛；清阳不升则眩晕。缓解期多病程缠绵，为肝肾气血亏虚，筋骨失养所致。

（二）分期治疗

1. 治疗原则。

急性期以风、寒、湿、热、痰、瘀痹阻经络气血为基本病机，其治疗应以祛邪通络为基本原则。缓解期以肝肾气血亏虚，经络失养为基本病机，其治疗以补肝肾、益气血为主。

2. 中药证治分类。

● 急性期

（1）寒湿阻络。项背拘急，头痛如裹或腰部冷痛重着，每遇雨天或感寒后加剧，喜温，得热不适可减，体倦乏力，或肢末欠温，食少腹胀，舌质淡，苔白腻，脉沉紧或沉迟。

分析：感受风寒湿邪，寒性凝滞，主收引，邪流经络，痹阻气血，故见脊柱关节肌肉疼痛，遇寒则更剧，寒主收引，筋脉拘急，则颈腰紧痛而屈伸不利，舌质淡，苔白腻为寒湿之象，脉紧或迟沉为寒湿之象。

治法：祛风散寒，温经通络。

方药：桂枝加葛根汤加减。方中有桂枝、甘草、生姜、葛根、芍药，芍药、甘草缓急止痛，葛根解肌祛邪，桂枝、生姜温经散寒。若寒邪偏胜，可加附子片或制川乌、制草乌；若湿邪偏胜，可加薏苡仁、厚朴、陈皮祛湿散邪。

（2）湿热内阻。颈腰背部痛处伴有热感，四肢软弱无力，每遇热天疼痛加重，遇冷或活动后不适可减，口渴烦热，小便短赤。舌质红，苔黄腻，脉濡数或弦数。

分析：感受风湿热邪，或风寒湿邪郁而化热，湿热壅滞经络，筋脉弛缓，气血郁滞不通，故颈腰背部疼痛，伴有热感。遇冷热邪时，可见疼痛减轻。湿热蕴中，故口干烦热，舌质红，苔黄腻，脉濡数或弦数为湿热之象。

治法：清热利湿，舒经通络。

方药：四妙散加合五藤逐痹汤（忍冬藤、鸡血藤、络石藤、海风藤、红藤）加减。方中有苍术、黄柏、牛膝、薏苡仁、忍冬藤、鸡血藤、络石藤、海风藤、红藤。黄柏苦寒清热，苍术苦温燥湿，忍冬藤、鸡血藤、络石藤、海风藤、红藤等藤类药，都有祛风湿、舒筋活络的作用，性味均平和，鸡血藤还有补血活血作用。诸药合用，则热清湿去，疼痛可止。若热象偏重，可酌加栀子、生石膏、知母、车前子以助清利湿热。

（3）气滞血瘀。颈肩部、腰部疼痛，或有头晕，痛有定处，疼痛入刺，日轻夜重，痛处拒按，轻者俯仰不变，重者不能转侧，痛势急暴，舌质紫暗，或青紫，或有瘀斑，脉弦涩。

分析：瘀血阻滞经脉，以致气血不能畅通，故疼痛如刺，痛处拒按，瘀阻部位固定，故痛有定处，血为阴，夜亦为阴，入夜阴盛，愈致瘀凝气滞，故疼痛日轻夜重。舌质紫暗，或青紫，或有瘀斑，脉弦涩，为瘀血停滞之象。

治法：活血化瘀，理气止痛

方药：身痛逐瘀汤加减。方药由秦艽、川芎、桃仁、红花、甘草、羌活、没药、当归、五灵脂、香附、牛膝、地龙组成。方中以川芎、当归、桃仁、红花活血化瘀，配以五灵脂、没药、地龙增强祛瘀之力。牛膝通利筋脉，强壮筋骨，又能引药下行，主要合用，可使瘀去络通。若无周身痹痛，方中可去秦艽、羌活；若兼有风湿者，可加独活、威灵仙祛风湿；若久病肾虚，可加杜仲、川续断、桑寄生补肝肾。

● 缓解期

（1）气虚血瘀。头晕目眩，颈肩部、腰部麻木疼痛，酸软无力，或见肢体麻木乏力，动则加剧，遇劳则发，神疲懒言，乏力自汗，面色无华，唇甲淡白，心悸少寐，舌质淡嫩，苔薄白，脉细弱。

分析：气血不足，血滞经络，血虚不荣，筋脉失养则麻痹疼痛。气虚不运，则清阳不展，故见头晕；神疲懒言，乏力自汗为气虚之象。气血两虚不能上荣面舌，故见面色无华，舌质淡嫩，苔薄白，脉细弱为气血亏虚之象。

治法：补养气血，健脾益气。

方药：归脾汤。方由黄芪、当归、党参、白术、茯神、龙眼肉、木香、远志、酸枣仁组成。黄芪益气生血，当归补血活血，党参、白术、茯神健脾安神，龙眼肉补血养心，酸枣仁、远志养血安神，木香调理气机。若气虚卫阳不固，重用黄芪，加防风、浮小麦敛汗之药；若血虚较甚者，加熟地黄、阿胶、紫河车粉等。

（2）肝肾亏虚。头晕目眩，耳鸣，肌肉萎缩，或颈部、腰膝酸软，喜按喜揉，遇劳更甚，常反复发作，四肢无力，心烦失眠，多梦或有遗精，口燥咽干，手足心热，舌红少苔，脉细。

分析：患病日久，治疗不当，迁延日久不愈，肝肾亏损，气血俱虚，痰瘀互结，痹阻经络，头颅、肢体失于气血温煦濡养，故见肢体乏力，头晕目眩。舌红少苔，脉细，为肝肾亏虚之象。

治法：滋补肝肾。

方药：独活寄生汤加减。方由独活、桑寄生、杜仲、牛膝、细辛、秦艽、茯苓、肉桂心、防风、川芎、人参、甘草、当归、白芍、干地黄组成。方中以独活为君，善于祛除在里之伏风；防风祛风胜湿以止痹痛；秦艽胜湿止痛，可搜除筋肉之风湿而舒筋；桑寄生、杜仲、牛膝祛风湿兼补肝肾；当归、川芎、干地黄、白芍养血又兼活血；肉桂心温暖下元，温通血脉；甘草调和诸药。诸药合用，具有祛风湿、止痹痛、益肝肾、补气血、通经络的功效。心烦失眠者加栀子、酸枣仁安神；口燥咽干者以生地黄、玄参、麦冬滋阴。偏阳虚者加仙茅、狗脊补肾阳；偏阴虚者加熟地黄、枸杞子补肾阴。

（3）阴阳两虚。双肩及腰腿部痛，以抽搐样疼痛为主，翻身转侧及站立时加重，坐着稍有缓解，站立时头晕明显，四肢乏力明显，胃纳欠佳，舌淡胖、苔薄白而腻，脉细弱。

分析：先天不足，后天失养，肾主骨，肝主筋，肝肾失养，易致阴亏，日久阴损及阳，故见四肢乏力明显，疼痛呈抽搐样。

治法：阴阳双补。

方药：金匮肾气丸。方中由熟附子、茯苓、泽泻、姜黄、熟地黄、山茱萸、山药、薏苡仁、牡丹皮、白术、杜仲、牛膝、桑枝、肉桂组成。阴损及阳，故治疗上从阴补阳，而阴阳双补，方中由六味地黄丸为基础方，熟附子、肉桂温补阳气。诸药合用，方可有效。

外用药：可用狗皮膏、伤湿止痛膏、宝珍膏、奇正消痛贴外用于患处，或用正红花油、正骨水、骨友灵外涂。损伤中后期的患者可配合中药外洗，加以五子散涂擦（吴茱萸、莱菔子、白芥子、菟丝子、苏子，均为干燥成熟种子）。主要作用：补益肝肾、强筋壮骨、温经通路、活血止痛。用法：将药放入小布袋内充分摇匀，放入微波炉内（旁边放一小杯水）用高火加热 2~3min，70~80℃，将药袋放到患肢相应穴位用力来回推熨，力量均匀，开始时可提起放下交替，用力轻、速度稍快，可用点、推、滚、揉、搓等手法，随着药温下降，力量可增大，速度减慢，药袋温度过低时可换药袋，一般药熨 15~30min，每日 1~2 次。

三、水针疗法

水针疗法是治疗软组织损伤的有效疗法，在脊柱相关疾病的治疗中可配合牵引、正骨推拿治疗，能大大提高临床疗效。水针疗法可以促进劳损组织重新修复，劳损点水针注射，针刺能激发局部创伤修复能力，注入 10% 葡萄糖和复合维生素 B 液，或者香丹注射液和复合维生素 B 液，可补给组织营养、热量，有利于创伤的重新修复。水针疗法同时可以起到内固定作用，对失稳的椎间或椎旁注射，造成人为水肿区，在椎间失稳处达到一时性的内固定作用，是牵引和手法的有效辅助疗法。

（一）注射点选择

1. 劳损点触诊法。术者拇指与肌纤维垂直触诊有摩擦音、筋结滑动感处。病椎上下棘上韧带（中心线），椎旁 1~2cm 处（第一侧线）的多裂肌、半棘肌、大小菱形肌附着点，椎旁 3~5cm 处（第二侧线）的最长肌。颈椎横突后缘各肌附着点。

2. 与脊椎连接的中深层肌肉的远端附着点：肩胛提肌——肩胛内上角处；大小

菱形肌——肩胛内缘处；腰方肌——L_1~L_4横突处，尤以L_3横突即肾俞穴处多用；背阔肌——T_7以下至骶骨髂嵴处于肱骨小结节下方；前、中、后斜角肌——颈椎横突处。

3.穴位注射法。头项部常用穴：风池、风府、颈百劳、天柱、大椎等。上肢常用穴：肩贞、肩髃、臂臑、侠白、尺泽、曲池、手三里、少海、小海、外关、内关、合谷、后溪。下肢常用穴：环跳、秩边、殷门、髀关、伏兔、梁丘、阳陵泉、阴陵泉、丰隆、承山、绝骨、太溪。

（二）药物及用量

劳损点：① 10%葡萄糖注射液10mL，加入复合维生素B注射液2mL，分别注射于椎旁双侧劳损点，每点6mL为宜（腰部水针10%葡萄糖液20mL，每点10~12mL）。②香丹针注射液3mL，加入复合维生素B注射液1mL和5%利多卡因1mL，亦注射于椎旁劳损点。半环形注射点：腰椎，10%葡萄糖注射液20mL，加入复合维生素B注射液2mL，在棘突间注于棘间韧带部8mL，注入椎板后侧（后关节后方）左右各7mL。颈椎，10%葡萄糖注射液10mL，加入复合维生素B注射液2mL，注入椎板后侧（后关节后方）左右各6mL。此法也可起到内固定的作用，常可运用于椎体失稳。

水针疗法，一般在脊椎综合征经牵引或手法治疗3~5次后开始配合此疗法。因急性期局部尚有无菌性炎症，水针在炎症局部注射后，多有不良反应（疼痛加剧）。故应在症状减轻后开始应用，可避免不适反应。

（三）疗程

水针疗法以隔日1次或每周2次为宜，若患者对水针疗效较佳，亦可每日1次，但应更换注射点。根据劳损范围大小，10~20次为1个疗程。劳损点以摩擦音的消除为治愈，硬结以软化为治愈。水针主要是辅助正骨推拿治疗，使失稳的脊椎恢复其稳定性，故一般不作单独疗效观察。

水针疗法的注意事项：必须熟悉针刺部位解剖情况，避免刺伤脑部、肺部、肾脏、脊髓、大血管等。注意防止晕针发生，事先应和患者解释好，操作时避免动作粗暴及造成疼痛。若发生晕针或过敏反应，应立即停止注射，按晕针或过敏反应进行紧急处理。同一注射点，尽量不做连续注射，避免因局部注射过多而发生吸收不良，对人为水肿区注射最多连续3次。

四、针刀疗法

针刀疗法是一种介于手术方法和非手术疗法之间的闭合性松解术，是在切开性手术方法的基础上结合针刺方法形成的，由朱汉章教授首创。针刀疗法经过临床实践和深入研究，其理论不断深化，治疗技术逐渐提高，适应证范围不断扩大，它主要适用于软组织损伤性病变、骨关节病变等的治疗。近年来，该疗法逐步在内、妇、儿、皮肤等科得到广泛应用。在治脊疗法中，我们可以充分发挥小针刀的优势，和其他方法联合应用，综合治疗脊柱相关疾病。

针刀疗法操作的特点是从治疗部位刺入深部病变处，然后进行轻松的切割、剥离等不同的刺激，以达到止痛去病的目的。体位的选择以医生操作时方便、患者被治疗时自我感觉体位舒适为原则。如在颈部治疗，多采用坐位；头部可根据病位选择仰头位或低头位。在选好体位及选好治疗点后，做局部无菌消毒，即先用酒精消毒，再用碘酒消毒，酒精脱碘。医生戴无菌手套，最后确认进针部位，并做以标记。进针有四部规程：定点、定向、加压分离和刺入。进针刀之后，病变在浅表部位，深度已可达到，若病变在较深部位或肌肉肥厚处，进针后深度还不能到达，还要继续向深部刺入。此时要摸索进针，以针感来判断。若碰到血管，刺到正常肌肉，患者可述疼痛，碰到神经患者诉麻木、触电感时，应及时轻提刀锋，稍移动刀锋1~2mm，继续进针，直到到达所需深度为止，也就是病变部位，再施行小针刀各种手术方法进行治疗。到达病变部位，患者都诉有酸胀感，没有疼痛或麻木、触电感。在治疗过程中，如遇有疼痛或麻木、触电感时，还应立即转换刀口方位。对于身体大关节部位或操作较复杂的部位可敷无菌洞巾，以防止操作过程中的污染。为减轻局部操作时引起的疼痛，可做局部麻醉，阻断神经痛觉传导。

● 颈椎病针刀治疗

体位：治疗时患者取坐位，椅背上垫枕头，患者双手叠放于枕头上，前额伏于手背上。

操作步骤：①消毒：采用安尔碘常规消毒颈部皮肤，针刀施术者戴口罩及无菌手套。②进针点的选择：先根据临床症状，在病变部位寻找压痛点、条索、结节等阳性点并逐一标识，定为主穴。颈型颈椎病的主穴：肩胛内上角、风池、横突。配穴：可选用大椎、华佗夹脊等。神经根型颈椎病主穴：肩胛内上角、天宗、风池、横突、翳风、大椎。配穴：可选用肩井、曲池、华佗夹脊。头痛、头晕取颈夹脊穴及颈百劳穴，也可取颈部阿是穴进行治疗。上肢疼痛、麻木，肩背部疼痛取天宗、肩井、肩中俞或根据神经根和节段的分布、穴位的压痛点、阳性反应物等几方面选择应用。③针刀手法操作：选准穴位垂直迅速进针刀，当针穿过筋膜时遇有阻力，可切割并左右剥离1~4次，术者有明显的切开感，即可出针刀。患者有较明显的痛、胀、麻的感觉，属正常反应。④出针后处理：操作完成后，拔出针刀，用棉签压迫针孔片刻，待不出血为止，术后用创可贴贴之。⑤治疗频率和疗程：每次可选1~5个穴位进行治疗。7~10日治疗1次，根据病情轻重及病史长短，每例患者须治疗2~8次。

● 腰椎间盘突出症的针刀治疗

体位：患者俯卧于治疗床上，腹下垫枕头，充分暴露腰臀腿部，针刀施术者坐于患者患侧，调节座椅高度至舒适位置。

操作步骤：①消毒：安尔碘常规消毒腰臀腿部皮肤，针刀施术者戴口罩及无菌手套。②进针点的选择：根据问诊时患者主诉的疼痛区域，在下列部位反复触摸、按压，寻找阳性反应点。腰骶部：腰椎间盘突出相应节段的棘突（间）、上下关节突、侧隐窝（椎间孔内口）、横突根部（椎间孔外口）以及骶髂关节等。臀部：坐骨大切迹骨缘、骶骨边缘、坐骨结节、股骨大转子、股骨小转子、梨状肌、臀大肌、臀中肌、阔筋膜张肌起止点、肌腹等。小腿后、外侧方：腓骨小头后、外侧方及下方，小腿三头肌，腓骨长肌等。根据阳性反应点的范围和患者的耐受程度按先上后下的顺序，每次选点5~15个，进针点选定后用甲紫做一标记。③针刀手法操作：针身与皮面垂直，刀口线和血管神经肌纤维方向一致，首先快速直线进针（突破浅筋膜），然后稍提退针身，轻缓下探刀下阻力感；遇阻力感后，而患者也无异常感（疼痛或麻电感），短促速刺，突破触发点紧绷的筋膜。④出针后处理：操作完成后，拔出针刀，用棉签压迫针孔片刻，待不出血为止，臀部还需迅速用无菌纱布压迫片刻严防血肿和感染，并在所有针孔上贴创可贴。嘱患者卧床休息30min观察病情，无不适后方能离开。⑤治疗频率和疗程：每周治疗1次，4次为1个疗程。

● 肩关节周围炎的针刀治疗。

体位：患者坐位或卧位，裸露施术部位。

操作步骤：①消毒：安尔碘常规消毒肩部皮肤，针刀施术者戴口罩及无菌手套。②进针点的选择：选在肩峰下方、结节间沟、肩胛骨喙突、冈上肌、冈下肌软组织病变或压痛处，每次治疗以3~5点为宜。③针刀手法操作：用小针刀在喙突处喙肱肌和肱二头肌短头附着点、冈上肌抵止端、肩峰下、冈下肌和小圆肌的抵止端，分别做切开剥离法，或纵行疏通剥离法，在肩峰下滑囊做通透剥离法，如肩关节周围尚有其他明显痛点，可在该痛点上做适当小针刀手术。④出针后处理：施术结束，出针，用创可贴敷针眼。遇出血，先行压迫止血，再以创可贴敷针眼。⑤治疗频率和疗程：每周治疗 1 次，3 次为 1 个疗程。

针刀疗法的禁忌证：全身发热或感染，严重内脏疾病的发作期；施术部位有红肿热痛或深部脓肿坏死者；血友病、血小板减少症及其他凝血功能不全者；施术部位有重要神经、血管或重要脏器施术时无法避开者；严重心脑血管病变；结核病患者及疑有结核病史者；恶性肿瘤患者；严重糖尿病，血糖未控制在正常范围者；恶性贫血者；严重骨质疏松，多处骨折者。

针刀疗法的注意事项：手法操作准确，医生必须做到熟悉欲刺激穴位深部的解剖知识，以提高操作的准确性和提高疗效。注意无菌操作，特别是做深部治疗，重要关节如膝、髋、肘、颈等部位的关节深处切割时尤当注意。必要时可在局部盖无菌洞巾，或在无菌手术室内进行。对于身体的其他部位只要注意无菌操作便可。不可损伤较大神经、血管，在腰背部不可进针太深。小针刀进针要速而捷，这样可以减轻进针带来的疼痛。在深部进行铲剥、横剥、纵剥等法剥离操作时，手法宜轻，不然会加重疼痛，甚或损伤周围的组织。在关节处做纵向切剥时，注意不要损伤或切断韧带、肌腱等。对思想紧张和体弱患者，应预防晕针休克。防止针体折断和卷刃。

五、物理治疗

物理治疗是康复治疗的主体，它使用运动、天然或物理因子（包括电、光、声、磁、冷、热等）作用于人体进行治疗，针对人体局部或全身性的功能障碍或病变，采用非侵入性、非药物性的治疗来恢复身体原有的生理功能。物理治疗可以分为两大类，一类是以功能训练和手法治疗为主要手段，又称为运动治疗或运动疗法；另一类是以各种物理因子为主要手段，又称为理疗。

物理因子治疗应用天然或人工物理因子的物理能，通过神经、体液、内分泌等生理调节机制作用于人体，以达到预防和治疗疾病的目的。常用方法包括：电疗（直流电疗法、低频电疗法、中频电疗法、高频电疗法）、光疗（红外线光疗、激光等）、声疗（超声等）、磁疗（静磁场、动磁场等）、冷疗（冷治疗、冷冻治疗）、热疗（石蜡、蜡饼敷法等）、水疗（水中浸浴、水中运动、水淋浴、涡流浴等）等。

脊椎综合征由于骨关节损害，继发引起椎间和椎周软组织无菌性炎症过程，临床上表现出各部位的疼痛。神经根炎引起某支神经痛，滑膜嵌顿损伤关节内膜，渗出引起关节炎症，出现该段脊椎活动受限，局部痛觉十分敏感。神经根

163

受骨性压迫、刺激，其后支配的背肌出现紧张状态，常见局部板硬，压痛明显，交感神经的损害可引起内脏功能紊乱和血管痉挛而致临床出现肢体冷厥感。内脏功能紊乱，例如胃痉挛、肠痉挛等。故综合疗法中，除了针对病因设法改善或去除骨关节病损外，应用各种物理因子消除无菌性炎症，解除肌痉挛、血管痉挛，改善组织血液和淋巴循环，减轻或消除疼痛，可加速病情好转。现将常用的几种物理疗法介绍如下：

（一）电疗

1. 直流电疗法。直流电方向恒定，强度不随时间变化。理疗用的直流电电压一般在 50~80V，电流强度 $0.05~0.10mA/cm^2$。当直流电作用于人体时，体液中电解质发生电解作用，产生正离子、负离子，它们各向其极性相反的电极移动。直流电正极、负极下组织内发生的理化变化，有调整神经的兴奋性，改善局部水肿或脱水现象，促进血液循环和代谢功能的作用。并可通过分节反射，改善内脏的活动功能。临床上常用直流电来镇痛、止痒、软化瘢痕、消肿、促进组织再生，改善中枢等，当直流电作用于反射区时，对自主神经的功能也有促进平衡的作用，治疗时间一般为 15~25min 为宜，每日 1 次，15~20 次为 1 个疗程。

直流电还能将药物离子导入人体，达到治疗目的，这称直流电离子导入疗法。它是利用电荷同性相斥的原理，将药物离子或荷电微粒经皮肤汗腺导入人体。此法综合利用直流电和药物两者的治疗作用，临床上应用较多。药物导入量取决于电量大小、药物浓度、电极面积和通电时间。通电时间过长，则局部组织内离子堆积而产生极化现象，使导入量明显减少，故临床上一般通电 20~30min。导入的药物不但可对局部组织起作用，还可通过体液循环把药物送到远隔器官起治疗作用。离子导入除采用直流电外，还可利用单向低频脉冲电流或半波正弦中频电流。导入药物因病而异，急性化脓性炎症可用抗生素类，过敏性疾病用脱敏药物，风湿性病则用水杨酸类药物。

直流电疗的主要适应证，如末梢神经炎、三叉神经痛、坐骨神经痛、面神经麻痹、神经衰弱、自主神经失调、肌痉挛及各种软组织疼痛等。可根据治疗需要选择合适的电极板和衬垫，先将衬垫用温水浸湿，紧贴在治疗部位皮肤上，然后在衬垫上放置电极，并经适当固定，用金属夹子将电极板与导线连接，导线与直流电疗机输出端连接。安置连接妥当后，即可通电治疗。治疗时，成人常用的电流密度可设置为 $0.03~0.10mA/cm^2$，儿童常用的电流密度可设置为 $0.02~0.08mA/cm^2$。

直流电疗法的注意事项：①输出导线宜用不同颜色，如阳极为红色，阴极为其他颜色，以示区别。如用夹子连接导线与金属电极，宜在其下垫以胶皮等绝缘物。作用电极一般应小于辅助电极。②患者在疲劳或饥饿时不宜进行治疗。治疗中随时询问患者反应及观察电流输出，如超过规定量，或患者感觉不能耐受时，均应即时降低。③治疗中不得拨动极性转换开关，电流没有降到零时，不得拨动分流器。④头部治疗时，应注意防止电流时通时断对头部的强烈刺激。⑤治疗后局部宜涂以 50% 甘油，并嘱患者注意保护皮肤，避免抓伤。⑥每次用过的衬垫要洗净、煮沸，金属电极应刷洗干净，保持平整。

2. 低频脉冲电疗法。采用频率在 1kHz 以下的低频脉冲电流。这种电流在人体内可引起离子和荷电微粒的迅速移动，因而对感觉神经和运动神经有明显的刺激作用。

临床上低频脉冲电疗法主要应用于下述两方面：

（1）用以刺激神经肌肉，引起肌肉收缩，肌肉收缩能促进动脉供血、静脉和淋巴回流，改善局部营养代谢，消退水肿，还可提高肌肉张力，防止或延缓肌肉萎缩过程；节律地刺激神经肌肉，可使肌肉节律性收缩，用以防止由于损伤或炎症造成的肌纤维和肌膜间、肌束之间的粘连，保持肌肉弹性，防止挛缩。此外，电刺激还可促进病损神经纤维的再生。低频脉冲电可用于强度－时间曲线测定，以判断肌肉失神经支配的程度，并选择最佳治疗用脉冲参数，以提高治疗效果。低频脉冲电刺激疗法还可治疗上运动神经元疾患所引起的痉挛性瘫，此法是利用两组低频脉冲电流，交替刺激痉挛肌及其拮抗肌，利用交互抑制的反应使痉挛缓解。

（2）用于止痛：主要采用超刺激电疗法（用超出一般剂量的电流强度的低频脉冲电疗法）和经皮电刺激神经疗法（TENS）。低频电脉冲止痛机理有两种可能。其一是低频脉冲电阻抑止了痛觉神经向中枢传递冲动，但具体阻抑在何部位意见不一：有人认为在感觉神经纤维，有人认为在脊髓后角细胞，也有人认为在大脑皮质的感觉中枢。其二是低频脉冲电促进局部血液循环，消散局部的致痛物质，改善组织代谢功能，因而起到止痛效果。参数选择一般有两种方式，一种是常规型，治疗时间每日 30~60min 至持续 36~48h 不等；另一种是类针刺型，治疗时间一般为 45min。两者都有止痛效果，但后者可长期止痛。

低频电疗法应用于各种急慢性疼痛、因疼痛引起的反身性肌肉痉挛、失用性肌萎缩、血液循环不良性疾病。单极法时一般选用阴极，如用双极法，阴极多放于远端。一般主张用双极法，因双极法能使电流集中于病肌而不致因邻近肌受刺激而影响治疗。但当肌肉过小时（如手部小肌）或需要刺激整个肌群时，双极法就不太适宜，这时应采用单极法，用一小的主电极放于小肌运动点上，用另一较大的电极放在腰骶或肩胛间。

> 低频电疗法的注意事项：急性化脓性炎症、急性湿疹、出血倾向、严重心脏病、安装心脏起搏器者禁用；严禁刺激颈动脉窦、孕妇的腹部和腰骶部、眼睛部位、脑血管意外的患者头部、电极置于人体体腔内的治疗等。

3. 中频电疗法。采用频率为 1~100kHz 的中频正弦电流。临床上常用方法有等幅正弦中频电疗法、正弦调制中频电疗法和干扰电疗法 3 种。调制波频率为 10~200Hz，可采用全波或半波，连续调制或间断调制，还可采用等幅波和调制波交替出现，或频率交变的调制波。调制中频电流兼有低、中频电流的特点，用于止痛或促进血液循环，较低、中频电单独应用作用明显；用于神经肌肉刺激时，由于皮肤刺痛小，患者可耐受较大电量。干扰电是利用两组频率相差 0~100Hz 的等幅正弦中频电流［临床多用（5±0.1）kHz］，交叉输入人体同一部位。在交叉部形成干扰电场，在体内按正弦电波的差拍原理产生 0~100Hz 的低频调制中频电流。

主要治疗作用：①镇痛：以正弦调制中频电流最佳，对因急性软组织损伤造成的疼痛效果较好。②刺激肌肉收缩：以动态立体干扰电场效果最佳，疼痛刺激小，作用深入，患者易于接受。③促进血液循环，改善营养代谢。④促进淋巴和静脉回流。⑤软化瘢痕，松解粘连。临床上常用来治疗软组织损伤、神经炎、痛经、肢体循环障碍，周围神经损伤引起的肌肉麻痹，胃肠及膀胱平滑肌无力等。患急性化脓性炎症者、孕妇、血栓性静脉炎患者、安装起搏器者禁用。

各种扭挫伤、肌筋膜炎、各种神经炎、颈腰椎病、各种关节损伤与疾病等，失用性肌萎缩、尿潴留、中枢神经和周围神经伤病所致运动功能障碍，均可应用中频电疗法，将 4 个板状电极或吸盘电极置于颈肩腰部，两路电极应在病灶处交叉。急性期差频 100Hz，小剂量，5~10min，好转后选用 0~100Hz 和 50~100Hz，中等剂量，各 10min，每日 1 次，6~12 次为 1 个疗程。出血倾向、金属异物局部、有心脏起搏器、心前区、孕妇腰腹部是禁忌证。

> 中频电疗法的注意事项：治疗前需将治疗中的正常感觉和可能的异常感觉告知患者，使患者更好地配合治疗。皮肤微细损伤局部可用绝缘衬垫后使用中频电疗法。局部感觉障碍区域治疗时，需采用小剂量谨慎治疗。电极需有良好固定，保证治疗过程中电极不滑落。干扰电治疗时，保证病变部位处于两路或多路电流交叉的中心。

4. 高频电疗法。采用频率为 100kHz 以上的高频正弦电流，内生热是高频电流对人体作用的重要基础。高频电场在人体组织内产生热的机理与直流电（或低频电）由欧姆损耗产生热的机制不一样，人体组织在高频电场作用下，组织内电解质离子随着高频电场极性交变几乎在原位振动，振动时克服阻力而生热。组织内的电介质具有等量电荷，以非极性分子和极性分子状态存在。在高频电场作用下，非极性分子极化形成极性分子，与原有的极性分子一起随电场交变而急速转动，在运动中克服周围阻力而生热。热量大小与组织所受电磁场强度有关。组织受热后可以促进局部血液循环，改善组织营养代谢，刺激组织再生，消退炎症，还可降低周围神经兴奋而止痛，并可通过神经反射作用，调节中枢神经功能和免疫系统功能。除热效应外，高频电尚有非热效果，但研究尚不够深入。高频电疗常用的方法有短波疗法、超短波疗法和微波疗法。

（1）短波疗法。应用频率在3~30MHz、波长为10~100m的高频交流电在机体内产生的磁场或电场能量，并主要利用高频电磁场能量治疗疾病的方法。短波疗法有促进血液循环、解痉、止痛、消炎、促进病理产物吸收、增强组织脏器新陈代谢和营养等作用。

（2）超短波疗法。应用频率在30~300MHz、波长为1~10m的超高频交流电作用于人体，以达到治疗目的的方法。超短波疗法临床对中枢神经和感觉神经都有抑制的作用，故临床上有镇痛的效果。它还可以加速结缔组织再生，促进肉芽组织生长，可加速伤口愈合和结痂作用，但剂量不能过大、时间不能过长。它对急性化脓性炎症有良好的作用，故脊椎损伤中，对浅、深层组织的炎症都有消炎的作用，对于一般炎症和急性病，用1级量8~10min，或2级量10~12min；对于慢性炎症或慢性病用3级量或4级量15~20min，4级量一般少用。

短波疗法的注意事项：①治疗室应铺绝缘地板，治疗仪应接地线。各种设施应符合电疗安全技术要求。②患者应在木床和木椅上治疗。如遇特殊情况需在金属床上治疗时，应避免治疗仪、电缆、电极与金属床相接触，电缆、电极下方垫以棉被或橡胶布。③治疗前检查治疗仪各部件能否正常工作，电缆电极是否完好无损，电极插头是否牢固，不得使用破损有故障的治疗仪与附件。④治疗过程中，患者不得任意挪动体位或触摸金属物。⑤治疗中避免治疗仪的两根输出电缆相搭或交叉、打圈，间距不宜小于治疗仪输出插孔的距离，以免形成短路、损坏电缆并减弱治疗剂量。电缆也不得直接搭在患者身上，以免引起烫伤。⑥头面、眼、睾丸部位，尤其婴幼儿，不得进行温热量与热量治疗。⑦感觉障碍与血液循环障碍的部位治疗时，不应依靠患者的主诉来调节剂量，谨防过热烧伤。⑧手表、手机、收音机、电视机、移动电话、精密电子仪器应远离高频电治疗仪，以免损坏仪器和发生干扰。

（3）微波疗法。微波是应用波长在 1mm~1m 的超高频电磁波作用于人体以治疗疾病的方法。目前治疗上，我们常用的微波波长为 12.24cm，频率为 2 450MHz。微波疗法具有镇痛、解痉、消炎的作用，对肌肉、肌腱、韧带、关节等组织及周围神经核某些内脏器官炎症、损伤和非化脓性炎症效果显著，并主治亚急性炎症。故凡有骨质增生和椎间盘变性的脊椎综合征患者均可选用。尤其对较深部的腰肌劳损和坐骨神经痛者，微波比其他热疗疗效较佳。无微波时，亦可应用短波治疗。

微波理疗是将微波能集中照射到病变组织部位，被人体软组织吸收。由于微波是高频电磁场，它可以穿透入人体组织内部，因此这种生物效应的产生不是局限在人体表皮，而是在被照射到的全部组织上从表皮到深部同时产生，表现出局部组织温度上升，从而促进机体血液循环、增强新陈代谢、提高免疫功能和改善局部营养等一系列生物学作用，在伤口愈合治疗中，可加速伤口部位新鲜肉芽组织生长，提高组织再生能力。微波对人体的组织的穿透能力与振荡频率有关，振荡频率越高，穿透能力越弱。波长为 12.5cm 的微波，穿透组织的深度一般可达 3~5cm，一般每次照射 5~15min，每日或隔日 1 次，急性病 3~6 次为 1 个疗程，慢性病 10~20 次为 1 个疗程。

微波治疗的注意事项：患者体内有金属植入物，如佩戴助听器、植入心脏起搏器或心脏电极的患者、装有金属节育环的妇女，一般不可治疗；高热及糖尿病患者、妊娠期妇女及 3 岁以下儿童、治疗部位有严重血循环障碍、感温迟钝或丧失者慎用；出血倾向、严重局部水肿及全身性感染疾病患者禁用；严禁对眼及男性生殖器部位进行照射；在正常情况下，当治疗部位感觉过热时，使用者应移开辐射器，将微波输出功率调小后，再继续治疗。

（二）光疗

1. 红光疗法及红外线疗法。属光辐射热疗法，其主要治疗作用亦为温热作用。红外线是波长 760nm~1mm 的辐射线，在人体照射具有一定的穿透能力，脊椎综合征的治疗中，颈椎病常选用红光照射颈肩背部，红外线照射四肢痛区或腰背部。每次 15~20min，每日 1 次，根据病情酌情确定疗程为 10~20 次。

皮肤及表皮下组织将吸收红外线能量转变成热，热可以引起血管扩张，血流加速，局部血循环改善，组织的营养代谢增强，血液淋巴循环的加速，促进了组织中异常产物的吸收和消除。红外线的温热作用降低了感觉神经的兴奋性，干扰了痛阈，故红外线疗法对各种原因引起的疼痛（如神经痛）均有一定的镇痛作用。热可使肌梭中 γ 传出神经纤维的兴奋性降低，牵张反射减弱，致使肌张力下降，肌肉松弛，如在胃肠平滑肌痉挛时，可使胃肠蠕动减弱，肌肉痉挛缓解，疼痛消除；又能使组织内血循环加快，渗出增加，小动脉和毛细血管周围出现白细胞移行浸润，吞噬细胞功能增强，抗体形成增多。由于免疫力增强，故对浅层组织的慢性炎症有吸收作用。

红外线治疗的适应证广泛，主要用于缓解肌痉挛，改善血运，止痛。例如腰肌劳损、腰椎间盘突出、肌腱炎、慢性胃炎、慢性肝炎、神经炎、皮肤溃疡、挛缩的瘢痕等。禁忌证为高热患者、出血倾向者、活动性肺结核及重症动脉硬化等。

红外线治疗使用的注意事项：①根据治疗部位选择不同功率的灯头，如手、足等小部用250W为宜，胸腹、腰背部等可用500~1 000W的大灯头。②照射面颈部、胸部的患者，应注意保护眼睛，可戴有色的眼镜或用湿纱布遮盖眼睛。③照射过程中，应使患者保持舒适体位，嘱患者如有过热、心慌、头晕等，应及时告知医护人员。④照射过程中，应随时观察患者局部皮肤反应，如皮肤出现桃红色的均匀红斑，为合适剂量；如皮肤出现紫红色，应立即停止照射，并涂凡士林以保护皮肤。

2. 激光为受激辐射光，具有发散角小、方向性好、光谱纯、单色性好、能量密度高、亮度大、相干性好等特点，具有热效应、机械效应、电磁效应。热作用引起组织升温随激光能量的上升而上升。低强度的激光照射可以影响机体免疫功能，起双向调节作用，可以增强白细胞的吞噬作用。适当剂量可以抑制细菌生长，促进红细胞合成，加强肠绒毛运动，促进毛发生长，加速伤口和溃疡的愈合，促进骨折的骨痂生长、加速愈合，对神经组织损伤能加速修复作用，增强肾上腺功能，增强蛋白质的活性等。每次 15~20min，每日 1 次，5~10 次为 1 个疗程。

激光疗法的注意事项：①勿直视或通过光学仪器直接观察光束。②可能会干扰心脏起搏器的工作，建议植入心脏起搏器的患者慎用本产品。③老年患者及敏感人群应从低功率段开始治疗，当身体适应后逐渐提高功率治疗，每日 1~2 次，时间以 15~20min 为宜。④妊娠、癌症、患有出血性疾病者禁用。

（三）声疗

超声作用主要是机械振荡作用，亦有一定的热作用。能使坚硬的结缔组织延长、变软，对挛缩、紧张的肌肉可使其纤维松弛而解痉，因而对增殖性脊柱炎有良好的治疗作用。超声能使神经兴奋性降低，减弱神经兴奋冲动，降低神经传导速度，因而具有明显的镇痛作用，在脊椎综合征伴有各种神经痛和慢性关节肿胀的局部，可应用超声做局部治疗。超声波可以提高治疗部位的血液流速、减小疼痛感。超声波产生的空穴效应导致形成微小气泡，从而激发细胞膜的自愈能力。超声波可以通过传感器或者涂药器来直接接触人类皮肤。各处皮肤都可以通过涂油来减少摩擦并提高超声波传输效率。

治疗时间可根据治疗部位的大小确定，一般 $< 10cm^2$，声头小，治疗时间 3~5min；10~15cm^2，声头大小中等，治疗时间 5~10min；$> 15cm^2$，声头大，治疗时间 6~15min。

超声波疗法的注意事项：①因人对超声波的适应能力大小和耐受力不同，治疗时皮肤有温热和轻微针刺的感觉是正常反应，如果皮肤感到灼热，不能忍受则降低治疗档位或暂停治疗。②超声波调理必须要有足够的导声膏涂抹在皮肤表层，以便于超声导入人体，同时治疗头要完全接触皮肤才能保证超声波的正常传导。导声膏过少或探头与皮肤接触不良，超声波就难以传导入人体，探头易发烫损害；更不可用其他物品代替。③超声探头必须围绕"调理部位"做往复式移动，不能固定或停留在某一部位。

（四）磁疗法

中国古代早已应用天然磁石治病，有云"益眠者，无加磁石，以为益枕可老而不昏"。近年来，中国磁疗法发展较快，采用稀土元素制成永磁体，有钡铁氧体、锶铁氧体、铝镍钴、铈钴铜、钐钴永磁等品种，常用的磁场强度为300~3 000Gs。

磁疗具有良好的镇静止痛作用和消炎消肿作用，故对颈椎病并发高血压、失眠、头昏头痛的患者，急性期配合牵引或正骨推拿治疗，能加速症状的缓解。对急性腰扭伤所致的腰后关节错位患者只要一次复位后，配合交流磁疗机治疗，可收到立竿见影的疗效。它还有调节心血管的功能，故对调控血压和血脂有良好的作用。它对胃肠道功能的双向调节也可以很好地用于交感神经问题所致的胃肠道紊乱，如腹泻、腹痛等。

磁疗法分静磁场疗法和动磁场疗法。而脊椎综合征多用动磁场疗法，由于交变磁场治疗仪的涡流和机头发热，使得在治疗时有热的作用，另外电磁场治疗仪磁头的一面与电源连接，交变的电场产生的交变的磁场，磁头的另一面开放，使磁场作用于人体，磁头表面安装有弹簧，在磁场方向的不断变化下弹簧随之振动，对人体有震颤和按摩的作用，一般每次 20min，每日 1 次，10 次为1 个疗程。

磁疗法的注意事项：①只适用于治疗轻型高血压患者，对于高血压病情较重者，伴有严重心脏病者及孕妇等，则应慎用磁疗。有发热、出血倾向、局部皮肤破溃以及皮肤过敏者，均不宜进行磁疗。②以选择四肢穴位为好，不宜选用邻近心脏的穴位作刺激点。磁感应强度应适中，磁疗一定时间后应当停止，如需继续治疗，中间应有一个间歇期。③磁疗的不良反应，最常见的有头晕、恶心、乏力、心悸和嗜睡等，一般不需要特殊处理。若表现较严重或持续时间较长，则应中止治疗，并适当对症处理。④磁体要注意保管，放入非磁性箱盒内，避免接触铁器，以防减磁。应用时需消毒的磁体可用 75% 乙醇擦拭，不宜煮沸或高压消毒。

（五）冷疗法

局部冷疗法引起人体的反应有局部的直接作用和继发的全身反应两方面。局部反应表现为皮肤血管收缩、汗腺分泌减少、皮肤苍白；周围感觉和运动神经纤维传导速度减慢，一般每降温 1℃，神经传导速度将减 2m/s。冷使皮肤神经感受器功能下降，甚至出现一过性丧失，其中触觉和冷觉感受器最为明显；肌肉受冷后收缩能力降低，这与肌梭兴奋性降低、神经传导速度变慢、组织黏稠度增加有关；由于组织黏稠度增高，肌力减弱、关节发僵，活动范围变小；局部组织代谢功能降低；细胞通透性改变，局部渗出从而减轻。

冷疗法在临床的主要作用：①消炎：冷使血管收缩，细胞通透性改变，局部渗出及出血减少，局部炎性水肿减轻。②镇痛：冷使神经兴奋性下降、传导速度减慢，故能缓解疼痛。③解除痉挛：为肌肉兴奋性及收缩力减低的结果。④退热。

冷疗法的注意事项：①根据不同目的正确掌握冷疗时间：用于治疗最长不得超过 30min，如需长时间使用，中间应休息 60min 后再使用，使局部组织得以恢复，并防止继发性效应产生；用于降温，30min 后测量体温，当体温仍在 38℃以上时，继续使用，并注意出现冰块融化情况时应及时更换。②为能准确掌握患者的降温效果，测量体温时，不宜用腋下温度测量。③一旦发现患者局部皮肤发紫，有麻木感，应立即停止使用，防止冻伤。④冰袋完整、无漏水，布套干燥。

（六）热疗法

温热作用能使局部组织及皮肤血管扩张，血液加速，排汗增多，使局部组织新陈代谢旺盛，组织水肿吸收，促进创伤修复过程，具有良好的消除无菌性炎症及消肿作用。热能使肌紧张度反射性地降低，无论是局部炎症刺激或因神经根受压迫、刺激而引起的肌痉挛，特别是平滑肌痉挛，均有良好的解痉、镇痛作用。

1.蜡饼敷法：主要治疗作用是温热作用和机械压迫作用（急性扭挫伤局部常用刷蜡法，利用石蜡冷却过程中的凝缩作用，能防止组织中的淋巴及血液的渗出）。将熔点为50~60℃的石蜡熔化后（间接加温法），倒入方形搪瓷盆中，待其凝固成饼状，温度为45~50℃时取出。治疗部位裸露，敷上蜡饼，外加塑料布和保温毛巾。持续20~30min，每日1次，10~20次为1个疗程。无蜡条件时，亦可改用热水袋敷。

2.石蜡疗法：石蜡具有较大的热容量和较小的导热性，是一种简易的热疗法，属传导热疗法。它可以改善局部循环，促进水肿、炎症消散。常用于治疗急性扭挫伤，可减轻肿胀，有良好的止痛作用。

热疗法的注意事项：应随时观察效果与反应，一旦发现皮肤有潮红、疼痛等反应，立即停止使用，并在局部涂凡士林，以保护皮肤；老年人、婴幼儿等意识不清、感觉迟钝的患者使用时，应再包一块大毛巾，并定时检查局部皮肤情况，以防烫伤。

临床应用时应掌握以下几个方面：

（1）掌握好应用的时机。脊椎相关疾病的治疗在急性期和早期时，物理因子的介入治疗对患者的康复常常有至关重要的作用。如急性腰扭伤的患者，往往疼痛难忍，活动不利，局部肿胀水肿，压痛明显，选择适合的物理疗法，适当剂量以消除炎症，减轻水肿，可为手法复位提供良好的基础，加速恢复。

（2）掌握好治疗剂量。小剂量和大剂量的治疗对脊椎病的康复起着不同的作用，如超短波治疗小剂量可以加速不全断离的神经纤维再生，大剂量则对其有抑制作用。

（3）综合治疗。

①治疗时同时应用两种或两种以上物理因子的协同作用，以加强其治疗作用，提高疗效。如低频＋磁疗、微波＋超短波、中频＋直流电、激光＋微波等，临床应用都能起到良好的效果。

②治疗时可多种物理因子交替联合应用，如骶髂关节损伤的患者，同时合并周围神经的病变，治疗上可以第一日予以针刺治疗，第二日予以微波＋超短波

治疗，以消炎止痛，促进神经修复。期间配合功能锻炼，纠正不良姿势引起的损伤，这种交替应用不同物理因子的治疗方法，在发挥疗法本身作用的同时，不会因多次应用相同物理因子治疗而产生适应现象。

六、浮针

浮针疗法是符仲华博士在针灸临床实践中首创的一种侵入性的物理疗法，主要运用一次性浮针针具为治疗工具，以局部病症为基准，在病痛的周围进针，针尖对准病灶，针体沿浅筋膜（主要是皮下疏松结缔组织）层行进，以治疗局部病症为主。

浮针疗法进针部位根据病变部位所在位置和病变部位之大小决定进针点的选取。进针点可以与病痛处相隔较远，也可以邻近，但一定不在病变局部，针尖一定不达到病所；进针点可以在病灶的前后左右，可以是单个亦可以是多个；进针点和病痛处一般应在相邻两个关节之间，尽可能不要越过关节，尤其是关节的伸展面（阳面），否则效果较差。浮针疗法进针点基本脱离传统的经络腧穴，甚至也不管神经和血管之走向，这与传统针灸理论有着很大的不同。浮针疗法采用皮下浅刺，浮针针刺时，不像传统针刺那样深入肌层，浮针针体只行进并存在或留置于皮下疏松组织，使整个针体宛如浮在肌肉上一样，故名浮针。浮针不论进针点在何处，针尖必须直对病灶（痛点、敏感点等），不能偏歪。因此在操作时，必须聚精会神，心无旁骛，浮针不做捻转提插等手法，不要求得气，反而要求尽量避免患者有酸麻重胀等得气感，医生持针的手应有松软无阻力的感觉。浮针疗法操作时特别注意扫散动作，即进针完毕后完成针体左右摇摆如扇形之动作，这是浮针疗法最鲜明的特点。操作时以右手中指抵住患者皮肤，使针座微微脱离皮肤，医者稍稍平抬浮针，使埋藏于皮下的针体微微隆起皮肤。操作时要柔和、有节律，操作时间和次数视病痛的情况而定。也就是说，如果疼痛已经消失或不再减轻，则停止做此动作。扫散是浮针疗法的核心，每一个动作都必须用心去完成；另外一手一定要密切配合，使进针点和病痛处之间的范围内完全放松；扫散时间一般为2min，次数为200次左右。如果扫散后，疼痛依旧存在，可再选更靠近病痛点的进针点，重新进针。浮针留针时间长，进针及扫散完毕，抽出不锈钢之针芯，固定针座，与针座相连之软套管留置于浅筋膜中，患者无不适之感，甚至不会注意到软套管的存在，不影响患者的日常活动。

浮针疗法的注意事项：患者在过于饥饿、疲劳、精神紧张时，不宜立即针刺；常有自发性出血或损伤后出血不止者，不宜针刺；皮肤有感染、溃疡、瘢痕或肿瘤的部位，不宜针刺。浮针疗法留针时间长，相对传统针刺疗法而言，较易感染。浮针器具只能一次性使用，同时要注意消毒。特别是对容易感染的患者，如糖尿病患者等，当加倍小心，慎防感染。留针期间，应注意针口密封和针体固定，嘱患者避免剧烈活动和洗澡，以免汗液和水进入机体引起感染。当肢体浮肿时，治疗效果不佳，改用它法治疗。例如，系统性红斑狼疮、类风湿性关节炎的治疗，大量的激素导致水肿，在这种情况下，浮针疗法镇痛效果差。对软组织伤痛，如果浮针疗法治疗后只有近期效果，病情反复发作，要考虑免疫系统疾病所致。没有明确痛点的位置性疼痛（只有关节处于某一位置时，疼痛才显现出来）效果往往不佳。

七、其他

（一）美式整脊

美式整脊是起源于美国的集解剖学、生物力学、生理学、现代影像诊断学和手法矫正于一体的现代医学体系。美式整脊的治疗原则：治疗时间合理，根据疾病的轻重缓急，选择恰当的时机实施整脊手法；定位准确，用力需做到准确定点、定向、定量；发力稳妥轻巧。

中美整合整脊网的崔彦杰总结该疗法的注意事项：①饭后半小时内不宜做整脊治疗，以防胃肠不适。②诊断不明，不进行整脊治疗。③无把握者不治，以免增加医疗风险。④有精神疾患的不进行整脊治疗。

该疗法的禁忌证：孕妇，有出血倾向、恶性肿瘤、整脊治疗区骨折、皮肤溃破、骨结核、严重骨质疏松、严重心脏病及高血压患者禁用整脊疗法。

（二）澳式整脊

澳式整脊手法，又称关节松动技术（joint mobilization），是西方现代康复治疗技术中的基础技能之一，主要通过徒手被动运动，利用较大的振幅和低速度的手法，以治疗关节功能障碍如关节疼痛、关节活动受限或关节僵硬的一种实用、有效手法操作技术。它的主要运动类型分为：被动振动运动和持续牵拉运动两种。关节方面的附属运动主要包括滑动、转动、轴旋转、压迫、牵拉和分离等运动。

澳式手法强度分为以下4级（图4-42）：

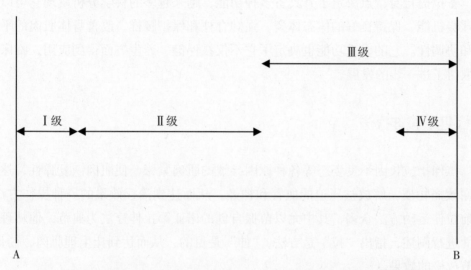

AB：关节活动度（range of motion，ROM）；A：初始位；B：终止位或受限位
Ⅰ级：于ROM起始位的小幅度活动；Ⅱ级：于ROM中段的大幅度活动；
Ⅲ级：达到ROM末端的大幅度活动；Ⅳ级：达到ROM末端的小幅度活动

图4-42　澳式整脊手法强度示意

手法的选择应根据患者所存在的问题来定，存在的问题不同，选择的手法也不同。Maitland手法的选择：Ⅰ级、Ⅱ级——疼痛；Ⅲ级——疼痛+关节僵硬；Ⅳ级——粘连、挛缩。此手法分级可用于关节的附属运动和生理运动。附属运动：Ⅰ～Ⅳ级均可用。生理运动：ROM＞正常60%才可应用，多用Ⅲ～Ⅳ级，极少用Ⅰ级。

应用澳式整脊手法在急性期、恢复期及慢性期分期治疗时均可根据患者所存在的问题来选择不同强度的手法，并且在调整椎体和关节时，应注意循序渐进地操作。

（三）普拉提

普拉提（pilates）训练法是由Joseph Pilates（约瑟夫·普拉提）创立并推广的。它强调在人体中立位的身体姿势基础上，通过大脑意识控制，流畅的身体动作和精确的呼吸达到增强身体的控制和平衡能力的一项运动。它通过对身体核心部位（包括腹横肌、腹内斜肌、腹外斜肌、竖脊肌等）的控制，配合有节奏的侧胸式呼吸法，在垫上或运用专业器械进行深层肌肉练习的一种健身方法，在强化腰腹及臀部肌肉力量的同时能够加强机体器官的功能，增强身体的控制、柔韧和协调能力。

普拉提自身特点决定了其具备多种功能，越来越多的科学分析发现它可以提高呼吸机能、保持良好的体态体姿、强健脊柱和保护腰椎、改善身体肌肉的平衡性和协调性。它的多重功能也决定了它不仅在保健、养生方面得到应用，临床上也取得了进一步的发展。

（四）拉伸疗法

拉伸指拉长因不良姿态等各种原因导致的肌肉紧张，使肌肉恢复弹性，达到代谢致痛物质、解放被压迫的血管和神经，从而达到治疗效果的一种操作方法。目前拉伸运动方法众多，其中尤以苗振自创的诺亚第拉伸疗法为典范，他从理论方面进行阐述，指出"拉"是方法，"伸"是目的，从而达到让生理肌肉、韧带、关节放松的效果。

拉伸的原则：①拉伸方法应针对身体的不同部位和主要肌肉选择，可以根据运动中主要涉及的肌肉来进行选择性训练，也可以经常进行放松和提高全身柔韧性的系统性训练。②体态调整为中立位。③拉伸部位的延展：例如颈部斜方肌拉伸时要注意将拉伸侧耳部上提以增加椎间隙，进而避免椎间隙及椎间孔变窄而压迫椎动脉供血。④注意肌肉起止点的固定。拉伸时操作者主要调整患者方向，让患者主动做动作。⑤每个部位停留 30~45s，初次操作可重复 2~3 次。⑥操作者可与患者同步呼吸，一定要在患者用口呼气时做动作。⑦对抗的力量不要超过患者最大力量的 50%。

"分期优选"思路在施治中的应用

"分期优选"在实施治脊疗法的过程中起着至关重要的作用，在以治脊疗法治疗的过程中，患者其实也是在一个动态的恢复过程当中，会经过急性期、恢复期和慢性期，那么每一期治疗的实施情况，也就决定着其恢复的快慢与恢复的好坏。我们对于患者应当严格地按照三步定位诊断，诊断明确后，根据患者的病情程度选择最合理的治疗方案。

一、急性期

在急性期，患者临床症状明显，炎症水肿等病理反应较重，身体处于应激反应阶段，身体状态易受到激惹而加重临床症状。

1. 保证充足的休息，清淡饮食，给予佩戴腰围之类的保护措施，必要时吸氧，给机体提供良好的恢复条件。

2. 对症支持治疗。疼痛者给予非甾体类消炎止痛药物，疼痛剧烈者可静脉或者局部给予激素消炎止痛，慎用阿片类止痛药物。注意同时给予护胃治疗。眩晕患者给予苯海拉明肌肉注射。呕吐患者给予胃复安（甲氧氯普胺）肌肉注射，同时给予质子泵抑制剂抑酸或胃黏膜保护剂护胃。

3. 急性损伤 24h 内给予冰敷。

4. 物理因子治疗。急性炎症给予超短波、超激光治疗。

5. 浮针治疗。疼痛为主给予浮针治疗。浮针使用得当，具有良好的即时止痛效果，止痛后可以长时间留针，延长作用时间。

6. 针刺治疗。针刺对急性腰扭伤、落枕等急性疾病有较好的疗效，可减轻症状，缩短病程。

7. 手法治疗。急性期手法治疗要慎重，需要熟练的技巧和丰富的临床经验。急性期一般不必行放松手法和强壮手法，以免加重炎症反应。可直接行正骨手法，手法用得好往往可以起到立竿见影的疗效，手法使用不当也容易加重临床症状。

8. 放血疗法。急性期放血疗法能减轻瘀肿、缓解疼痛。

9. 中药汤剂。急性期患者可辨证论治，给予中药汤剂内服，以清热消肿、通络止痛为主。常用金银花、柴胡、红花、三七、延胡索、川芎等药物。

10. 针对病因，给予改善循环、营养神经等治疗。

二、恢复期

在恢复期，患者的临床症状缓解，病理反应减轻，生理状态相对稳定。

1. 适当功能锻炼，避免劳累。

2. 疼痛者给予非甾体类消炎止痛药物，此阶段通常不需要静脉使用激素，必要时可局部激素注射治疗。

3. 针刺治疗。针刺治疗是恢复期的一个主要治疗手段，疗效确切。

4. 手法治疗。恢复期患者可根据三步定位法，给予龙氏手法治疗。包括放松手法、正骨手法、痛区手法、强壮手法。因龙氏手法稳、准、轻、巧，安全性好，可放心使用。

5. 物理因子治疗。可给予超短波、超激光、超声波、微波、磁疗、低频、红外线、蜡疗、冷疗等治疗。

6. 放血疗法。恢复期也可行放血疗法，祛瘀生新、通络止痛，可数日 1 次。

7. 水针疗法。水针疗法可辅助起到一定内固定及局部营养的作用。

8. 中药汤剂。恢复期患者根据辨证分型，给予相应的汤剂。具体见四诊合参。

9. 针刀治疗。针刀治疗可松解粘连、减轻无菌性炎症、调整机体力学平衡、调节神经体液功能，对于疑难重症，可起到独特的疗效。

10. 针对病因，给予改善循环、营养神经等治疗。

三、慢性期

在慢性期，患者的临床症状处于迁延状态，病理生理反应较弱，正气耗损。

1. 纠正不良的工作和生活姿势，加强功能锻炼，提高脊柱稳定性，增强机体功能。

2. 针刺治疗。慢性期在针刺治疗的基础上，可给予电针或者温针灸，加强疗效。

3. 火针疗法。火针疗法具有较强的温通作用，适用于慢性期阳气不足，寒邪凝滞。

4. 手法治疗。慢性期患者也需要根据三步定位法进行判断，给予龙氏手法治疗。主要给予放松手法、痛区手法、强壮手法，有脊椎关节错位的患者，仍需要进行正骨手法。

5. 物理因子治疗。可给予超短波、超激光、超声波、微波、磁疗、低频、红外线、蜡疗、冷疗等治疗。

6. 水针疗法。脊椎关节不稳的患者，在慢性期适合给予水针疗法。

7. 中药汤剂。慢性期患者根据辨证分型，给予相应的汤剂。慢性期患者常伴有气血经络脏腑的亏虚，通常以补虚为主。

8. 针刀治疗。针刀治疗适合慢性无菌性炎症、软组织粘连患者。

9. 针对病因，给予改善循环、营养神经等治疗。

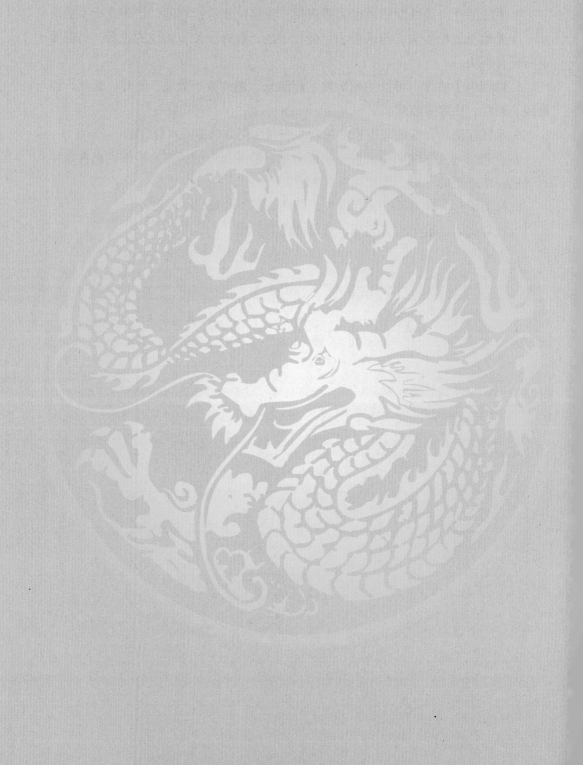

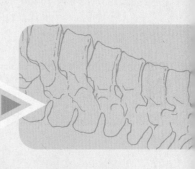

第五章 ▶

治脊疗法的临床应用
及病案分析

第一节

运动系统相关疾病

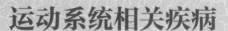

一、颈椎病的临床应用及病案分析

颈椎病又称颈椎综合征，它是由于颈段脊椎的慢性劳损、急性外伤、老年性脊椎退行性变和颈椎间盘及椎间关节的退变导致颈段脊椎骨关节病理性改变，继发性损及血管、神经根、脊髓或交感神经，而出现各种症状的临床多发病。中医学把颈椎综合征归属为"痹证"范畴。

而对颈椎病的深入认识，近几十年才得以逐步加深，尤其近 20 年来，国内外许多学者均在研究，但仍强调老年性椎间盘变性、骨质增生和韧带钙化为颈椎病的主要发病原因，故把颈椎病列为老年病之一。在诊断上，依靠 X 线颈椎片示有骨质增生、韧带钙化和椎间盘变性，CT、MRI 示有椎间盘膨出或突出等为诊断依据。但是，龙层花教授的团队早在前期的课题研究中发现，许多患者临床症状十分明显，而 X 线片上无上述改变，因而排除本病，使病情迁延不愈，对患者造成极大的痛苦。故从解剖学，病因学到诊断、治疗各方面，进行了系统和深入的探讨，发现除上述病因外，脊椎病最重要的发病原因，是椎间关节（包括椎间盘和各椎小关节）错位（小于半脱位），并成功研究出了一套行之有效的预防及治疗方法。

（一）病因病理

颈椎担负着头颈部的频繁活动，又是头部、肩背部、上肢的负重和运动的中轴支柱。全身的神经沿颈椎椎管内上行下达传导，椎动脉、静脉循环，保证颅脑的血氧供应，颈交感神经支配颈、脑、五官、心脏，以及上肢的血管舒缩、腺体分泌、心律调节等。由此可见，颈椎关节错位能使上述器官发生功能障碍，出现多组综合征。根据发病颈椎节段的不同、关节错位类型的不同、骨性压迫及炎症刺激的不同，发生的症状差异很大，故统称为颈椎综合征，简称颈椎病。

颈椎的生理前凸是后天形成的，颈椎间盘在发育过程中，逐渐形成前厚后薄的形态，其纤维环在椎管部是比较薄弱的，颈椎后关节面近似水平位，使颈椎生理活动功能（前屈后伸、左右侧屈、左右旋转）比胸椎和腰椎更灵活。颈椎椎体后外侧有钩突，与上个椎体形成钩椎关节，加强了椎体中轴的稳定性。强大的项韧带，又将颈椎约束在一定的活动范围内，因此，正常人的颈椎功能，是较灵活而又较稳固的。然而，当退变或外伤造成颈椎失稳后，要重建其稳定性，则比胸腰椎更难。

正常的椎间孔呈椭圆形，由椎弓根的上下切迹形成其上下壁，前壁有钩椎关节，后壁有关节突关节（后关节、椎小关节），当椎间盘发生退变而致椎间隙变窄时，椎间孔的纵径由椭圆形渐变成圆形，这在老年人的颈椎斜位片中可以观察到。由于神经根在圆形的椎间孔中仍可不受压迫而处于代偿范围，故不少老年人虽有椎间盘变性、骨质增生和韧带钙化，亦可以不出现颈椎病的症状。相反，临床上许多中青年和少年患者，有典型的颈椎病症状，但颈椎 X 线片上因未能发现上述退变而被排除。因此，近百年来，国内外许多学者有了共识，认为"颈椎病的临床表现与颈椎 X 线片显示往往不一致"。龙层花教授的团队在诊治颈椎病初期也遇到这种情况，故从这一问题切入开始研究，寻找其"不一致"的原因并创立新的诊断方法，最终确立了三步定位诊断法，即以患者神经症状定位诊断为主，将传统的棘突触诊法改为横突（关节突）触诊法，再结合 X 线片的显示进行对比，证明了除椎间盘退行性变、骨质增生、韧带钙化及椎间盘突出等已被国内外学者证实的颈椎病病因外，发现颈椎病最常见的发病原因是颈椎椎间关节失稳，在一定诱因下使椎间关节（后关节、钩椎关节、寰枕关节、寰枢关节及椎间盘）发生超越生理活动范围，不能还纳到原位而发生的关节错位，导致椎管矢状径及横径、椎间孔的横径变窄，当椎管、椎间孔变形变窄达到失代偿程度时，损及脊髓、神经根、椎间血管或自主神经，临床上即发病。尚无颈椎退变的年轻人，多由外伤或落枕致病；椎间盘已有退变或突出者，骨质增生、后纵韧带钙化灶，多仍处于代偿范围，可长期不发生症状，当某些诱因引起椎间关节错位后，导致失代偿引起症状而发病。临床上以横突、关节突、棘突触诊法及颈椎 X 线片可显示关节错位。X 线斜位片椎间孔可见关节突、钩突侵入椎间孔而变形，即椎间孔横径变形变窄；正位片可见椎体、棘突偏移，钩椎关节左右不对称；侧位片可见颈轴变形，因椎间盘损害椎间错位致椎间隙变窄，动态观察有滑椎活动（颈部活动至某角度时病椎突然出现不正常的滑动，症状即出现或加重）；因椎体旋转错位、侧摆错位使患椎间出现"双边""双突"征。由于关节错位引起症状的患者，就是属于临床症状典型，而 X 线片显示并无骨质增生和退变，或有增生而其部位、程度与症状不相一致者。这种患者漏诊误诊的主要原因，是目前此类 ≤ 3mm 的椎间关节错位尚无公认的 X 线诊断和临床诊断标准。此类患者，大部分曾怀疑为颈椎病，进行颈椎 X 线片检查，却因"无异常"而被排除。由于颈椎生理解剖、生物力学及其相邻组织的复杂性，在颈椎病临床诊治中存在许多不易界定的症状，极易与邻近组织器官病变引起的症状相混淆，导致不少患者被误诊误治。龙层花教授团队曾对 1 710 例颈椎病患者进行统计，被误诊为其他疾病者有 821 例，占本组病例 48%，经按颈椎病（关节功能紊乱型）治疗后，症状逐渐消失或明显改善，可见颈椎病临床表现易与其他疾病相混淆。为了弄清颈椎病的病因病理，我们将研究结果加以总结。

（二）病因及病因分型法

根据上述对颈椎病的新的探索，龙层花教授团队创立病因分型法，有利于治脊疗法中选用主治法，克服目前临床上应用牵引及推拿的随意性，充分发挥这些疗法的主治效能，避免因应用不当而造成的不良反应。病因分型为：①骨关节损变型：没有椎关节错位，以椎间盘变性、后纵韧带钙化、骨质增生直接损害而致病者。②关节功能紊乱型：以椎间关节错位和椎间盘突出而致病者。③软组织损变型：只有颈痛，检查证明症状是由局部软组织损伤或炎症直接引起，而无上述①型和②型的颈椎病理改变者。④混合型：兼有上述 2 型以上者（例如，老年颈椎退变部发生关节错位者，或颈部软组织损变形成肌硬结，导致两侧肌力失衡而造成颈椎关节功能紊乱而发病）。根据龙层花教授团队对 1 710 例颈椎病的病因分型统计中，骨关节损变型占 18.9%，关节功能紊乱型占 42.12%，软组织损变型只占 2.05%，混合型占 36.93%。由此可见，因椎关节错位而致病者，需用正骨推拿疗法为主治法的颈椎病患者占 79.05%（即②型和④型的总和）。由椎间盘退变和骨质增生致病者（占 18.9%），用牵引疗法为主治法疗效最佳。混合型的患者在正骨推拿疗法将错位调正后，亦宜用牵引疗法以改善退变，故应用牵引疗法的患者占 55.83%。

（三）病理

脊椎病的病理分为原发与继发两阶段，可概括为 8 点：①颈椎退变性骨质增生。②颈椎失稳，椎间关节错位。③颈椎椎间盘膨出或突出。④椎周软组织损伤、炎症、变性。⑤神经根炎、变性。⑥椎间血管损伤、痉挛、炎症、栓塞。⑦交感神经损害致内脏、器官功能障碍。⑧脊髓损伤。前 4 点为脊椎病的原发病理，后 4 点属继发病理。现结合上述的病因分型分述如下。

1. 颈椎退变与骨质增生。这是骨关节损变型的病因和病理变化，骨质增生是人体骨骼对创伤的一种生理性代偿功能和病理改变，犹如骨折后的骨痂形成机制一样。颈椎的急性损伤、慢性劳损，都能导致骨质增生。龙层花教授团队曾对有外伤史的青壮年患者追踪观察，外伤后半年、1年甚至5年以上的复诊时观察到，受伤颈椎才出现骨质增生，在骨质增生椎间的项韧带、前纵韧带或后纵韧带可见韧带钙化，说明该部位软组织与骨关节是同时损伤的。据前期100例正常人颈椎X线片研究结果，其中骨质增生者占受检人数的30%，青少年2组中有骨质增生的，各组占2人，>50岁组20人中占17人，表明骨质增生随年龄的增长而增多。可见骨质增生是一种生理上的代偿功能，青少年的骨质增生不是退变引起，而是因创伤使受伤椎间盘（纤维环、软骨板破裂）提早发生退变，急性创伤愈合后，在退变过程中多无临床症状（代偿期）。中老年的骨质增生多由颈椎退变，随年龄增长而加重，此时由于椎间盘退变，可见椎间隙逐渐变窄。椎间盘退变使髓核含水量减少，椎间隙变窄，椎间韧带相对松弛而致椎间失稳，颈椎活动时椎间异常错动，随椎间异常活动引发椎间组织继发性创伤而渗出或出血，无菌性炎症的局部刺激，使成纤维细胞活跃，随着血肿肌化、纤维化，钙盐沉积而形成椎体边缘或骨突处生成骨赘。软骨板是椎间盘与椎体连接部分，有半渗透作用，正常成人是通过此渗透作用所交换的体液来维持椎间盘内营养的。当软骨板损伤，即会加速椎间盘变性，此时从X线片上可观察到椎间隙轻度变窄或椎间隙后缘增宽（椎间盘膨出所致），根据变性程度可分为3期。

（1）早期：椎间盘轻度变性。椎间隙基本正常或轻度变窄，椎体边缘可见轻度骨质增生，此时髓核张力基本正常，前后纵韧带和纤维环局限性变弱，椎间稳定性开始减弱而失稳。

（2）中期：椎间盘中度变性。椎间隙有较明显变窄，椎体边缘或钩突多有较明显骨质唇样或骨赘样增生。此时髓核失水，而纤维环和透明软骨板退行性变，纤维环部分向外膨出，X线侧位片可见椎间隙后缘增宽，MRI可见椎间盘膨出或突出。此期继发性损伤前后纵韧带，而使椎间失稳加重。

（3）晚期：椎间盘重度变性。椎间隙明显变窄（<1/2厚度），软骨板钙化，骨质增生已形成骨桥。此时椎间盘已无活动功能，椎间失稳已趋稳定，如无严重外伤，一般不会发生关节错位。

既往认为椎体后缘较重的骨质增生，可直接伤及神经根、脊髓，钩突的骨质增生可伤及椎动脉、椎静脉，这是老年人颈椎病的重要原因之一。曾有国外学者对大量尸体作脊椎解剖，结果其中男性50岁以上的、女性60岁以上的90%存在椎体骨质增生。可见骨质增生是老年人生理、病理的普遍现象。据我们观察，骨质增生只有在严重地侵入椎管、椎间孔、横突孔等直接刺激或压迫而造成损害，或因增生骨刺的刺激引起颈椎周围的软组织紧张、痉挛而间接地刺激（牵扯、挤压）交感神经节、颈动脉窦等而引发病症。故由骨质增生直接引起颈椎病的患者，都是较重的中度以上的增生，侧位片多见深入到椎管，斜位片已进入椎间孔，正位片见其突向横突孔直接压迫到脊髓、血管、神经根，或巨大骨刺伸向椎体前方伤及食管与气道。较轻的只在颈姿不正时才出现刺激症状，其增生发生的部位与临床表现的神经症状定位诊断一致者，才可确诊为骨质增生所致的颈椎病，我们将此病因类型，定为第1型，称骨关节损变型。颈椎骨质增生可由X线片证实，不易漏诊，而我们临床发现由骨质增生直接导致的症状者相对较少，必须按三步定位诊断法鉴别椎间盘膨出及骨质增生的部位、程度，以便分析骨质增生是否为直接致病的原因。据我们观察，轻度的增生，侧位片在椎体后缘连线以内者，正位片钩突稍变尖，而不是横向增生者，45°斜位片椎间孔中未见其侵入或侵入甚微者，应认为该骨质增生与发病不是直接关系。上下椎体间骨质增生已形成骨桥，而近期摄片未见骨桥断裂或侵入椎管、椎间孔者，说明增生存在已久，其类似先天性椎体融合，该椎间关节已失去活动功能。若近期出现急性发病，多属其上段或下段相邻阶段颈椎发病。

2. 颈椎失稳、椎间关节错位。颈椎关节错位，是颈椎病发病的主要原因。脊柱是人体负重和运动的轴心，维护脊柱的稳定性，有赖于椎周软组织（包括韧带、关节囊、肌肉、筋膜）和椎间盘的健全。故无论急性创伤或慢性劳损损伤上述组织，均可导致颈椎失稳，颈椎失稳的病因分述如下。

（1）椎间盘变性造成失稳：这是中老年患者的主要病因。脊柱运动时，椎间盘是轴心，颈椎椎间盘的髓核偏后方，低头时，髓核向后移，如遇用力过猛（挥鞭伤），极易损伤前纵韧带、后纵韧带和纤维环而发生椎间盘损伤和髓核突出。如因屈颈过度或过久，易引起椎间盘膨出。颈椎两侧有钩椎关节，对椎间盘有一定的保护作用，以往曾认为颈椎椎间盘不易突出，自CT和MRI问世后，发现颈椎间盘突出并不少于腰椎。

颈椎间盘损伤后或变性过程中，由于椎间盘退化萎缩而致椎间距离缩短，使椎间韧带及关节囊相对松弛。又因后关节面自前上向后下倾斜的特点，故当椎间盘退变使椎间失稳时，椎体随屈伸活动沿着此斜面发生向后滑移错位，轻者称前后滑脱式错位或称为滑椎，较重的称半脱位。侧位X线片可见椎体后缘连线中断，两椎之间，上一椎后移者，称中断后移，多属老年退变性引起；两椎之间，上一椎前移者，多为外伤性引发。拍摄动态X线片（过伸、过屈位）时，可见此现象加重。X线透视做动态观察，患者颈部伸屈至某一角度时，可见此椎间突然滑移错位，同时出现症状加重现象。

（2）韧带损伤造成的失稳：这是青少年颈椎病的主要原因。前纵韧带和后纵韧带把椎体和椎间盘连接起来，并对此轴心运动范围起约束作用；项韧带附于各颈椎棘突上，对椎间活动时棘突的摆动范围起限制作用，加上其他各椎间短韧带和关节囊的作用，保证颈椎各大小关节在正常生理范围内活动，这是颈椎正常活动功能稳定性的基础。项韧带是较强大的韧带，但处于浅层，且其上附着颈背、肩区多层肌肉，当外伤、劳动或运动时肌肉强烈收缩，极易发生韧带（关节囊、深筋膜）的附着处撕脱性损伤。韧带损伤后可发展为纤维性变、钙化，轻者触诊该处有滚动的筋结或摩擦音，重者 X 线片上可观察到韧带钙化点。或因退变而使受伤韧带萎缩，失去其应有的韧性和张力，棘上韧带萎缩，在棘突触诊时可在棘间呈空虚凹陷感。当椎间失去韧带约束后，椎间关节活动范围失控，而极易发生关节错位。关节错位与关节功能紊乱不同，这两者相同点是椎间失稳，其不同点是关节功能紊乱虽有关节对位不良，但颈自主活动可使关节复正，而关节错位则不能自行复位。由于椎关节错位小于半脱位，目前放射诊断学尚无公认的诊断标准，这是造成误诊、漏诊的主要原因。近年来，不少人认为颈椎病有年轻化倾向，其实临床上不少学者，已逐渐不沿用老年性疾病的诊断标准了。颈椎关节错位的发现解决了近百年来学术上的一个难题——颈椎病的临床表现与 X 线片显示往往不一致。

（3）肌肉损伤造成的失稳：①肌肉是人体运动的动力器官。颈肩背部的肌肉除能维持脊柱直立、伸屈运动外，还作用于肩胛骨和肋骨升降运动，故上肢的超重劳动或外伤，易造成颈肩背肌肉附着处发生损伤。早期常在损伤局部有无菌性炎症反应，出现局部酸胀痛等症状，因损伤或炎症的程度不同，治疗方法不同，可完全康复或形成不同程度的纤维性变、粘连或钙化。这些病理变化使肌肉的功能发生异常。炎症反应可引起肌肉痉挛而疼痛，纤维化和钙化使组织功能下降而松弛无力，粘连、挛缩可使肌肉失去应有的伸缩性。颈肩背部肌肉多与颈椎相连，左右侧肌力不平衡，会造成颈椎运动时脊柱变形，久之，将进一步引起椎间韧带、关节囊和椎间盘软骨板的损害，而发展成脊椎失稳。②颈椎小关节错位或骨质增生，直接造成神经根受压迫或刺激时，其支配的一侧肌肉，因神经营养障碍而肌力减退、萎缩，另一侧引起保护性肌紧张或反射性肌痉挛，此种肌力失衡起源于关节错位，但反过来又加重关节错位。故治疗此种失稳要以关节复位和缓解肌痉挛并重，始显疗效。

检查肌肉劳损应在其附着处用拇指拨触肌腱，出现摩擦音处为劳损点（纤维性变），肌腹部紧张压痛为肌痉挛。例如，可顺沿痉挛的斜角肌束向上触诊，寻找颈椎的钩椎关节错位处。颈椎肌性失稳，除触诊外，还可通过颈部活动，是否肌力减退、颈轴变形而检出。

（4）体质虚弱或其他疾病造成失稳：①中医学认为脊椎综合征是与肝肾亏虚和血虚有关。其中肾虚包涵了现代医学中的内分泌、神经系统功能及生殖泌尿系统功能。根据临床观察，妇女更年期及男性 60 岁左右，由于内分泌功能紊乱，其脊椎退行性变进展加快，脊柱椎间关节失稳现象加重。②头、面、颈部的急性炎症疾病，如扁桃体炎、咽喉炎、腮腺炎、上呼吸道感染或糖尿病等均易并发颈椎综合征。炎症通过淋巴、血循环而扩散至椎周软组织（关节囊、筋膜、韧带等）引起组织充血、渗出而局部水肿或因久病卧床致软组织松弛无力等，其因果关系尚有待进一步研究。

颈椎处于失稳状态，尚未发病之前，称为颈椎病的代偿期，患者可时有落枕或劳累后颈背部不适感觉，如遇某些诱因，即可急性发病。常见的诱因有：①轻微闪挫伤。②落枕。③颈肩部受凉。④挥臂或扛、提重物。⑤低头、仰头、扭颈工作过度劳累时。⑥上呼吸道感染或其他疾病时（如拔牙、颈附近手术的强迫体位引发）。这是由于颈椎失稳后，易受外力或自身肌力牵拉而致小关节错位，或由于关节活动过度失去韧带的约束力而超越功能范围，如低头时某关节已超过正常活动范围，当抬头时关节不能还纳而错位；椎间盘变性的椎小关节，受重力作用，会顺关节斜面向后滑移而发生错位，或因挥鞭性损伤而致椎间盘突出。椎间错位使椎间孔横径变形变窄，亦可致椎管矢状径变形变窄（黄韧带皱褶）。实验证明，椎间盘变性致椎间孔纵径变成圆形，仍不会损伤神经根；椎间关节错位致椎间孔横径变形变窄，横径变窄 < 1/3 时可刺激神经根（体位变动时出现症状），变窄 < 1/2 时对神经根压迫，临床症状加重，颈椎多关节错位，使横突孔排列变形而导致椎动脉扭曲。以上各种病理性变化，又可因先天椎管、神经根管的宽窄不同致代偿能力大小而异。

3. 先天性畸形。

（1）先天性椎管狭窄，是颈椎病的内因条件。由于神经、血管及脊髓的通道，均较正常人狭小，故无论是骨质增生或脊椎失稳错位，均比正常人更早发病，病情易反复、加重。龙层花教授团队在 100 例正常人颈椎 X 线片中测量的椎管矢状径平均值约为 15.3mm。100 例颈椎患者中，最小、最大椎管矢状径之差为 10.5~26mm，椎间孔横径差为 6.9~8.8mm；椎管狭窄者，其颈椎矢状径小于 14mm，椎间孔小于 4mm，故颈椎关节轻度错位，即可出现神经根的刺激或压迫症状。

（2）先天性椎体融合，在颈椎病诊治中是较为多见的。由于融合的椎体无椎间盘，失去关节活动能力，颈椎活动中必然加重其他椎间关节的活动度，尤以其邻近的上下关节，因劳损较早出现退行性变，或发生小关节功能紊乱现象。全颈椎融合者极少见，亦称先天性短颈。

（3）某些颈椎发育不全，亦易患颈椎病。如齿状突短小、缺如或分离；某棘突、横突游离、脊椎裂、先天性半椎体致脊柱侧凸、后凸等。均可导致局部稳定性差，而加速劳损和退变，发展至失代偿时即发病。此类患者以外科治疗为主。

（4）颈肋属先天畸形，当其对臂丛神经、血管和淋巴管发生压迫／刺激时，即发生颈肋综合征，在颈椎综合征患者中亦不少见。

（四）临床表现

颈椎综合征的临床表现十分复杂，与所伤害颈部的神经、血管及周围组织的不同有关，故熟练掌握颈椎及其周围组织的解剖及脊柱力学的特点，是研究和诊治本病的重要基础。临床分型是目前国内外常用的分型，主要以临床症状为基础，故熟悉颈椎病所伤及的神经根、椎动脉、脊髓颈段、颈交感神经，对发生的症状就容易掌握。

目前国内外对颈椎综合征诊断已逐步提高和趋向统一，分型多主张以临床表现分为神经根型、椎动脉型、交感神经型、脊髓型、颈型和混合型，国内外不少专著均有详细论述。有人主张把颈椎综合征细分为若干综合征，有利于与各有关内脏、器官的器质性疾病作鉴别。在多年的临床实践中，多数学者认为，按症状为依据的临床分型法，有利于临床药物治疗和选用理疗方法。临床上，大多数患者属混合型，如椎动脉型与交感型关系密切，脊髓型与神经根型多并发等。临床症状是临床分型法的第一依据，必须熟悉各型颈椎病常见症状，以便分析疾病发生和发展过程，现归纳常见颈椎病症状如下。

颈型颈椎病：①颈部症状：颈部不适感及活动受限，主要有颈部疼痛、颈部酸胀、颈部发僵，活动或者按摩后好转；晨起、劳累、姿势不正及寒冷刺激后突然加剧；活动颈部有"嘎嘎"响声；颈部肌肉僵硬；用手按压颈部有疼痛点；按摩颈部有韧带"弹响"，转动颈部不够灵活等。②肩部症状：双肩发沉；肩部酸痛胀痛；颈部肌肉痉挛，按压颈部有疼痛，有时疼痛剧烈；劳累、久坐和姿势不当时加重。③背部症状：背部肌肉发紧、发僵，活动后或者按摩后好转；背部有疼痛点，按压疼痛明显；劳累和受寒背部不适症状加重。④头部症状：常在劳累后感觉半边头部或者整个头部发紧、疼痛，休息后好转。

神经根型颈椎病：①疼痛：头、颈、肩、上肢某几处的定位性疼痛。②感觉异常：上述部位出现麻木感、针刺感等。③活动障碍：头、颈或上肢某关节运动功能受限。④肌萎缩：多见于肩区、上臂或掌部、少数颈肌或手指；⑤肌痉挛：颈肌、面、肩或上肢某个别肌跳动、肌紧张或摇头、抽搐、呃逆等。

椎动脉型颈椎病：①颈性眩晕，体位改变（如起床、卧床、翻身等动作）、颈部转动时出现一过性头晕，甚至出现黑蒙、摔倒等，或持续性头晕、头胀。②出现眼肌疲劳、耳鸣、听力下降等。③长期供血不足可出现小脑、延髓枕叶损害症状，如脑性轻瘫、共济失调、眼球震颤等复杂的脑缺血症状。

交感型颈椎病：①单或双上肢震颤。②不定时及选择性出现摇头、眨眼、视物模糊、鼻塞、过敏等多种症状。③常伴顽固性失眠。④部分出现心律失常、血压升高或降低、类心绞痛发作等症状。⑤排汗异常：局部多汗或无汗、皮肤瘙痒。⑥血管调节失常：面部、上肢充血、苍白、烧灼感、冷感、肿胀感。⑦霍纳氏综合征表现：瞳孔缩小、眼睑下垂、眼球内陷、眼压低，同侧面部无汗和温度升高，泪腺分泌增多或减少。

脊髓型颈椎病：除神经根型颈椎病的症状外，还出现下肢无力发僵、跛行、踩棉花感等症状，重症患者可出现高位截瘫或单瘫、呼吸麻痹等危重症状。

混合型颈椎病：同时具有两型或两型以上的临床表现。

（五）诊断要点

1. 颈椎病的诊断随着发病机制的深入认识而有所改进，重要的是增加了颈椎骨关节错位作为诊断的内容。现将诊断要点归纳如下。

（1）具有各型颈椎病的临床表现中的 1 项或多项者。

（2）颈部活动范围有障碍者。

（3）颈椎触诊：横突、关节突、棘突有偏歪，且椎旁有压痛者；项韧带或与病椎相连的肌肉有劳损（与骨附着处有摩擦音、弹响声）、有椎旁肌紧张或有硬结等病理阳性反应物。

（4）转头加力试验、颈神经根紧张试验、头颈牵引或下压试验，有 1 项或多项阳性者。

（5）颈椎 X 线片：①排除骨折、脱位、结核、肿瘤及嗜酸性肉芽肿等手法治疗的禁忌证，若有先天性畸形，应分析与发病的关系。②观察椎关节错位表现：侧位片示有颈轴变异，椎体后缘连线出现中断、反张、成角（滑脱式错位），或双边、双突征（旋转式错位），寰椎后弓呈倾位、仰位，或旋转（三边或四边征）、前滑脱等关节错位影像；正位片示椎体侧摆侧弯；张口位示寰枢、枕寰关节有否错位征，出现寰齿侧间距一宽一窄，枢椎的齿突与棘突有偏歪；斜位片出现个别椎间孔横径变窄、双突征。③骨质增生严重侵入椎管、椎间孔、横突孔；或椎间隙变窄、椎旁韧带钙化；过伸、过屈 X 线侧位片示出现椎体轻度滑脱现象；CT、MRI 显示，椎间盘膨出或突出，后纵韧带骨化、黄韧带皱褶等造成脊髓或脊膜受压损害。

（6）有椎动脉受累者，可做脑彩超、脑血流图、椎动脉压迫试验、椎动脉造影或 MRA 检查。

（7）疑有椎间盘突出者，可作肌电图、CT 或 MRI 检查。

（8）有脑、脊髓损害，或者高血压、眼、耳、鼻、喉症状者由专科行鉴别诊断。

2. 三步定位诊断法。以上各项归纳起来，以病史、症状（即主诉，神经症状定位诊断），触诊（触诊，体查定位诊断），X 线诊断（影像定位诊断）为三步定位。对以往认为病因不明的头面部器官疾病及上肢的疾病，只要排除器质性病变者，都可按颈椎病的三步定位检查，颈椎有损害而导致该器官发生病变者（交感神经节受颈椎错位伤害），可确诊为颈椎相关性疾病。

3. 椎关节错位类型。小关节错位是颈椎病中最常见的病因，颈椎椎间关节除椎间盘外，还有一对钩椎关节及一对后关节，不同的作用力可导致关节错位方向不同，常见的椎关节错位分为以下几类。

（1）前后滑脱式错位。当椎间盘损伤、退变时，易发生椎间关节前后滑移，如挥鞭性损伤、头部撞击伤，或者长时间低头、仰头工作等易诱发。触诊，在同一椎间的关节突，左右两侧均隆起或凹陷。X 线片，侧位片示椎体后缘连线中断，上一椎体向后（前）滑移错位。

（2）左右旋转式错位。椎间盘正常或早期变性，颈椎左右扭转过度时易发生（落枕或颈部扭伤时最常见）。触诊，错位椎间的横突呈旋转偏歪，上下两椎后移偏歪方向相反，例如，C_3 左旋使左侧关节后突，而 C_4 右旋使右侧关节后突。X 线侧位片，错位椎体双边、双突征，斜位片见椎间孔内小关节移位而致椎间孔变形变窄，左右椎间孔大小不对称。

（3）侧弯侧摆式错位。椎间盘受损或已变性，颈椎侧屈过度（实验证明 ≥ 30°），头侧位受挫（撞）伤时易发生，好发于习惯高枕又偏侧睡者。横突触诊，颈轴向一侧偏歪呈侧凸隆起，另一侧凹陷（症状常出现在错位关节的凹侧）。X 线正位片可见颈轴侧凸，或错位椎间钩椎关节偏歪不对称（侧摆），病程长者常见钩突变尖。侧摆式错位又分为水平型与斜向型两种。

（4）倾位、仰位式错位。多见于急性外伤或有外伤史者（尤以挥鞭性损伤），棘突触诊，间距宽窄不正常（上宽下窄属仰位，反之属倾位）。侧位 X 线片可见椎体（棘突）倾位或仰位（椎体后缘连线两个中断前移者属仰位，两个中断后移属倾位）。

（5）混合式错位。兼有上述各型中两型或两型以上者。

（6）钩椎关节错位。好发于早期变性的椎间盘部。后关节错位触诊易于发现，钩椎关节错位，除侧凸侧摆式易于触诊外，轻度的扭转或滑脱嵌顿，虽引起较重的症状，但关节变形触诊不易发现。检诊确定颈椎病时，注意下列 3 个特征：①斜角肌紧张，呈条索状硬结。②检查者以手指沿此条索状硬结向上触诊至横突处，重症者可触及绿豆大的粒状硬结，为横突间肌及软组织痉挛形成。③该处压痛明显，重按可诱发症状。④当钩椎关节复位后，即可缓解或改善。X线正位片可见椎体侧摆，病程长者，可见钩突骨质增生（变尖）。

（7）后关节滑膜嵌顿。后关节囊松弛者，关节张开呈某姿势时间较久，致关节囊内膜牵张松弛，突然活动关节，囊中的内膜因松弛而被关节咬合于关节内，称为关节滑膜嵌顿。最常见于落枕患者，起病突然，颈部因剧痛引起反射性肌痉挛，而致活动功能显著受限，出现斜颈。触诊于发病关节处有包块样隆起（关节内膜受伤后，渗出、水肿致关节肿胀），多呈半球形，按之剧痛，其有关肌紧张（保护性）。X线侧位片可见该椎间关节和椎间隙后缘增宽，密度略增高（关节炎表现）。

各椎间关节错位时，由于影响的神经不同，就会引起不同的临床表现及触诊常见的不同体征，故熟练记忆相应神经的支配范围、临床表现，对临床定位诊断有重要意义。

（六）治脊疗法

颈椎病的治疗，分为手术治疗及非手术治疗两大类，只有严重的脊髓压迫或非手术治疗无效者，才应考虑手术治疗。近年来，非手术疗法越来越受患者青睐，且疗效显著。龙氏治脊疗法，是以脊椎病因理论为指导，应用中西医结合的综合疗法，去除脊椎病因，解除临床症状，达到治愈颈椎病的目的。

1. 分型分期的治脊疗法。治脊疗法的基本原则：①去除或减轻神经、血管刺激和压迫。②消炎（无菌性炎症）、止痛。③治疗软组织劳损，以恢复颈椎稳定性。④加强锻炼，以增强颈椎有关肌肉的肌力，恢复颈部活动能力。⑤强调枕头对颈的保护作用，提倡用保健枕，纠正不良睡姿。⑥避免诱因，预防复发。

颈椎病是一种容易复发的退行性疾病，为了提高疗效及降低复发率，选用2~4种疗法组合进行，较重的患者可同时应用中西药物治疗。一般疾病的发展过程分为急性期和恢复期。

急性期指颈椎病急性发作初期，病情进行性加重，或虽经多处医治但无效，症状较重阶段。此期除必须选准主治法外，治疗的适量和手法的技巧，也是取得疗效的重要因素。一般1~5天病情可得到控制。

恢复期是指颈椎病症状已开始减轻至可忍受程度，但症状仍时轻时重或时好时发的阶段。此期骨、关节对神经及血管等组织的压迫、损害已减轻或缓解，主治法作为巩固、提高疗效的保证手段，每周治疗次数可减少或停用；继发性损害的神经根炎、关节炎及各受累器官的功能尚未康复，故应加强辅治法。当颈椎骨、关节对神经及血管、周围软组织的伤害缓解后，受伤害的组织病理变化程度不同、创伤修复机制个体差异、治疗方法是否适合等因素，对颈椎病恢复期的疗效均有直接关系。因此，恢复期首要任务是及早促使颈椎失稳的康复。此期主治法以酌情减少治疗频率、加强软组织的康复治疗、预防复发为重点。

骨关节损变型急性期以头颈牵引法为主治法，可辅以微波、红光、磁疗、离子导入、针刀、针灸等疗法，建议用保健枕；恢复期以头颈牵引法为主治法，辅以水针、红光、离子导入、针刀以防止复发，建议练颈保健功或太极拳。关节功能紊乱型急性期以正骨推拿法为主治法，辅以红光、磁疗、蜡疗、针刀、火罐、电兴奋、超声波等疗法，建议用保健枕；恢复期以正骨推拿法为主治法，辅以水针、电针、针刀、电兴奋防止复发，建议练颈保健功。软组织损变型急性期以超声波、水针、推拿、针刀等为主治法，辅以红光、蜡疗等，建议用保健枕；恢复期以红光、磁疗、针刀、针灸防止复发，建议练颈保健功。当中，主治法是去除颈椎病的骨性压迫、刺激的有效疗法。椎周软组织无菌性炎症是骨关节伤害所致的渗出、出血、神经根炎症反应、关节炎症等继发性病理变化，可选用1~2种辅助疗法，以促进炎症的消散、吸收。去除骨关节对神经、血管的刺激和压迫，是治疗颈椎病的首要措施，故称主治法。只要选用准确，应用得当，不用辅治法亦可取得疗效。但是，骨关节病变对其有关的神经、血管、软组织等的伤害所致的无菌性炎症过程，加辅治法能加速炎症吸收，使症状迅速减轻。病情严重的（灼性神经痛、椎—基底动脉供血不足及脊髓损害者），应用脱水药能使椎间关节、椎管等处周围水肿迅速吸收，神经根炎改善，疼痛迅速控制；应用中西药物对症治疗，有利于神经、血管损害的恢复；中医辨证施治，补肾壮骨、舒筋活血有助于颈椎失稳的康复。反之不用主治法而只用药物或辅助法治疗，虽能改善或缓解症状，但有相当多的患者极易复发，甚至加重使病程迁延不愈。

2. 选用疗法的要点。

（1）头颈牵引法。适用于骨关节损变型，视病情选用快速法或缓慢法。

1）快速法：适用于颈椎病的初次发作，落枕、外伤诱发；颈部肿胀疼痛较轻而上肢麻痛较重者。用超头颅重量的牵引力（QY-7型牵引椅可用16~20kg），5~10min/次。

2）缓慢法：病程长，体质虚弱；有骨质疏松者；颈部僵硬，肿痛明显者，不宜用快速法。缓慢法是从较轻的牵引力（QY-7型牵引椅12~16kg）开始，渐渐适应而加重至16~20kg。或按骨科常规作卧床持续牵引法，5~8kg开始，渐加重至12~18kg，儿童酌减。

3）快慢结合法：对重症的住院患者，快速牵引有效而不易巩固者，可用此法。即每日或隔日做一次快速法，或每日卧床持续牵引3~8h，5~12kg，10~30

日，可使病情减少反复。

（2）正骨推拿法。适用于关节功能紊乱型，急性期技巧更为重要，四步十法灵活运用。轻者可坐位进行第一、第二步手法即可；重症或颈痛、活动受限明显者，应卧位进行第四步手法。

第二步正骨手法要根据不同的错位型选用。

1）单椎某型错位：一般只选 1 种正骨手法即可，但若为混合式错位和倾位、仰位式错位时，则应用 2~3 种正骨手法和牵引下正骨法。

2）成组错位：某颈肌（中、深层肌肉）的上、下附着端的颈椎同时发病称成组错位。先询问患者症状出现的先后，可有助于判断发病的主次。例如先出现头痛，几天后出现左肩沉重不适，此为上颈椎先起病，因未及时复位，颈肌紧张（颈椎失稳）而继发性引起中下段颈椎错位。反之，先出现肩背上肢症状，后发展出现头晕头痛或眼、鼻、喉症状者，则为下位颈椎先发病，经颈肌紧张或颈姿不良而继发上中段颈椎受累错位。正骨推拿对此类患者应采用卧位治疗，先取侧卧位进行受累颈椎的复位，后以重点手法纠正发病的主要关节。

3）多关节错位：3 段颈椎以上发病者，称多关节错位。从发病经过，症状出现先后分析出哪个关节先发病，因肌力失衡而发展成多关节损害的，要弄清楚哪些肌肉受损害，以使治疗方向明确。

凡上、中、下 3 段发病的，多为中段先起病，影响上下关节，恢复时一般上、下段好转快。原发关节因病理变化明显，为根治时的主攻难点。要先治上位关节，以利于头部活动，再用牵引下正骨法纠正中、下位颈椎错位，早期采用水针疗法，以便迅速稳定脊椎失稳状态。

4）多种类型错位：是指一患者几段颈椎间发生不同类型错位，较常见于中、年有外伤史患者。例如，C_5~C_6 椎间盘变性并发前、后滑脱式错位，同时发生 C_2~C_3 椎间左右旋转式错位者，症状多较复杂，无论症状分型或病因分型都属混合型。正骨推拿应用左右侧卧位先行纠正上位颈椎左右旋转式错位，然后用牵引下正骨法纠正前、后滑脱式错位。此类患者多是到处求医，迁延不愈的重症患者，可用快速复位法，使其症状迅速改善，增长信心。必须让患者懂得发病机制，以便协助改善不良姿势，可让他阅读防治颈椎病的相关文章，及早改用保健枕头。急性期过后，即开始水针治疗软组织劳损点及练习颈保健操，才能顺利治愈此类疑难患者。若只用单一方法，易反复发作，而使病情逐渐加重，最终手术疗法亦难以奏效。

5）中、下段颈椎椎间盘突出者：先用第一步手法将颈、肩、背部软组织充分放松后，即行牵引下正骨法，根据触诊及 X 线片的分析选用摇正法、推正法或侧按法。

举例，颈椎退行性变并发上、中、下段颈椎多关节错位常规治法。

①纠正 C_7~T_3 错位。选用俯卧冲压法：俯卧位，胸前垫软枕，用放松手法进行菱形肌、冈上肌、斜方肌放松；正骨手法将头颈悬吊于床外，按关节错位类型，选用旋转分压法或直接冲压法，侧向扳按法调正侧摆错位等。

②纠正 C_1~C_2 错位。仰卧位，用放松手法对两侧颈肌、枕下小肌群进行放松；正骨手法行平牵、提牵、仰头摇正法等。有侧摆错位者加用侧扳按法，变换左、右手后重复之前步骤。

③纠正 C_3~C_6 错位。牵引下正骨法，坐于 QY-7 型牵引椅上，套好牵引带，调好牵引力（16~20kg）。C_6~T_2 摇肩法：对低头摇正法未能纠正的 C_3~C_6 椎间错位，亦可用摇肩法调整。C_2~C_6 低头摇正法：小幅度轻摇，由上而下逐节摇正（常规放松法），左右各 1~2 次，旋转错位部做重复摇正 2~3 下，无骨质疏松者可加"闪动力"。侧向扳按法：例如右侧肩臂痛者，触诊示 C_4~C_5 向左侧摆时，先牵引左上肢，按压 C_4~C_5 右侧，牵拉侧扳的幅度小些（此时错位加大），称为"松解"，再拉右上肢使其颈部呈侧凸，术者按压 C_4~C_5 左侧，加力向右按压，侧扳时幅度大使其复位，重复 2~5 下。推正法：颈轴变直者推 C_3~C_5，由上而下逐节由后向前推正 2~3 遍。颈轴反张部应重复推正 3~5 下。颈轴成角或外伤所致前滑脱者，由前向后，左右侧轮换推正手法。正骨手法完成后，卧位行强壮手法和痛区手法。

典型病例

● 例1　苏某，男性，43岁。

主诉：反复头晕伴呕吐 1 年。

现病史：患者 2010 年下半年开始出现反复头晕不适，时有呕吐、肢体乏力、走路伴有双下肢踩棉花感，于当地医院多次行针灸、理疗等治疗症状均未缓解，严重影响工作及生活，甚感焦虑。

现症见：自觉头晕头重，步行不稳，四肢乏力，时有恶心呕吐。舌淡红、苔薄白，脉弦涩。

查体：颈椎曲度尚可，前屈、后伸稍受限，C_1、C_2 椎体椎旁压痛（＋），臂丛神经牵拉试验（－），椎动脉挤压试验（±），双侧霍夫曼征（＋）。

辅助检查：颈椎 X 线正侧位片未见明显异常（图 5-1）。

诊断分析：根据三步定位诊断法，结合患者症状、体征、X 线片结果，无明显错位征，双侧霍夫曼征（＋），存在脊髓受压可能，诊断尚未明确，考虑：颈椎病脊髓型？椎管内占位病变？

治疗：行颈椎 MRI（图 5-2）进一步检查，结果示：C_1、C_2 后方椎管内可见一类圆形占位病变，脊髓明显受压。脊髓肿瘤诊断明确，建议患者马上转院手术治疗。后患者于某医院行手术治疗。

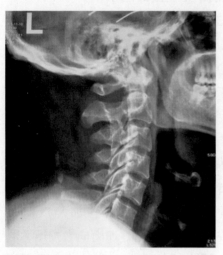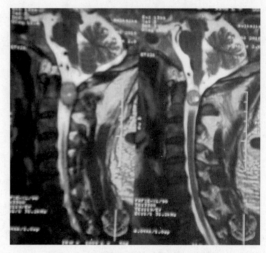

图 5-1　颈椎 X 线片示未见异常　　　　图 5-2　颈椎 MRI 示椎管内肿瘤

疗效：术后患者头晕、呕吐、四肢乏力症状明显缓解。

病案分析：该病例具有警示意义，患者颈椎 DR 正侧位未见明显异常，生理曲度尚可，活动仅轻度受限，当地医院忽视了进一步的检查和鉴别诊断，因此多次常规针灸理疗治疗均无效。按照三步定位诊断的要求，结合症状及神经系统检查提示有脊髓压迫症状，予颈部 MR 检查诊断为椎管内肿瘤，转专科手术治疗后，患者症状得到明显缓解。三步定位诊断之准确科学，不仅给予患者准确的治疗指引，同时也给予医务人员行医安全保障。

● 例 2　黄某，女性，56 岁，江门市新会区人。

主诉：反复头晕、胸闷 2 年余，再发加重 1 周。

现病史：2 年前，患者无明显诱因出现头晕，天旋地转感，活动后症状加重，伴胸闷心悸、恶心呕吐感，经多家医院住院治疗效果不佳。查头颅 MRI、胸片、胃镜、肝功能、甲状腺功能等相关检查未见明显异常。后患者病情进行性加重，且时感焦躁不安，当地医生按"焦虑症"处理，嘱其服黛力新等抗焦虑药，症状亦无缓解。1 周前，患者上述症状再次发作并加重。

现症见：表情焦虑、烦躁、头晕、视物旋转、胸闷心悸、恶心呕吐。舌质紫暗，脉弦涩。

查体：颈椎活动受限，以低头为甚，转颈试验（右）阳性，$C_1 \sim C_3$ 椎旁右侧压痛（+），枕下三角区右侧肌紧张，压痛（+），叩顶试验（+），双上肢臂丛神经牵拉试验（−），C_7颈、胸交界左侧压痛（+）。

辅助检查：颈椎张口位（图 5-3）、正侧位、动力位 X 线片示：齿状突右偏、C_2 椎体右旋。

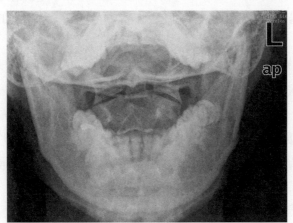

图 5-3　颈椎张口位示齿状突右偏、C_2 棘突右偏

诊断分析：结合三步定位诊断即神经症状定位诊断、触诊定位诊断、影像学定位诊断，查体示：C_1~C_3 椎旁右侧压痛（+），枕下三角区右侧肌紧张，压痛（+），右侧转颈试验（+）；颈椎张口位片示：齿状突右偏、C_2 椎体右旋、T_1 左侧摆。诊断明确：椎动脉型颈椎病，病因分型属关节功能紊乱型（C_2 椎体左偏右旋、T_1 左侧摆）。

治脊疗法：考虑患者头晕症状明显，急则治其标，先予龙氏正骨十法中仰头摇正法及床头悬吊俯卧冲压法进行复位，前后共约 10min，患者头晕、胸闷、心悸等症状立刻消失，患者烦躁、焦虑症状亦减轻，再行针灸治疗，穴取颈夹脊、风池、百会等，最后予微波治疗颈部。治疗后患者倍感轻松舒畅。第 2 次治疗起，予推拿、针灸、微波、正骨手法等系统治疗，推拿治疗以理筋放松手法为主，放松以枕下三角区域为主，连带头夹肌、斜方肌、颈后斜角肌、颈中斜角肌、颈前斜角肌，放松后针灸与微波治疗同前，同时嘱患者加强颈部肌肉锻炼，如米字功、抗阻力运动等。中药方面，患者舌质紫暗，脉弦涩，情志焦虑抑郁，为气滞血瘀之象，予身痛逐瘀汤加减以活血化瘀通络、升阳止眩。

疗程及疗效：每日治疗 1 次，治疗 15 日为 1 个疗程。1 个疗程后，患者头晕、胸闷等症状基本消失。随访 1 年余，未见复发。

病案分析：本病例患者以头晕、胸闷、呕吐为主要症状，经多家医院治疗，排除脑部、心脏、胃肠等内科疾病，故首先应考虑寰枢关节病变引起椎动脉供血不足所致头晕，再根据触诊及影像学检查，发现其存在寰枢关节及颈、胸交界错位。患者就诊时头晕明显，考虑急则治其标，以正骨推拿为主治法，先行仰头摇正法纠正上段颈椎错位，再调整颈、胸交界处错位，患者治疗后头晕即刻缓解。辅治法予针灸缓解肌肉痉挛，穴取颈夹脊、风池、百会等。微波促进炎症水肿吸收，并加强颈部肌肉锻炼，以增加颈椎的稳定性。中药内服治疗，考虑患者病程长，舌质紫暗，脉弦涩，证属气滞血瘀证，方用身痛逐瘀汤加减。经综合治疗后，疗效显著。

● 例3 王某，男性，40岁，企业高管。

主诉：反复头晕及视力模糊2个月。

现病史：2个月前，患者无明显诱因下出现视物模糊，看东西不清晰，偶伴头晕。经休息有缓解。自行滴眼药水，无改善。到眼科专科医院就诊，行眼科相关检查，无明显异常。近段时间工作繁忙，经常加班，颈部酸痛不适，视物模糊进一步严重。

既往史：颈肩部酸痛不适数年。

现症见：表情疲倦，烦躁。头晕、视物不清，注意力难以集中。舌淡红、苔薄白，脉细弱。

查体：颈部肌肉紧张，枕下肌群尤为明显。右侧 C_1、C_2 横突压痛明显。

辅助检查：颈椎侧位片示颈轴变直，张口位片示 C_2 棘突偏右（图5-4）。

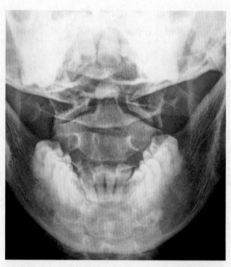

图5-4 颈椎张口位片示 C_2 棘突偏右

诊断分析：采用三步定位诊断法，明确诊断混合型颈椎病，病因分型属关节功能紊乱型。

治脊疗法：以正骨推拿为主治法，予低头摇正法纠正 C_2 旋转式错位，推正法纠正颈轴变直。配合针灸扎双侧风池穴、天柱穴、华佗夹脊穴等疏通经络。中医诊断为视瞻昏渺，证属心脾两虚，予人参养荣汤加减。嘱其行颈椎保健功。

疗程及疗效：当场治疗后，患者主诉眼前一亮，有"重见光明"般的感觉。其后每日1次，治疗3次后，患者主诉头晕及视物模糊现象基本消失。叮嘱其回去每日练习颈椎保健功。随访半年，未见复发。

病案分析：该患者视物模糊，经眼科专科检查后，排除了眼睛本身的器质性病变。医学上，人体有个眼脊运动，即枕下肌群跟眼球功能有密切联系。因此，如果寰枢关节有错位，影响了枕下肌群的张力，就会影响到眼球的功能。此外，寰枢关节错位，影响了到大脑的血液供应，也会出现视物模糊的情况。该患者 C_2 有旋转式错位，枕下肌群张力大，经三步定位诊断，可锁定视物模糊的病因是颈源性。经治疗后，疗效显著。

● 例4　陈某，男性，35岁，银行职员。

主诉：反复右耳耳鸣1个月。

现病史：1个月前，患者无明显诱因下出现颈部酸痛不适伴右耳耳鸣，呈"嗞嗞"响。到医院进行针灸、激光等治疗，无明显改善。到耳鼻喉科检查，右耳听力下降，予内服通血管及营养神经的药物，无改善。

既往史：颈部酸痛不适半年。

现症见：表情疲倦，少许焦虑，右耳耳鸣，面色白。舌淡、苔薄白，脉沉弦或细弱。

查体：颈部肌肉紧张，局部可触及硬结及条索，颈部活动稍受限，以左、右旋转受限较明显，触诊颈椎横突，右侧 C_2 横突压痛明显。

辅助检查：颈椎侧位片示颈轴反弓，张口位片示寰齿间隙不等宽，右侧稍变窄（图5-5）。

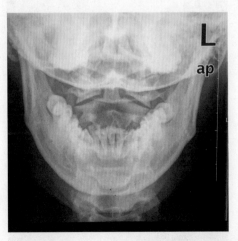

图5-5　颈椎张口位片示寰齿间隙不等宽，右侧稍变窄

诊断分析：采用三步定位诊断法，明确诊断交感型颈椎病，病因分型属关节功能紊乱型。

治脊疗法：先采用龙氏推拿手法的按法、揉法使颈部肌肉放松，后予龙氏仰头摇正法纠正寰枕关节及寰枢关节错位，牵引下推正法纠正颈轴反弓。配合针灸扎右侧颞部、右侧耳前部、双侧颈部及对侧上肢的穴位，以疏通经络。中医诊断为耳鸣，证属肾阳虚弱，予肾气丸加减。

疗程及疗效：每日1次治疗，治疗3次后，患者右耳耳鸣缓解。坚持10余次治疗后，患者右耳耳鸣症状基本消失，叮嘱其回去每日练习颈椎保健功以巩固疗效。

病案分析：耳鸣属于交感型颈椎病的症状，常因上颈部椎体错位，刺激颈上交感神经节，出现耳鸣、听力下降等症状。从症状、触诊及配合影像学检查，可判断病因。治疗上，纠正上颈段错位关节可治愈，配合相应功能锻炼以维持效果。

● 例5　黄某，女性，32岁，会计。

主诉：反复左侧乳房胀痛、胸闷2个月。

现病史：2个月前，患者无明显诱因下出现左侧乳房胀痛、胸闷。经休息可缓解，劳累时发作明显，疼痛严重。曾行心电图、乳腺专科检查，无明显异常。

现症见：驼背、头前引，表情痛苦，稍烦躁不安。左侧乳房胀痛、胸闷。舌红、苔薄，脉弦。

查体：颈部肌肉紧张，左侧下端颈部可触及硬结及条索，颈部活动受限，以左侧屈、后伸受限较明显，触诊双侧颈椎横突，左侧 C_5、C_6 横突压痛明显。

辅助检查：颈椎侧位片示颈轴变直、稍反弓，C_5、C_6 双边征，C_5、C_6 后缘间隙变窄（图5-6）。

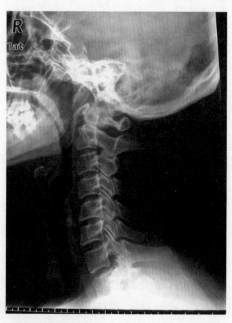

图5-6　颈椎侧位片示颈椎变直、稍反弓

诊断分析：采用三步定位诊断法，可诊断为左侧胸大肌疼痛，病因分型属混合型。

治脊疗法：先采用龙氏推拿手法的按法、揉法使颈部肌肉放松，后予龙氏低头摇正法纠正 C_5、C_6 旋转式错位，牵引下推正法纠正颈轴反弓，增大 C_5、C_6 椎间隙。再配以针灸、微波治疗予局部消炎。中医诊断为胸痛，证属肝郁气滞，予柴胡疏肝散加减。

疗程及疗效：每日 1 次治疗，治疗 3 次后，患者左侧乳房胀痛、胸闷基本消失。叮嘱其回去每日练习颈椎保健功以巩固疗效，并注意不能长时间低头。

病案分析：心电图、乳腺专科检查及影像学检查无异常，可排除心脏及乳腺的器质性问题。胸大肌由胸外侧神经（$C_5\sim C_7$）和胸内侧神经（$C_8\sim T_1$）支配，患者驼背、头前引，颈部肌肉紧张，局部有硬结及条索，颈部活动受限，配以颈椎触诊及颈椎 X 线片可明确指向是颈椎的问题。

● 例 6　黄某，男性，38 岁，司机。

主诉：反复颈肩部疼痛 1 年余，加重伴双下肢乏力 10 日。

现病史：患者 1 年前无明显诱因下出现颈肩部疼痛，偶有双下肢乏力，走路伴踩棉花感，双侧大腿前外侧麻木不适。后症状逐渐加重，但休息后可缓解，未作特殊处理。10 日前，患者上述症状加重，并呈持续性，休息后未能缓解。

现症见：颈肩酸痛，自觉双下肢稍乏力，易疲劳。舌淡、苔薄白，脉细弱。

查体：颈椎生理曲度尚存，前屈受限，背伸及左右旋转无明显异常，C_3、C_6 右侧横突旁压痛（＋），双侧斜方肌及胸锁乳突肌较紧张，叩顶试验（－），双侧臂丛神经牵拉实验（－），左上肢肌力 3 级，右上肢肌力 5 级，双下肢肌力约 4^+ 级，四肢肌张力正常，双上肢浅深感觉无明显异常，双下肢浅感觉正常，深感觉稍减退，双侧霍夫曼征（＋），左上肢腱反射亢进，左下肢及右侧肢体腱反射亢进，余病理征未引出。

辅助检查：颈椎 MR 示颈椎序列正常，生理曲度存在。颈椎椎间盘信号普遍减低，C_4/C_5、C_5/C_6 椎间盘向后突出，以 C_4/C_5 椎间盘为著。硬膜囊受压变形，继发性椎管狭窄，最窄处 8.4mm。脊髓受压，脊髓信号尚均匀，未见明显变性。颈椎骨质见不同程度增生，未见破坏及骨折征象。余未见特殊。

诊断分析：根据三步定位诊断，症见反复颈肩部疼痛伴双下肢乏力，进行性加重，考虑属于 C_3、C_6 神经根压迫并发脊髓压迫；查体颈部有明显压痛点，双下肢出现肌力及深感觉减退，腱反射亢进等，双侧霍夫曼征（＋），提示存在脊髓压迫；颈椎 MR 明确有 C_3/C_4、C_4/C_5、C_5/C_6 椎间盘向后突出，以 C_4/C_5 椎间盘为著，硬膜囊受压变形，继发性椎管狭窄，与三步定位诊断吻合，诊断明确为脊髓型颈椎病，病因分型为混合型颈椎病。

治脊疗法：住院治疗。先予电针放松颈部肌肉、疏通经络，穴取颈夹脊、阿是穴、肩井、列缺、委中、承山、申脉等，推拿治疗以放松局部痉挛肌肉，分别放松右头夹脊肌、右颈夹脊肌、右斜方肌、右颈后斜角肌等颈肩部肌肉。根据错位类型（旋转、侧摆等）施以低头摇正及侧卧搬正法等。辅助治疗予微波照射颈部以促进炎症水肿吸收，考虑患者出现脊髓压迫症状，同时予牵引治疗。静脉滴注黄芪针补气、丹参川芎嗪活血祛瘀，予甲钴胺营养神经。患者容易疲劳，舌淡、苔薄白，脉细弱，舌脉合参，中医诊断属气虚血瘀证，方予归脾汤加减以补养气血、活血通络止痛。嘱患者行米字功、颈肌抗阻力训练等自主功能锻炼。

疗程及疗效：每日治疗 1 次，15 次为 1 个疗程。治疗 1 个疗程后，患者双下肢乏力明显减轻，颈部疼痛基本缓解。嘱其行米字功、颈肌抗阻力训练等自主功能锻炼，定期复诊治疗以巩固疗效。至今未复发。

病案分析：本病例患者以反复颈肩部疼痛，加重伴双下肢乏力为主要症状，查体颈部有明显压痛点，双下肢出现肌力及深感觉减退，病理征（＋），提示存在脊髓压迫；颈椎 MR 明确有 C_3/C_4、C_4/C_5、C_5/C_6 椎间盘向后突出，硬膜囊受压变形，继发性椎管狭窄。根据三步定位诊断，神经、体征、影像定位吻合，脊椎型颈椎病诊断明确。故治疗以针灸、推拿松解肌肉，疏通经络，根据旋转、侧摆等错位类型施以低头摇正法及侧卧搬正法正骨复位，配合微波促进炎症水肿吸收，并指导患者进行功能锻炼，增强颈部肌肉肌力，提高颈椎结构稳定性。中药方面予归脾汤加减补养气血，活血通络止痛。针对性治疗后显效。

● 例7　许某，男性，44 岁。

主诉：双侧肩臂麻木疼痛 1 个月余。

现病史：患者诉 1 个月前出差后出现双侧肩臂麻木疼痛，后麻木疼痛逐渐加重，难以忍受，睡眠不佳。既往有颈椎病病史 4 年余，反复出现落枕，每次发作后休息数天能自行缓解，此次不能，自行热敷及服用止痛药后症状改善不明显。

现症见：双侧肩臂麻木疼痛难忍，颈部各方向活动受限。舌质暗红、苔薄白，脉弦涩。

查体：C_5、C_6 呈旋转式错位征（横突偏歪，C_5 向左歪，C_6 向右歪，伴压痛），头颈左右转体活动受限，转头加力试验（＋），臂丛神经牵拉试验（＋）。

辅助检查：X 线片示 C_5/C_6 椎间隙略变窄，颈轴变直，C_5、C_6 双突征并滑脱式错位征，轻度骨质增生。

诊断分析：根据三步定位诊断法：①症状：颈部活动受限，双侧肩臂麻木疼痛。②触诊：C_5、C_6 呈旋转式错位征（横突偏歪，C_5 向左歪，C_6 向右歪，伴压痛）。③影像学：C_5/C_6 椎间隙略变窄，颈轴变直，C_5、C_6 双突征并滑脱式错位征。神经症状定位、触诊定位、影像学定位明确，诊断：混合型颈椎病，龙氏治脊分型同属混合型（属骨关节损变型 + 关节功能紊乱型）。

治脊疗法：先予理筋放松手法，远离痛区先放松，分别放松头夹脊肌、颈夹脊肌、斜方肌、颈后斜角肌、颈中斜角肌、颈前斜角肌、肩胛提肌、背阔肌、冈上肌、冈下肌、大小菱形肌、三角肌。放松后，主治法选用牵引下正骨手法，患者坐于牵引椅上，牵引重量选择 18kg，施以摇正法及推正法纠正旋转及滑脱式错位，再静止牵引约 5min。牵引正骨后予电针 20min，穴取双颈夹脊、双肩井、双曲池、双合谷等，以疏通经络。辅治法予红光照射颈肩部、微波治疗颈部以促进血液循环、炎症吸收。予静滴血栓通活血祛瘀，予塞来昔布止痛、甲钴胺营养神经。根据舌脉，证属气滞血瘀，中药予身痛逐瘀汤加减活血化瘀、理气止痛。

疗程及疗效：每日治疗 1 次。第 1 次治疗后双侧肩臂麻痛明显缓解，颈部活动受限明显改善。再诊，诉第 1 次治疗后已能安睡，嘱停服塞来昔布，再予针灸推拿、牵引下正骨、红外线照射、微波治疗等治疗 2 次，治疗 3 次后症状基本缓解，后继续 4 次治疗巩固疗效，痊愈。

病案分析：本病患者既往有颈椎病史，本次以颈部左右转体活动受限及双侧肩臂麻痹痛为主要症状，神经症状定位以 C_5、C_6 支配范围为主；触诊可触及 C_5、C_6 呈旋转及滑脱式错位征，伴椎旁压痛；颈椎 X 线片示 C_5、C_6 颈椎双突并滑脱式错位征；三步定位诊断明确。治疗以牵引下正骨为主治法，用摇正法、推正法以纠正旋转式及滑脱式错位，结合电针、推拿舒筋活络，骨正筋柔则症状自消，配合红外线、微波治疗以改善循环，促进炎症吸收。予静脉滴注血栓通活血祛瘀，予塞来昔布止痛、甲钴胺营养神经。根据舌脉，证属气滞血瘀，予身痛逐瘀汤加减活血化瘀、理气止痛。综合治疗，理法方药正确，故疗效显著。

● 例8　徐某，男性，37 岁。

主诉：头晕、头痛伴双上肢麻木 2 年余。

现病史：患者 2 年前开始出现头晕、头痛，渐出现颈背痛，伴双上肢麻木、双下肢无力，步行似踩棉花感，严重时出现头、颈、肩局限性肌肉跳动，咽喉梗塞感，伴失眠、视物模糊、耳鸣、恶心、心悸及胸闷等症状。曾行头颅 MR、冠脉 CT 等检查均未见异常，经神经科及心血管科排除心脑器质性病变。

现症见：精神疲倦，头晕、头痛、颈背疼痛，四肢时有抽筋样疼痛，伴麻木乏力，偶有耳鸣、心悸、胸闷、恶心，纳眠差。舌淡胖、苔薄白而腻，脉细弱。

查体：呈耸肩状强迫体位，颈部僵硬，活动显著受限，颈椎旁广泛压痛，横突偏歪，C_1、C_2 向左后偏歪，C_5 偏右后，C_4 凹陷感，双手霍夫曼征（+）。

辅助检查：X 线片示颈轴变异，呈 S 形，C_1 仰旋，C_2、C_3 反张，C_4、C_5 成角，C_4 向前滑脱移位约 3mm，C_4、C_5 椎体后缘轻度骨质增生。

诊断分析：根据三步定位诊断：①症状：头晕头痛伴双上肢麻木、双下肢乏力。②查体：颈椎旁广泛压痛，横突偏歪，C_1、C_2 向左后偏歪，C_5 偏右后，C_4 凹陷感，双手霍夫曼征阳性。③影像学：颈轴变异，呈 S 形，C_1 仰旋，C_2、C_3 反张，C_4、C_5 成角，C_4 向前滑脱移位约 3mm。神经症状定位、触诊定位、影像学定位一致，确诊为混合型颈椎病，病因分型属关节功能紊乱型。

治脊疗法：考虑患者头晕，予枕下三角区简单放松后以仰头摇正法纠正 C_1、C_2 错位，即予牵引下正骨法为主的综合疗法：针对耸肩状强迫体位是副神经受损（C_3 颈神经参与副神经）致斜方肌痉挛，治脊以 C_4 滑脱式错位为重点设计方案，患者坐于牵引椅上，牵引重量选择 18kg，施以推正法纠正 C_2、C_3 反张及 C_4 前滑脱式错位，再静止牵引约 5min。牵引治疗后，予电针颈部 20min，穴取双颈夹脊、双肩井、双曲池、双合谷等，推拿治疗以理筋放松手法为主，针对枕下三角区域为主，连带头夹肌、斜方肌、颈后斜角肌、颈中斜角肌、颈前斜角肌、背阔肌、三角肌等；辅以红外线、微波治疗颈部以改善循环、促进炎症吸收。治疗期间，予倍他司汀止晕，甲钴胺营养神经。根据患者舌脉，证属阴阳两虚，中药予地黄饮子阴阳双补，固本培元。并指导其坚持练颈保健功和太极拳，用保健枕，增强颈肌肌力，稳定颈椎生理结构。

疗程及疗效：每日治疗 1 次，15 次为 1 个疗程。治疗 4 次后患者复诊，诉颈背痛消除，踩棉花感明显改善。再予 6 次治疗后复诊，诉全身症状消失，步态恢复正常。复查触诊及 X 线片，滑椎及多关节错位已复正，除病理反射仍存在外，其他体征已恢复正常。巩固治疗至 15 次，临床基本治愈出院。半年后来复检，病理反射消失。随访 2 年无复发。

病案分析：本病例在排除心脑器质性病变的前提下，症状多样复杂，但应抓住重点，"双上肢麻木、双下肢无力伴踩棉花感"，查体可见耸肩状强迫体位、霍夫曼征（+），这均提示存在脊髓压迫可能；其颈椎 X 线片示多节颈椎多类型错位伴 C_4 前滑脱，明确了脊髓受压的病因，故治疗以针对 C_4 滑脱式错位为重点，再纠正其他关节错位。因滑脱式错位的发生多因椎周软组织松弛引起，重建关节的稳定性需要较长时间的治疗，同时在患者症状明显减轻后应指导患者行功能锻炼以增强颈部肌力，并改变不良生活习惯，以巩固保持疗效。药物方面，以改善循环、营养神经为主，患者精神疲倦、头晕心悸、颈背酸痛、四肢抽筋样疼痛，舌淡胖、苔薄白而腻，脉细弱，为肾之阴阳两虚，元阳虚弱，无法推动，元阴亏虚，不能濡养筋骨，故见精神疲倦，身痛乏力。中药予地黄饮子阴阳双补，固本培元，配合龙氏治脊疗法，内外兼治。

● 例9 郭某，男性，47 岁。

主诉：右上肢麻木疼痛 3 年余，加重伴头晕 1 周。

现病史：患者诉 3 年前右上肢始出现麻木疼痛，逐渐加重，曾在多家医院诊治，行牵引治疗后症状可改善，但偶有头晕发作，极易复发。颈椎侧位片（外院）报告示：C_5/C_6 椎间隙变窄，C_4~C_7 骨质增生。患者 1 周前右上肢麻木疼痛加重伴头晕，遂于当地医院就诊，诊断为颈椎病，并行牵引治疗，牵引 5min 后患者出现头晕不适，伴面色苍白、大汗、眩晕、胸闷，遂不敢再行牵引治疗。

现症见：头晕，右上肢麻木疼痛，自觉心悸汗出，胸闷欲呕，胃纳、睡眠差。舌淡胖、苔薄白而腻，脉细弱。

查体：颈椎活动受限，C_1、C_2、C_5、C_6 椎旁及横突压痛，C_1、C_2 向左旋转，C_5、C_6 向右旋转，右侧臂丛神经牵拉试验、椎间孔分离试验（＋），压顶试验、转头加力试验（＋）。

辅助检查：外院颈椎 X 线侧位片可见颈轴变直，C_1、C_2 双边征，C_5、C_6 双突征，C_5/C_6 椎间隙变窄，C_4~C_7 颈椎骨质增生；斜位片可见 C_5、C_6 右侧椎间孔纵、横径均变窄。

诊断分析：采用三步定位诊断法，明确诊断混合型颈椎病，病因分型属混合型颈椎病（关节功能紊乱型＋软组织损变形）。

治脊疗法：以正骨推拿为主治法，先予仰卧位仰头摇正法纠正 C_1、C_2 后，再行牵引下正骨法，摇正法纠正旋转式错位，推正法纠正颈轴变直，配以红光照射后颈部，20min/ 次，配合针灸、微波等治疗疏通经络，改善循环，促进炎症吸收，改用保健枕，加练颈保健功；药物治疗予倍他司汀止头晕，甲钴胺营养神经。患者舌淡胖、苔薄白而腻，脉细弱，舌脉合参，证属阴阳两虚，中药予地黄饮子阴阳双补。

疗程及疗效：每日治疗 1 次，治疗 3 次后加水针治疗软组织劳损点，隔日 1 次，经 5 日治疗后症状消失，巩固治疗至 20 次。复查颈椎 X 线片，除骨质增生无改变外，C_5/C_6 椎间隙变窄有所增宽，颈轴正常，寰枢椎间隙及 C_5/C_6 椎间孔变窄恢复正常形态，临床治疗痊愈。

病案分析：本例教训是初诊时，医生因患者主诉无头部症状，且仅凭 X 线片检查报告单而忽视上位颈椎检诊，未查出寰枢椎错位，盲目使用牵引疗法，致使患者出现不良反应，忽视三步定位诊断的重要性。主治法的选择必须严格遵循三步定位诊断结果，诊断不清楚，则容易出现漏诊误治情况。

● 例10 张某，男性，46 岁。

主诉：反复头晕伴双上肢麻木 1 年余。

现病史：患者 1 年前突发头晕，天旋地转感，颈椎前后屈伸活动后加重，平卧休息可缓解，伴双上肢麻木。曾于广州市某医院查颈椎 MR 示：C_5 前滑脱，C_5/C_6、C_6/C_7 椎间盘突出，双侧神经根受压，予改善循环、营养神经、针灸、推拿等治疗，症状未见缓解。

现症见：头晕，天旋地转感，屈伸活动后加重，颈肩部酸痛，双上肢麻木、冰凉。舌暗红、苔白微腻，脉弦滑。

查体：颈椎棘突间及椎旁广泛压痛，以 C_5、C_6 明显，C_5 前滑脱，C_6 向右歪，C_7 向左偏，叩顶试验（＋），双侧臂丛牵拉试验（＋）。

辅助检查：颈椎 DR 示 C_5、C_6 双突征并滑脱式错位征，轻度骨质增生，C_7 棘突向左偏。

诊断分析：采用三步定位诊断法，明确诊断为混合型颈椎病，病因分型为关节功能紊乱型。

治脊疗法：先用理筋放松手法，放松颈肩部，再采用俯卧冲压法纠正颈胸交界，低头摇正法纠正 C_5/C_6，牵引下推正法纠正 C_5 前滑脱，最后采用针灸、微波等治疗。予倍他司汀改善大脑循环，甲钴胺营养神经。结合患者症状及舌脉，诊断为眩晕，证属于痰瘀互结，予桃红四物汤和二陈汤加减治疗。同时嘱其练习米字功、问号功，并采用保健枕。

疗程及疗效：每日治疗 1 次，治疗 3 次后，患者颈肩部酸痛及双上肢麻木明显减轻，头晕、双手冰凉症状缓解不明显。第 4 次在原来治疗的基础上加用水针疗法及星状神经节阻滞。再治疗 7 次，患者头晕及双手冰凉明显减轻，触诊发现患者颈椎错位已经明显纠正，嘱停服倍他司汀。第 11 次，停手法及牵引治疗，只用水针、星状神经节阻滞、针灸、微波等治疗，再持续治疗 7 日，患者头晕及双上肢麻木基本消失，嘱其继续采用保健枕及坚持颈椎保健锻炼。随访 2 年余，未见复发。

病案分析：该患者颈椎有滑脱，滑脱椎体导致椎动脉受压，故可引起头晕，且特点为颈椎前后活动后加重，平卧可缓解。前期治疗效果不理想，需及时加用水针治疗，以帮助增强脊柱的稳定性。患者双上肢冰凉为交感神经兴奋的表现，可运用星状神经节阻滞调节交感神经。后期患者更需要的是稳定脊柱，故可停用手法及牵引而主要以水针治疗为主。

● 例11　张某，女性，34 岁，会计。

主诉：反复颈肩疼痛 2 年余

现病史：患者 2 年前劳累后开始出现颈肩部疼痛，常到疗养院针灸、推拿等治疗，症状可缓解，病情反复发作，时常出现落枕。

现症见：颈肩部疼痛。舌淡红、苔薄白，脉细弱。

查体：颈椎棘突间及椎旁广泛压痛，肩胛间区压痛，叩顶试验（－），双侧臂丛神经牵拉试验（－）。

辅助检查：颈椎 DR 示颈轴变直，C_3、C_5 颈椎双突征，轻度骨质增生。

诊断分析：采用三步定位诊断法，诊断为颈椎病，临床分型为颈型颈椎病，病因分型为关节功能紊乱型。

治脊疗法：以正骨手法为主治法，先放松颈肩部肌肉，采用低头摇正法、牵引下正骨法纠正小关节错位，再行针灸、微波等治疗。结合患者症状及脉象，中医诊断为痹症，证属气血亏虚，予八珍汤加减治疗。嘱其练习米字功、问号功等加强颈部肌肉功能锻炼。

疗程及疗效：每日 1 次、连续治疗 3 次，患者症状基本消失。3 个月后，患者诉工作繁忙，劳累后颈肩部疼痛再次发作，按上次治疗方案再次治疗，连续 5 次治疗后，症状基本消失。半年后，患者颈肩部疼痛又再发作，详细询问，得知患者工作繁忙基本没有时间锻炼，原方案连续治疗 1 周，症状基本消失。告知患者以锻炼为主，至今患者每天坚持颈椎保健锻炼，每周坚持游泳 1~2 次。随访 3 年余，未再复发。

病案分析：该患者颈肩部疼痛反复发作，治疗效果一次较一次差，皆因患者身体单薄，缺乏锻炼，脊柱稳定性较差，像这种长期低头伏案工作的患者，长期坚持锻炼是最重要的。

二、肩周炎的临床应用及病案分析

老年性肩关节周围炎简称肩周炎，好发于 50 岁左右的老年人，故俗称五十肩。因发病后致肩关节活动障碍，又称冻结肩。中医认为受风寒湿邪侵袭，称为漏肩风、凝肩。

（一）病因病理

其病因尚不十分明确，故认为与局部外伤、受凉、慢性劳损和退行性变有关，通常认为可继发于肱二头肌腱炎、冈上肌肌腱炎及肩峰下滑囊炎，亦有认为与感染灶、内分泌有关。发病大多为隐匿发展，也可急性起病，发病率女性比男性高，且右肩多发。本病有自愈倾向，但亦可复发或左右交替发作，亦有双肩同时发作者。

病理变化，主要表现为肩关节周围组织纤维性变、粘连，关节滑膜增厚，滑囊间粘连，肩周受累致肌肉萎缩或痉挛，肌腱及韧带亦可逐步变性。

（二）临床表现

本病有外伤史的较少，多于晨间起床，穿衣服时发现肩部疼痛。发病初期，患肢上举、外展及旋转时疼痛加剧而活动受限；有的只有酸沉不适或只有某一动作时不适；有的如刀割样或撕裂样剧痛，常于夜间加重，影响睡眠，严重者双手不能自理生活。

（三）对肩周炎的新认识

由于肩周炎多缠绵难愈，反复发作，因此，龙层花教授团队对病情迁延不愈的部分患者进行了临床研究，发现部分肩周炎是由颈胸椎错位引起的。根据临床观察有如下特点。

1.凡无外伤者，其发病年龄在50岁左右的中老年人，多与脊椎退行性变发病年龄相一致。

2.多数患者无外伤史，而出现一侧或双侧肩周某一或多处剧痛，疼痛位置多固定不变，夜间常加重或伴放射至前臂或手部疼痛，起床活动可以自行减轻。受累肌肉多见于三角肌，肱二头肌，胸小肌，冈上、下肌，大、小菱形肌，大、小圆肌，背阔肌及肩袖部滑囊，压痛点多在肌腱与骨附着处或支配该肌的神经敏感点上，触诊可扪及条索状物且压痛明显，此组肌群均属 $C_5 \sim C_8$ 和 T_1、T_2 神经根支配。放射痛范围亦与 $C_5 \sim C_8$ 和 T_1、T_2 前支支配范围相符。

3.交感神经受损害，是本症出现关节剧痛、血液循环障碍、恶寒怕风、滑囊炎、肌痉挛等症状的主要病因。早期为痛性关节活动受限，后期多为关节长期失用，肌腱挛缩，或发生关节滑囊炎，造成肩周粘连而致关节活动障碍。

为了弄清本症与脊柱病因的关系，按三步定位诊断法进行观察。每例患者经神经症状定位诊断，均做颈椎触诊检查，早期患者均可在 $C_3 \sim C_7$ 椎旁的横突前方找到压痛点（在锁骨上窝触诊，沿紧张的斜角肌向上触摸，至其附着的横突部）。拍摄下颈上胸（少数为上位颈椎）45°X线斜位片，可见患侧一个或多个椎间孔中的钩椎关节移位，或钩椎关节并发后关节错位使椎间孔变形变窄（横径），病程较长或年龄较大的可见钩突骨质增生。用正骨推拿（牵引下正骨法为主）纠正颈椎钩椎关节错位，疼痛可迅速缓解；改用保健枕后，能改善夜间加重的上肢放射痛。早期患者，痛性关节活动障碍，可在正骨手法治疗后迅速改善，晚期粘连性关节活动障碍者，除治疗颈椎外，需加强肩关节局部治疗，包括松解粘连、功能锻炼、改善局部循环、治疗肌萎缩等。因此，我们初步认为，老年性肩周炎，属一种特殊类型的颈椎病——椎间盘变性并发钩椎关节错位。发病主要原因是椎间盘早期变性，椎间失稳状态下，睡姿不良的诱因作用下，引起钩椎关节的向前或侧摆错位，使脊神经根的前根或前后根同时受累。一般的颈椎病，多为后关节错位（斜位 X 线片可见上关节突侵入椎间孔），出现颈肩臂疼痛，无运动功能障碍。肩周炎主要特点是疼痛同时出现肩关节活动受限。脊神经前支在椎间孔外不远处发出交通支，与交感神经相联系，并发出脊膜返回支再入椎管，支配管内骨膜、硬脊膜、硬膜外血管、后纵韧带及关节囊等敏感组织。钩椎关节错位，直接压迫或牵张刺激，伤及脊膜返回支，引起肌肉痉挛性的剧烈疼痛。若能早期诊断，及时纠正骨关节错位，解除对神经的刺激、压迫，肌肉痉挛缓解，肩痛即可缓解，此期间的关节活动受限将随疼痛消除而完全康复。如果错位未及时纠正，将导致脊膜返回支损害，引起其支配的椎间孔内无菌性炎症及肩关节周围滑囊渗出水肿，加剧了椎间孔内水肿而继发性加重前后根神经受压，进而加重肩周肌群痉挛性疼痛，形成恶性循环，发展成肩关节周围炎。由于病变以椎间孔内口前壁（钩椎关节）损伤为主，故前根的运动神经纤维受损较重，而使关节活动明显受限。

（四）诊断要点

● 三步定位诊断法

1. 神经症状定位诊断。根据肩痛局部的肌肉，做出第一步的神经症状定位诊断。例如，疼痛在三角肌和肱二头肌属 C_5、C_6 颈神经支配，初步定位 C_5 颈椎发病。若疼痛在锁骨下窝处，多为后斜角肌痉挛，应定位为 $C_7 \sim T_1$，如此类推。

2. 触诊定位诊断。肩周炎发病在椎体前侧的钩椎关节，常规检诊多在颈后侧，故难以查到阳性体征。现总结如下方法，可发现阳性体征：①患者端坐位，医生立其后侧，双手扶其肩部；食指按其锁骨上窝处，轻力触摸，查出紧张的斜角肌（前、中斜角肌难以发现，后斜角肌在斜方肌下方，应细心检查，以免漏诊）。②医生立其患侧，一手拇指按住上述检出斜角肌，使其更显紧张；另一手拇指沿此紧张的索状肌束由下而上探查，直达该肌止点的横突处（前、中斜角肌止于横突前结节，定位准确，后斜角肌止于横突后结节，应以横突前压痛点为准）。③该横突部常有痛性小结节，钩突前侧压痛。④颈椎活动受限，伸屈、转颈受限轻，侧屈受限较显。⑤测量患肩活动受限情况：轻者只有某一动作受限，重者则上举、外展、后伸、后旋均受限，记录受限角度和活动时引起疼痛的肌肉。

3. 影像学定位诊断。拍摄颈椎正侧位和斜位片，若有可疑病变者（椎间盘突出、结核、肿瘤等）加 MRI 或 CT 检查。排除手法禁忌证后，分析椎间关节退变、失稳、钩椎关节错位、后关节错位和椎管矢状径变窄表现与发病的关系，观察颈胸椎退行性变的程度与发病的关系。明确与三步定位一致的发病颈椎及关节错位类型，制定治脊疗法方案。

（五）治脊疗法

1. 主治法。牵引下正骨法能较易纠正钩椎关节错位。放松手法后，患者坐在 QY-7 型牵引椅上，用 16~20kg 作牵引，先用牵引下侧搬按法，后用牵引下摇正法（摇肩法和摇头法）和斜角肌反向运动法，5~10min 结束。去除牵引后仰卧床上做患侧肩臂部痛区手法，每日 1 次，15 次为 1 个疗程，轻症或初起者可不需按疗程，治愈即止。

如无牵引椅，可在卧位做正骨推拿。除颈椎常规手法外，加用"定点"于错位横突前侧做拇角扳按法。发病初期或轻症患者可选对顶法。患者取坐位，医生立其患侧前方，用拇指按于前移位的横突前方，将患者头侧屈靠在医生手背部，嘱患者用力将患肩上耸，医生定点拇指同时向内后方按压（反向运动法），1~3 次用力即可立即改善。

2. 辅治法。急性期可选用止痛作用好的理疗，选用微波或超激光治疗颈椎部，中频或电针在肩周痛点治疗，可减轻局部疼痛。剧痛者可加用药物口服或脱水疗法。

3. 急性期好转后（疼痛减轻后），及早做医疗体育锻炼，但必须渐次增加运动量，循序渐进，不可操之过急。

4. 及早改用颈保健枕，纠正半俯卧（抱肩状）的不良卧姿及单向侧卧习惯，应改为仰卧为主，左、右侧卧为辅，以免另一侧肩周炎发病。

非颈椎病所致的肩周炎（肩关节扭挫伤），仍以肩关节局部理疗为主，不必加颈椎正骨推拿手法治疗。

典型病例

● 例1 孔某，男性，56 岁。

主诉：双肩部疼痛伴活动受限 6 个月余。

现病史：患者 6 个月前因劳累后出现双侧肩部疼痛，活动受限，夜间疼痛加重，每夜均会痛醒。外院查双肩关节 X 线片、类风湿因子、血沉等相关检查未见异常，诊断为双侧肩周炎。服中西药物及双肩关节局部行针灸、推拿、微波、低频等治疗 6 个多月，症状未见缓解。近期患者双侧肩部及上臂疼痛加重，双手受限，生活无法自理，夜间疼痛加重，服用安眠药、止痛药仍难以入睡。

现症见：精神疲倦，表情痛苦，情绪焦虑，颈部及双肩部疼痛，双上肢活动受限，动则剧痛，双上肢冰冷。舌淡、苔白腻，脉沉紧。

查体：颈部及双侧肩部广泛压痛，以 $C_3 \sim C_6$ 椎旁明显，前、中、后斜角肌紧张，呈条索状硬结，颈部活动受限，以左、右侧屈明显，双侧肩关节活动度：上举约 25°、外展约 10°、背屈只可触及臀部，三角肌轻度萎缩，双侧臂丛神经牵拉试验（+）。

辅助检查：X 线颈椎侧位片示颈轴变直，C_5、C_6 椎间隙变窄，C_5、C_6 双边征；斜位片示 C_4、C_5 双侧椎间孔变形变窄；正位片可见 C_5 棘突左偏，C_6 棘突右偏。

诊断分析：采用三步定位诊断法，诊断为肩周炎，病因分型为关节功能紊乱型。

治脊疗法：以正骨手法为主治法，牵引下正骨纠正 C_5、C_6 旋转式错位，辅以电针、推拿颈肩部，肩关节红外线及微波照射各 15min，电针穴取双颈夹脊、双肩井、双肩髃、双肩髎、双肩前、双肩贞、双肩阿是穴等，推拿以松解弹拨前、中、后斜角肌，冈上、下肌，三角肌，大、小菱形肌，大、小圆肌等，并予塞来昔布止痛。结合症状及舌脉，中医诊断为漏肩风，证属风寒阻络，中药予桂枝加葛根汤加减以祛风散寒，温经通络。同时嘱其练习爬墙等帮助肩关节活动，练习米字功、问号功等加强颈部肌肉力量，并改用保健枕。

疗程及疗效：每日治疗 1 次，治疗 5 次后，患者颈肩部疼痛减轻，夜间疼痛明显减轻，可安静入睡，停用塞来昔布止痛药。肩关节活动度上举约 70°，外展约 60°，背屈可触及 L_1 棘突，在原来治疗的基础上加用小针刀治疗，取喙突、肱骨大结节、肱骨小结节等肌肉起止点处松解治疗，每 5 日治疗 1 次。再治疗 15 次，患者颈肩部疼痛基本消失，肩关节活动度基本正常，恢复正常的生活工作。随访 3 年余，未见复发。

病案分析：颈源性肩周炎实质为神经根型颈椎病的一种，主要是 C_5、C_6 神经根受累引起肩关节及上肢麻木疼痛，继而出现活动受限的临床表现。本病例初诊时以单纯肩周炎进行治疗，没有考虑颈椎病变，故疗效不佳。后根据三步定位诊断法对患者进行详细体查及颈椎 X 线检查，在 C_5、C_6 发现阳性反应点及关节错位，并有 C_5/C_6 椎间隙变窄，故考虑患者双肩疼痛、活动受限为颈椎病引起。急性疼痛期治疗当以牵引下正骨为主治法，辅以电针、推拿、红外线、微波照射等以改善肩关节周围软组织循环、修复软组织，配合口服中药桂枝加葛根汤加减以祛风散寒，温经通络。待症状缓解后以小针刀松解局部肌肉，同时指导患者进行颈部及肩关节功能锻炼，故疗效显著。

● 例2 邓某，男性，52岁。

主诉：右侧肩部疼痛2年余

现病史：患者2年前受凉后出现右侧肩部疼痛沉重，活动受限。外院右肩关节DR示骨质未见明显异常，诊断为"肩周炎"，行针灸、推拿等治疗，症状缓解。但病情反复发作，近来右肩疼痛加重。

现症见：右肩部疼痛沉重，颈部及背部酸痛。舌淡红、苔薄白，脉弦紧。

查体：右肩外展、上举、后伸基本能完成，C_5~T_1棘突间及椎旁压痛，C_5左旋、C_6右旋，T_1左旋，叩顶试验（－），双侧臂丛牵拉试验（－）。

辅助检查：颈椎DR示C_5、C_6双边征，T_1棘突左偏。

诊断分析：采用三步定位诊断法，诊断为颈椎病，临床分型为颈型颈椎病，病因分型为关节功能紊乱型。

治脊疗法：先放松颈肩部肌肉，再用俯卧冲压法纠正颈胸交界，低头摇正法纠正C_5、C_6，最后用针灸、微波等治疗颈部及右肩部。疼痛严重时口服塞来昔布止痛。结合症状及舌脉，中医诊断为痹症，证属风寒湿痹，予乌头汤加减治疗。

疗程及疗效：每日1次，首次治疗后，患者肩部疼痛沉重明显减轻，连续治疗5次，症状基本消失。随访2年未见复发。

病案分析：该患者以右肩部疼痛为主，外院诊断为肩周炎，然而患者肩关节活动受限不明显，查体发现颈椎局部压痛明显，且三角肌，大、小圆肌等肩关节周围肌肉由C_5、C_6神经支配，当C_5、C_6出现小关节错位时可出现肩部疼痛沉重等症状而误诊断为肩周炎。采用龙氏正骨手法针对错位椎体予以纠正则疗效显著。

三、腰椎综合征临床应用及病案分析

腰椎综合征是指腰椎骨质、关节、椎间盘及其周围软组织发生损伤，退行性改变引起腰椎后关节错位，腰椎间盘突出或腰椎骨质增生，直接或间接地对神经根，脊髓及交感、副交感神经，产生压迫、刺激而造成继发性损害引起的临床症候群。腰椎综合征包括腰椎后关节错位、腰椎滑脱症、腰部软组织损伤、腰椎间盘突出症、骨盆旋移综合征等。

（一）腰椎后关节错位

腰椎后关节错位又称腰椎后关节紊乱，是常见的腰腿痛病因之一，由于当前缺乏腰椎后关节错位的诊断，故临床常被误诊为"腰肌劳损"。

1.病因病理。腰椎急性扭挫伤及慢性劳损是本病的主要病因，老年性脊柱退行性变，椎间盘变性及椎周肌肉韧带松弛，易导致椎间失稳，轻微的外力即可引起后关节错位。腰椎在躯干中负重最大，腰椎后关节呈矢状面，周围包以薄而紧的关节囊，活动时除受关节面的方向限制外，还受周围各韧带的牵制，当负重、弯腰、扭转等动作不协调或超重时，后关节活动超过正常的活动范围，就会损伤关节囊及周围的韧带。这种急性腰扭伤多见于青壮年及体力劳动者，关节错位的同时亦常伴随肌肉韧带等软组织的损伤，导致急性腰腿痛的发生。没有外伤史的患者，由于腰椎棘上韧带、多裂肌、腰方肌、髂腰肌等软组织的慢性劳损，使腰椎关节承受不正常的作用力，久之，继发性损伤关节囊、椎间韧带而导致关节失稳，当弯腰过久或扭转腰部用力时，即可引起后关节错位而出现腰腿痛。且该病具有反复发作，时轻时重的特点。

腰椎后关节错位，轻的由于关节囊的损伤、关节无菌性炎症较轻，只有椎旁的局限性疼痛及压痛，通过卧床休息及局部的热敷、贴敷止痛膏药等即可自愈。如果关节错位较大，导致周围软组织损伤较重，创伤性渗出，使周围组织水肿甚至血肿，椎间孔变窄，压迫或刺激周围的神经和交感神经，引起一系列的复杂的综合证候群，除腰肌痉挛疼痛外，还会沿神经分布区出现腹痛、下肢疼痛、下肢冷厥感或烧灼感，有些还导致肠痉挛、肠功能紊乱、痛经等。

2.临床表现。

（1）腰痛：一侧或双侧椎旁或棘突间疼痛，有时沿椎旁一侧放射致臀部及下肢。

（2）板状腰：腰曲前凸消失，腰肌僵硬，活动受限，特别是前屈、后伸，活动时可有触电感，酸软乏力。

（3）触诊：腰椎棘突偏歪，椎旁及棘突间压痛、叩击痛，椎旁软组织有硬结、条索状物，腰肌紧张痉挛，压痛明显。

（4）X线：侧位片可见腰轴变直或过度前屈，椎间孔变窄，出现"双边"、"双突"征或腰椎滑脱征；正位片可见腰椎侧歪，小关节间隙左右不对称等。

3.诊断要点。

（1）腰痛：既往有腰部扭伤病史或慢性腰痛病史，常伴下肢放射性疼痛。

（2）板状腰：腰曲前凸消失或过大，腰肌紧张压痛，棘突偏歪，棘突间及椎旁压痛明显。

（3）直腿抬高试验阴性，拾物试验阳性。

（4）X线检查：排除骨质病变、脱位、结核及肿瘤，并有小关节错位的征象。

4.治脊疗法。纠正腰椎各椎小关节并治疗椎旁周围软组织劳损为治疗本症的根本措施。

（1）正骨推拿：按病情的轻、重、缓、急选用手法治疗，四步手法用于重症及慢性患者，轻症者用一步、二步手法即可。根据关节的错位类型采用侧卧摇正法、牵抖冲压法等。

（2）热疗、电疗：时常做局部热疗，腰肌痉挛者，于手法治疗前进行，可缓解肌肉痉挛；腰肌软弱者，于手法治疗后进行，可减轻手法的疼痛反应。腰椎退行性改变的老年患者，可选用微波、超短波等较深透的热疗。急性扭伤者，可选用磁疗或中频电疗法，具有良好的解痉镇痛作用。

（3）水针疗法：对于腰椎失稳反复发作的患者，急性期过后及早应用水针疗法治疗软组织的劳损。

（4）药物治疗：急性期可选用消炎止痛药物及脱水药治疗，恢复期可依据中医的辨证论治采用补肝肾、强筋骨、活血通络等中药治疗。

（5）牵引疗法：合并有腰椎间盘突出患者应联合应用倒悬牵引等牵引疗法。

（6）康复锻炼：急性期疼痛缓解后，应尽早以飞燕、拱桥等动作进行腰背肌肉功能锻炼。

（二）腰椎滑脱症

正常腰椎排列整齐，腰椎滑脱症是由于先天或后天的原因，其中一个腰椎的椎体相对于邻近的腰椎向前或向后滑移，即为腰椎滑脱。因退变、外伤或先天因素等使腰椎椎体与椎弓根或小关节突骨质连续性中断者，称为腰椎峡部崩裂。椎骨出现变位致使连续性延长，以致上位椎体、椎弓根、横突和上关节突一同在下位椎节上方向前移位者，称为腰椎峡部崩裂合并腰椎滑脱，亦称为真性滑脱。腰椎滑脱而腰椎峡部连续者称之为假性滑脱，多见于 L_4 或 L_5 椎体。

根据滑脱程度分为4度：将腰椎分为四等份，滑脱 1/4 为 1 度，滑脱 1/2 为 2 度，滑脱 3/4 为 3 度，滑脱超过 3/4 者为 4 度。1 度、2 度患者应用治脊疗法疗效较佳，3 度、4 度患者疗效不明显者建议手术治疗。

1.病因病理。真性滑脱多是由于先天峡部崩裂或腰部受暴力引起的，由于受外伤引起的真性滑脱，建议手术治疗。先天峡部崩裂引起的真性滑脱及长期的负重、劳累、肥胖等引起的假性滑脱可应用治脊疗法治疗。

2.诊断要点。

（1）反复出现慢性腰痛、腰软无力，双下肢疼痛发胀，行走无力，休息后以上症状缓解，活动及劳累后加重。

（2）滑脱严重者，可见腰部前凸后凹增加，触诊可发现腰椎棘突呈阶梯状改变，患者常双手叉腰以减轻疼痛，呈间歇性跛行。

（3）X线检查：腰椎生理前屈增大，侧位及动力位可见腰椎后缘连线中断，双斜位片可见典型的"狗项圈"征象（真性滑脱）。

3.治脊疗法。以纠正腰椎椎体滑脱配合水针疗法固定及增强腰部肌肉功能锻炼为主。

（1）正骨推拿：用揉法、滚法、摇腿揉腰法等放松腰背及臀部肌肉，用牵抖冲压法、抱膝滚动法等纠正腰椎滑脱。

（2）水针治疗：及早应用水针疗法帮助固定腰椎及治疗软组织的劳损。

（3）倒悬牵引：假性滑脱者，可以应用倒悬牵引下正骨帮助纠正腰椎滑脱。真性滑脱者禁用。

（4）电针、热疗等：运用电针、微波、超短波、低频等帮助放松及修复腰部软组织。

（5）康复锻炼：应尽早以飞燕、拱桥等动作进行腰背肌肉功能锻炼。

（三）腰部软组织损伤

腰部软组织损伤主要是指腰骶部的肌肉、韧带、筋膜等软组织，由于急性外伤、慢性劳损或其他原因引起腰骶部的肌肉韧带筋膜出现疼痛、局部紧张、僵硬、压痛及活动受限和功能障碍为特征的综合征。腰部软组织损伤可分为急性损伤和慢性损伤。

急性腰部软组织损伤多见于青壮年和体力劳动者，由于抬重物时动作不协调或外伤导致腰部各肌群用力失调而产生急性损伤。主要表现为局部软组织受损，由于急性的炎症、出血、水肿而出现局部的疼痛及功能障碍等症状体征。

1.诊断要点。

（1）有明显的外伤史。

（2）伤后即出现腰部疼痛，活动受限，咳嗽、大声说话、深呼吸、腹部用力均可使腰痛加重，伤后次日疼痛加重。一般无下肢疼痛，部分有牵涉痛，一般不超过膝盖。

（3）初时常呈弥漫性腰痛，腰部肌肉痉挛、僵硬，可有脊柱侧弯，腰部各方向活动受限。

（4）压痛定位：在棘突旁骶棘肌旁处、腰椎横突或髂嵴后背有压痛，多为肌肉或筋膜损伤。在中线棘突间压痛者，多为棘间韧带或棘上韧带损伤。

（5）X线检查：无异常改变。

2. 治脊疗法。缓解肌肉痉挛疼痛为主。

（1）卧硬板床休息，可减轻肌肉痉挛疼痛。

（2）急性扭伤 24h 内冰敷，24h 后可以热疗、红外线、微波等物理疗法治疗。

（3）用揉法、滚法、按法等放松腰背部肌肉，手法以轻柔为主，忌在受伤点用重手法按压。

（4）急性疼痛时可服用塞来昔布等消炎止痛药，内服与外敷活血化瘀止痛等中草药。

（5）急性疼痛缓解后，逐渐加强腰背肌肉功能锻炼，促进局部血液循环，加速炎症、水肿的吸收，预防转为慢性腰背痛。

慢性腰部软组织损伤是由于长期工作姿势或常处于特殊体位，导致积累性劳损变性形成的。急性腰肌损伤如治疗不及时或治疗不当，亦是导致慢性腰部软组织损伤的常见原因。

1. 诊断要点。

（1）有急、慢性腰部扭伤病史或与一定的职业，工种相关。

（2）慢性腰部疼痛，腰背活动受限，劳累后加重，休息后缓解，过度活动时加重，适当变换体位时减轻。

（3）腰部压痛点固定，常可触及条索状或团块状痛性结节，痛点和结节多位于两侧腰肌、腰椎横突尖、髂骨后部等肌肉止点处。

（4）X 线检查：一般少有阳性发现。

2. 治脊疗法。

（1）预防为主，纠正不良的工作姿势，工作中注意调换体位。

（2）推拿手法治疗：用揉法、滚法、按法等放松腰背部肌肉，应用电针、艾灸、拔罐等传统方法治疗。

（3）应用红外线、微波、中频等物理因子疗法治疗疼痛部位。

（4）采用活血化瘀、补益肝肾、祛风通络等中草药内服外敷。

（5）以飞燕、拱桥等动作进行腰背肌肉功能锻炼。

（四）腰椎间盘突出症

腰椎间盘突出症又称腰椎间盘纤维环破裂髓核突出症，是椎间盘发生退行性病变后，在外力的作用下，纤维环破裂髓核突出刺激或压迫邻近的神经根、脊髓或血管等组织而出现一系列腰痛并伴坐骨神经临床症状的一种病变。本病为临床常见病多发病，是腰腿痛最常见的原因。多见于青壮年，与劳动强度及外伤有关。L_5 椎间盘的平面因腰骶部活动度大，处于活动的脊柱与固定的骨盆交界处，承受压力最大，容易发生退行性变及损伤。临床以 L_4/L_5、L_5/S_1 发病率最高，约占95%。本病对患者生活与活动影响较大。既往认为病程长、合并马尾神经压迫及椎管狭窄者，常采取手术治疗。然而，临床上我们观察到应用治脊疗法对本病亦取得较满意的疗效。

1.病因病理。

（1）病因：腰椎间盘的退行性改变是基本因素，而外伤则常为其发病的重要原因。椎间盘变性致使髓核含水量降低，并因失水引起椎节失稳、松动等小范围的病理改变；纤维环坚韧程度降低则易损伤破裂；长期反复的外力作用造成椎间盘轻微损害，加重了退变的程度。而椎间盘又有自身解剖因素的弱点，表现在成年之后逐渐缺乏血液循环，修复能力差。在上述因素作用的基础上，某种可导致椎间盘所承受压力突然升高的诱发因素，即可能使弹性较差的髓核穿过已变得不太坚韧的纤维环，造成髓核突出。此外，脊椎先天畸形（包括腰椎骶化、骶椎腰化、半椎体畸形、小关节畸形和关节突不对称等）可使下腰椎承受的应力发生改变，椎间盘内压升高，从而加重椎间盘退变和损伤。破裂的椎间盘产生化学物质的刺激及自身免疫反应使神经根发生化学性炎症，突出的髓核压迫或牵张已有炎症的神经根，使其静脉回流受阻，进一步加重水肿，使得对疼痛的敏感性增高，受压的神经根缺血引起感觉功能障碍。

（2）病理：腰椎间盘突出症的病理变化，大致可分为3个阶段。

1）突出前期：此期髓核因退变和损伤可变成碎块状物，或成瘢痕样结缔组织，纤维环因损伤变软变薄或产生裂隙。此期患者可有腰部不适或疼痛，但无反射性下肢痛。临床上可见少数因一次暴力引起突出者。

2）椎间盘突出期：外伤或正常活动使椎间盘压力增加时，髓核由纤维环薄弱处或破裂处突出。突出物刺激或压迫神经根部产生放射性下肢痛，或压迫马尾神经而发生大、小便功能障碍。在急性期，突出物产生的化学介质使受压的神经根产生水肿、充血变粗和极度敏感，任何轻微刺激均可产生剧烈疼痛。待化学性炎症反应消失后，突出物的单纯机械性压迫使其传导能力下降，则表现为运动和感觉功能缺失。按髓核突出的病理形态，有以下3种类型。

①隆起型：纤维环部分破裂，表层完整，退变的髓核经薄弱处突出，突出物多呈半球形隆起，表面光滑完整。此型后纵韧带和部分纤维环不完整，突出物常可自行还纳或经非手术方法而还纳。临床上表现为间歇性发作。也可因外伤，如粗暴手法使纤维环完全破裂，变成破裂型或游离型突出。

②破裂型：纤维环完全破裂、退变和破碎的髓核由纤维环破口突出，突出物多不规则，有时呈菜花样或碎片状。病程较长者，突出物易与周围组织粘连，产生持续压迫。

③游离型：纤维环完全破裂，髓核碎块经破口脱出游离于后纵韧带之下，穿破或绕过后纵韧带进入硬膜外间隙。游离的髓核碎块有可能远离病变间隙，到达上或下一个椎间隙平面。有时大块髓核脱出将椎管堵塞，或破入硬膜囊，造成广泛的神经根和马尾神经损害。

破裂型和游离型突出，因纤维环完全破裂，突出物不能还纳，一般采取手术治疗，并应尽早手术，减少对神经根和马尾神经压迫。如神经受长期压迫产生变性和萎缩，则功能难以完全恢复。

3）突出晚期：椎间盘突出后，病程较长者，椎间盘本身和其他邻近结构均可发生各种继发性病理改变。常见如突出物纤维化或钙化，椎间隙变窄，边缘骨质增生形成骨赘，黄韧带肥厚，椎间关节骨性关节炎，神经根和马尾神经损害，继发性椎管狭窄等。

（3）分类：根据突出的方向和部分分类，髓核可向各个方向突出，有前方、侧方、后方、四周和椎体内突出。其中以后方突出最常见。临床上常把后方突出分为中央型和旁侧型。旁侧型最多，少数位于椎间孔或其外侧称为远外侧型。

①旁侧型突出：突出位于椎间盘的后外侧，即后纵韧带外侧缘处，突出物压迫神经根，引起根性放射性腿痛。多为一侧突出，少数为双侧突出。

②中央型突出：髓核从椎间盘后方中央突出，压迫神经根和通过硬膜囊压迫马尾神经，出现神经根和马尾神经损害的症状和体征。一般以偏中央突出为多，正中央突出少。

2.临床症状。

（1）腰部疼痛：腰部疼痛是大多数患者最先出现的症状，发生率约91%。由于纤维环外层及后纵韧带受到髓核刺激，经窦椎神经而产生下腰部感应痛，有时可伴有臀部疼痛。腰痛呈钝痛、酸痛、锐痛等，与体位和休息有关。疼痛严重者卧位难以找到舒适卧姿而影响睡眠。

（2）下肢放射痛：主要表现为坐骨神经痛。典型坐骨神经痛是从下腰部向臀部、大腿后方、小腿外侧直到足部的放射痛，在喷嚏和咳嗽等腹压增高的情况下疼痛会加剧。放射痛的肢体多为一侧，仅极少数中央型或中央旁型髓核突出者表现为双下肢症状。

（3）下肢麻木：病情较长者，多诉小腿外侧至足背或小腿后侧至足跟、足底出现麻木区。少数患者麻木区位于大腿前面。

（4）马尾神经症状：少数患者临床出现会阴部麻木、肛周感觉异常，排便、排尿无力，尿潴留或尿失禁。男性多有阳痿等性功能障碍，严重者可出现大、小便失控及双下肢不完全性瘫痪等症状。

此外，腰椎间盘突出伴椎管狭窄者，可有间歇性跛行。严重神经根压迫，如

L_5 神经根麻痹致胫前肌、腓骨长短肌、拇长伸肌麻痹呈现足下垂。L_5/S_1 椎间盘突出致 S_1、S_2 神经根麻痹使小腿三头肌瘫痪较为少见。还有肢体发凉、下肢水肿等少见特殊症状，可能与交感神经受刺激，引起下肢血管神经功能障碍有关。

3. 主要体征。

（1）腰椎侧凸：腰椎侧凸是一种为减轻疼痛的姿势性代偿畸形。视髓核突出的部位与神经根之间的关系不同而表现为脊柱弯向健侧或弯向患侧。如髓核突出的部位位于脊神经根内侧，因脊柱向患侧弯曲可使脊神经根的张力减低，所以腰椎弯向患侧；反之，如突出物位于脊神经根外侧，则腰椎多向健侧弯曲。

（2）腰部活动受限：大部分患者都有不同程度的腰部活动受限，急性期尤为明显，其中以前屈受限最明显，因为前屈位时可进一步促使髓核向后移位，并增加对受压神经根的牵拉。

（3）压痛、叩痛及骶棘肌痉挛：压痛及叩痛的部位基本上与病变的椎间隙相一致，80%~90% 的病例呈阳性。压痛点主要位于椎旁 1cm 处，可出现沿坐骨神经放射痛。叩痛以棘突处为明显，系叩击振动病变所致。约 1/3 患者有腰部骶棘肌痉挛。

（4）直腿抬高试验或股神经张力试验阳性：腰椎间盘突出症患者神经根受压或粘连使滑动度减少或消失，抬高在 60° 以内即可出现坐骨神经痛，称为直腿抬高试验阳性。有时因髓核突出较大，抬高健侧下肢也可牵拉硬脊膜诱发患侧坐骨神经产生放射痛。L_2/L_3 和 L_3/L_4 椎间盘突出的患者可出现股神经张力试验阳性。

（5）患侧腱反射异常：L_3/L_4 椎间盘突出可表现为膝腱反射减弱或消失，L_5/S_1 椎间盘突出可表现为跟腱反射减弱或消失。

（6）神经系统表现：神经受损常导致感觉障碍、肌力减退、肌肉萎缩，伴椎管狭窄者有间歇性跛行。

4. 影像学检查。

（1）腰椎 X 线平片：单纯 X 线平片不能直接反应是否存在椎间盘突出，但 X 线片上有时可见椎间隙变窄、椎体边缘增生等退行性改变，是一种间接的提示，部分患者可以有脊柱偏斜、脊柱侧凸、脊柱滑脱。临床多采用正位片 + 侧位片 + 斜位片 + 动力位片来综合评价腰椎形态结构。此外，X 线平片可以发现有无结核、肿瘤等骨病变，对治疗有重要的鉴别诊断意义。

（2）CT 检查：CT 可较清楚地显示椎间盘突出的部位、大小、形态，神经根、硬脊膜囊受压移位的情况，同时可显示椎板及黄韧带肥厚、小关节增生肥大、椎管及侧隐窝狭窄等情况，对本病有较大的诊断价值。

（3）磁共振（MRI）检查：MRI 可以全面地观察腰椎间盘是否病变，并通过不同层面的矢状面影像及所累及椎间盘的横切位影像，清晰地显示椎间盘突出的形态及其与硬膜囊、神经根等周围组织的关系，另外可鉴别是否存在椎管内其他占位性病变。

（4）电生理检查（肌电图、神经传导速度与诱发电位）可协助确定神经损害的范围及程度，观察治疗效果。实验室检查主要用于排除一些疾病，起到鉴别诊断作用。

5. 诊断要点。

（1）对典型病例的诊断，结合病史、症状、体征和影像学检查，一般都不困难。非典型则要注意观察和鉴别诊断，并结合影像学检查结果明确诊断。目前临床公认的诊断依据是：患者腰痛伴有一侧放射性坐骨神经痛，症状时轻时重；下腰棘突旁压痛伴有放射痛；脊柱姿态改变和不对称性运动受限；直腿抬高试验和加强试验阳性；患侧 L_5、S_1 或 L_4 根性感觉、肌力和反射异常；X 线片、CT、MRI 显示病变脊柱形态改变，突出方向、突出物大小、神经受压情况及主要引起症状的部位。

（2）三步定位诊断法：以上各项归纳起来，以病史、症状（即主诉，神经症状定位诊断），触诊（触诊，体查定位诊断），X 线、CT、MRI 诊断（影像学定位诊断）为三步定位。最关键为三者一致，坚决克服只重视影像学检查，忽视临床查体的不良习惯。对以往认为病因不明的腰部疾病及下肢的疾病，只要排除器质性病变者，都可按腰椎病的三步定位检查，腰椎有损害而导致该器官发生病变者，可确诊为腰椎相关性疾病。

6. 治脊疗法。腰椎间盘突出症治疗方法的选择，取决于该病的不同病理类型、病理阶段和临床表现，以及患者的年龄和身心状况。手术和非手术疗法各有其适应证，绝大多数腰椎间盘突出症可经非手术疗法得到缓解或治愈。目前，随着对椎间盘突出症病因、病理认识的逐渐深入，以及现代诊断技术的进步，对其治疗应尽可能地采用非手术疗法，尽量减少手术治疗，已得到越来越多学者的认同。非手术疗法已经成为治疗腰椎间盘突出症的基本疗法。临床一致认为，腰椎间盘突出症的治疗目的不应是单纯追求椎间盘突出髓核的部分或全部回纳，还在于促进椎间盘突出物的逐渐缩小或吸收，改变突出物与神经根的位置关系，减轻或消除对神经根的压迫，改善局部血液循环，加速其炎性物质的吸收和肿胀的消退，从而减轻或解除对神经根的刺激，以达到缓解或消除临床症状，直至痊愈与康复。

（1）卧床休息：急性期应完全卧床休息，减少椎间盘承受的压力，有利于局部静脉回流，减轻水肿，加速炎症消退，改善椎间盘营养，促使损伤的纤维环组织获得部分修复。卧床体位可采用仰卧位、侧卧位、俯卧位或跪卧位，以自我感觉舒适为宜。一般患肢在屈膝屈髋位，对缓解疼痛特别有效。

（2）药物治疗：急性期可给予抗炎止痛、脱水、解除肌肉痉挛、扩张毛细血管及营养神经药物治疗。中医方面，本病属于腰腿痛范畴，可分为虚证和实证。由劳伤肾气、肾精亏虚所致者，多属虚证；受风寒湿邪所致者，其证多实；凡闪挫劳损气滞血瘀者，多虚实并见。在治疗上应时以肾虚为念，在实证去邪后必须妥为调摄，始能巩固疗效。

（3）针灸疗法：根据中医不通则痛的理论，经络循行不畅是引起疼痛的主要原因。运用针灸疗法疏通经络，可使疼痛迅速缓解或减轻，从而达到镇痛效果。常用疗法有体针、电针、耳针等。临床多循经选穴，配合辨证选穴，注重攻补兼施。

（4）物理疗法：物理疗法是腰椎间盘突出症的一种常用辅助治疗，具有改善局部组织的血液循环，促进神经根炎症性水肿的吸收，止痛和缓解肌肉痉挛，有利于腰椎运动功能的恢复作用。常用的有短波透热疗法、超短波疗法、红外线疗法、音频电子疗法和中药离子导入等。

（5）牵引疗法：

1）骨盆牵引：骨盆牵引是常用的治疗腰椎间盘突出症的牵引方法。牵引可使椎间隙增大及后纵韧带紧张，有利于突出物髓核向间隙回纳，纠正脊柱关节紊乱，恢复正常的生理平衡，松解神经根的粘连，同时放松椎旁肌肉，改善受压组织的血液供应。

2）倒悬牵引：倒悬牵引是目前牵引疗法中既安全又有效的最佳治疗方法之一。其借助地心引力作用，利用自身体重进行牵引。在倒悬状态下，使得脊柱在直立时的压迫状态得以充分放松；受地心引力及内脏向前（头部）向上的运动力的牵引下，椎间隙增宽，椎体和椎间盘出现位移现象，有利于椎间盘还纳，同时解除绞锁及椎间关节囊嵌插对神经根的压迫，达到消除临床疼痛症状的目的。倒悬牵引还可以调整全身肌肉（尤其是腰部肌肉）的紧张与松弛的平衡，促进血液供养与新陈代谢，促进肌体的恢复。

（6）手法治疗：手法治疗简单易行，安全有效，是目前治疗腰椎间盘突出症最主要的方法。其作用机制可归纳为：①缓解肌肉痉挛、镇痛和提高局部组织痛阈，增强腰腿部肌力。②矫正腰椎侧凸、棘突偏歪和小关节紊乱，解除滑膜嵌顿，改善或恢复脊柱的生理曲线和活动度。③改善局部组织的血液循环，促进炎症介质和代谢产物的吸收和排泄，有利于病变组织的修复。④牵引旋转手法有可能使突出的髓核部分回缩，松解神经根的粘连或改变硬脊膜和脊神经根与突出髓核的位置关系，从而减轻或解除卡压。促使部分患者髓核突出物破裂突入椎体或后纵韧带、内容物逸出或吸收，消除髓核突出部的张力。按患者椎间盘突出的大小、方向、类型运用相应的手法治疗。

龙氏正骨推拿法治疗分4步，按放松手法、正骨手法、强壮手法、痛区手法进行。核心在正骨手法。主要采用的手法有：

1）摇腿揉腰法：该手法使后关节沿着轴心转动，主要纠正旋转式及侧凸式错位。

2）侧卧扳按法：该手法加强摇腿揉腰法对旋转式错位的矫正。

3）牵抖冲压法：该手法可矫正腰弓反张或单椎后凸并侧摆式错位，可促使髓核部分还纳和神经根移位。

4）双手重叠冲压法或间接冲压法：该手法加强和补充牵抖冲压法的作用，适合于椎体倾仰式错位。

5）俯卧按腰扳腿法：该手法用于单椎体侧摆式错位。

以上手法结合治脊床、倒悬牵引等治疗，可显著提高有效率。

（7）功能锻炼：功能锻炼可以逐渐矫正脊柱的生理曲线，增强腰背肌的肌力以增加脊柱的稳定性，减轻腰部的负荷，缓解疼痛。最常见的练习方法有飞燕式、拱桥。缓解期站立位练习腰部前屈、后伸、侧弯或在双杠上悬吊做前后摆腿练习。

（五）骨盆旋移综合征

骨盆旋移综合征是由骨盆诸关节扭、挫伤，引发无菌性炎症病变的一组临床综合征。男性以外伤为主因，多因滑倒时某侧臀部挫伤或骨盆较重的撞击伤，其次为慢性劳损、久病卧床体质虚弱状态下，长时间的姿势不良或轻度外伤而发生本症。女性比男性发病率高，除上述原因外，女性在更年期、妊娠、分娩后，骨盆韧带松弛，因轻度扭、挫伤而诱发，或因长时间的坐卧姿势不良而引发。

1.病因病理。骨盆由骶骨、双侧髋骨（髂骨、坐骨和耻骨）组成，是人体中轴的座基。人站立时，体重沿脊柱下传，经 L_5 传至骶骨，经骶髂关节分力于左右髂骨达髋关节，再经过双下肢到达地面。在坐姿时，则经骶髂关节分传至两侧髂骨、耻骨和坐骨部。人体活动时，腰骶关节和骶髂关节成为脊柱与下肢联系的枢纽，是重力分配的主要环节。骶髂关节属微动关节，骶骨可做点头和仰头的屈伸微动，亦可随骨盆的倾斜而做顺时针和逆时针方向的侧屈轻微摆动，髂骨可沿此关节面做上、下滑动和轻微旋转。

骨盆旋移症常见的受损部位有：①腰骶关节错位。②骶髂关节错位。③并发耻骨联合错位。④腰椎间盘突出症并发骨盆旋移症。⑤骨盆旋移症导致脊柱力学失衡，使脊柱（颈椎、胸椎、腰椎）多关节功能紊乱。⑥骨盆旋移症继发性髋关节、膝关节、踝关节骨性关节病等。骶髂关节呈耳状面，其间有不规则的突起和凹陷相交错，故称丛合关节。关节间隙是个崎岖不平而迂曲的间隙，关节周围有强大的骶髂前后韧带、骶腰韧带等联结，正常时十分稳固。然而骶髂关节发生错位，复位比颈胸腰椎难度大，需要准确的诊断和适当的巧力才能将丛合关节调正。

骨盆是连接躯干与下肢的枢纽，盆腔内有坐骨神经、股神经、股后皮神经等通过，同时盆腔内有泌尿、生殖、结肠、肛门等器官，当骨盆错位时，刺激通过盆腔的运动神经即可引起腰腿痛症状，刺激或损伤自主神经时，将引起盆腔内脏器功能的障碍而发生多种病症。

2. 临床表现。骨盆旋移综合征的临床表现较复杂，早期以骨盆和下腰椎的症状为主，病程长导致脊柱侧弯、过伸驼背变形，造成全脊柱多节段平衡失调后，临床症状涉及全身。早期可表现为下腰段及臀部疼痛、坐骨神经痛、下肢无力、肌肉萎缩、下肢循环不良等。严重者可出现卧位翻身困难；坐和站立时常以健侧负重的强迫体位；起立和坐下及翻身等变换骨盆体位动作时，下腰、骶髂部疼痛加剧；平卧时下肢不能伸直；晨起初期腰腿痛症状加重，活动后可减轻。

3. 临床体征。歪臀跛行是特征性姿势。

（1）阴阳脚：患者仰卧床上，双下肢自然伸直略分开（约与肩宽），放松双足，表现一侧外旋（称阳脚），是髋骨后旋位使髋关节后移所致；另一侧相对内旋（称阴脚），是髋骨前旋位使髋关节前移所致。

（2）长短脚：患者仰卧位，双下肢伸直并拢，双踝间中点与脐、鼻中点成一直线，对比两脚内踝的下缘，如不在同一水平线，即为长短脚。是由骶椎顺时针方向或逆时针方向侧摆，髂骨与骶骨间的上下错动引起的，要分析其损害是腰骶关节的侧摆式错位，或是骶椎侧摆致骶髂关节间的髂骨向上或下错位。要注意脊柱侧歪亦会引起长短脚，故应做进一步检查腰三角和骶三角做鉴别。骶三角检查方法：患者俯卧位，医生测量其两侧髂后上棘与骶尾关节间的等腰三角形，若左右不等腰，即为阳性（骶髂关节上下错位）。错位侧的骶髂关节部多有压痛、叩击痛，结合 X 线片可明确诊断。若此三角形左右边等长，局部无压痛，应检查髂后上棘与各腰椎棘突间的等腰三角形（腰三角），以鉴别长短脚是否由脊柱侧歪引起。

（3）骶骨“点头”（倾位式错位）或“仰头”（仰位式错位）是由腰骶关节滑脱式错位引起的，骶椎“点头”是腰骶关节向前错动致骶椎过伸成角，L_5/S_1 成角 > 35°；骶椎“仰头”是腰骶关节向后错动，形成平腰或后突反张。

（4）压痛点检查：骨盆旋移主要以骶髂关节和腰骶关节错位为主，耻骨联合受其影响发生分离、上下错位或左右两侧的前后错动。凡有关节损伤和无菌性炎症时，可在关节部触到明显压痛点，范围局限固定，急性期压痛明显，病程长；

慢性期，压痛轻，或按压时，患者诉说既痛又舒服。耻骨联合有错位时，亦有压痛，当骶髂关节、腰骶关节复位后，耻骨联合会自行随之复正。骨盆旋移呈"阴脚"的大腿内收肌多有痉挛和压痛，手法松解后即可消除。

（5）坐立弯腰试验：此法可作为腰骶关节和骶髂关节错位的鉴别诊断方法。若立位弯腰时，出现腰痛，坐位弯腰不痛，属骶髂关节错位；若坐、立位均同样疼痛，病变多属腰椎而不是骨盆，如果立位弯腰疼痛重，坐位弯腰虽有疼痛但明显减轻，则病变以骨盆为主，腰亦有病变。如仍未能鉴别时，可用动态检查判断骶髂关节有无失稳，从而确定病变部位。此法取坐位或立位，医生双拇指按住其双侧髂后上棘部，令患者弯腰，受损伤的一侧关节向上移动幅度增大，可考虑为骶髂关节有损害失稳。同时床边试验、骨盆分离试验、骨盆挤压试验、"4"字试验等可帮助鉴别诊断。

（6）X线检查：观察、测量腰骶关节和骶髂关节，与上述诊断所得结果综合分析，以确定骶椎错位类型：旋转式错位、侧摆式错位、滑脱式错位、骶椎倾位（点头）仰位（仰头）式错位和混合式错位，均会在平片上显示位置异常。骨盆片示：①髂骨旋前时变窄，旋后时变宽，髋关节旋前时股骨颈变短，旋后时股骨颈变长，可见左、右骶髂关节紊乱或有炎症，与临床阴阳脚表现吻合，证明是骶髂关节发生前、后旋转式错位。②腰椎棘轴与骶椎正中棘不在同一垂直线时，多由腰/骶关节侧摆式错位造成，显示 L_5/S_1 椎间左右不等宽，此为骶椎顺时针或逆时针方向侧摆偏歪，或显示两侧髂棘不等高，与临床长短脚表现吻合，证明骶椎侧摆式错位。③骨盆或腰椎侧位片观察：骶骨呈"点头"或"仰头"位，结合正位片，注意两侧骶髂关节面结构是否紊乱，有无致密性骨炎，证明腰骶关节发生滑脱式错位。④关节错位形式不同，耻骨联合错动方向各异，有可疑者，增加拍骨盆矢状位片，可见左、右耻骨发生错位。

4.骨盆关节错位类型。既由骶椎发生错位形成，亦可因腰椎或髂骨的错位而发生，与颈腰椎关节错位相似，但更为复杂。错位类型分为旋转式、侧摆式、滑脱式（倾仰式）和混合式四类型。骨盆诸关节正常时相互制约而更稳固，一旦发生错位时亦互相影响，故在诊断时，应注意查明诸关节错位的主次轻重。治疗时要有重点，又要全面调整，才能取得满意疗效。

（1）骶椎的左、右旋转式错位发生在骶髂关节时，髂骨旋前（后）或骶骨旋后（前），检查可见阴阳脚。医生触摸其双侧髂棘，能分清左右髂骨旋前（隆起）、旋后（低平），触摸髂后上棘与前侧方向相反。发生在腰骶关节时，触诊有 L_5/S_1 棘突旋转式错位征，重症者导致脊柱侧弯。

（2）骶椎侧摆式（顺时针或逆时针方向）错位时，检查可见两侧髂前上棘不等高和长短脚，病程长者，引发脊柱侧弯。要结合骨盆X线片分析，可分为：

①只有腰骶关节侧摆式错位。②只有骶髂关节侧摆式错位；③腰骶关节和骶髂关节均有错位。

（3）腰骶关节滑脱式错位（骶椎"点头"或"仰头"）：向前滑脱式错位者，触诊腰/骶部成角凹陷压痛，若仰卧位双足为阳脚，可能为骨盆分离，耻骨联合变宽。向后滑脱式错位者，俯卧位触诊腰/骶部呈平坦或后突，有叩击痛。

（4）混合式错位：兼有上述两种错位类型的表现，或变形更复杂。

5.治脊疗法。以纠正骨盆关节错位为主。

（1）正骨推拿：用揉法、滚法、摇腿揉腰法等放松腰背及臀部肌肉，屈髋屈膝旋髋按压法纠正骶髂关节旋转式错位（阴阳脚），俯卧牵抖冲压法纠正骶椎侧摆式错位的长短脚和旋转式错位的阴阳脚，俯卧牵抖冲压法纠正骶骨"点头""仰头"的滑脱错位，合并有腰椎间盘突出者可配合倒悬牵引下复位（具体可参阅第四章）。

（2）物理因子疗法：可选用微波、超短波、低频、中频等物理因子疗法治疗，可以改善局部血液循环，达到消炎止痛的作用。

（3）药物治疗：急性疼痛期可应用塞来昔布等止痛药物及脱水药物治疗，同时可根据中医辨证论治采用补肝肾、祛风通络、活血化瘀等中药治疗。

（4）针灸等传统疗法：电针、艾灸、拔罐、小针刀等传统治疗方法可舒筋通络，加速骨盆软组织的康复。

（5）康复锻炼：①仰卧位屈膝屈髋左右摆动 5~10 下，由"阳脚"侧用力摆向"阴脚"侧，幅度宜大，用力由轻渐重。②仰卧抬臀：双手抱颈，双下肢伸直，将臀部抬起，放下时往床上撞击骶部，由轻至重，该法适合于骶椎"点头"式错位。③"阴脚"侧内收肌群自我揉捏，至紧张的肌肉放松为佳。④骶椎"仰头"者，每日练跪坐 10~30min。"点头"者，每日练盘腿坐 10~30min。

典型病例

● 例1　陈某，男性，49 岁。

主诉：反复腰痛 1 年余，加重伴右下肢放射性疼痛 1 个月。

现病史：1 年前，患者因劳累后出现腰部疼痛，曾于外院诊断为"腰椎间盘突出症"，予针灸推拿等治疗，症状可缓解。1 个月前，患者腰痛加重伴右下肢放射性疼痛，查 MRI 示（图 5-7、图 5-8）：①L_5/S_1椎间盘突出、脱出（右后侧型），继发相应椎管狭窄。②L_4/L_5椎间盘轻度膨出。③腰椎退行性变。④考虑左肾中级小囊肿。外院建议手术治疗，患者畏惧手术，要求保守治疗。

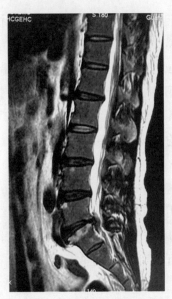

图 5-7　L_5/S_1 向后脱出

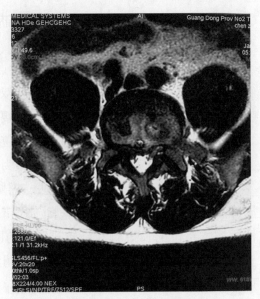

图 5-8　L_5/S_1 向右侧脱出

现症见：精神疲倦，腰痛，伴右下肢疼痛、冷感和麻木，活动欠佳，稍动则痛甚，卧床休息后症状稍减轻，行走困难，轮椅代步。舌暗红、苔薄白，脉弦涩。

查体：腰椎活动明显受限，以前屈后仰为主，腰椎生理曲度稍变直，L_4~S_1 椎旁及棘突压痛（＋），L_4 左旋，L_5 右旋，右下肢直腿抬高试验（＋），约 50°，加强试验（＋），右侧股神经牵拉试验（－），右侧拇背伸肌力较左侧减弱。

诊断分析：采用三步定位诊断法，明确诊断为腰椎间盘脱出症，病因分型为混合型，考虑 L_4、L_5 旋转错位所致。

治脊疗法：先用摇腿揉腰法放松腰背部肌肉，再用侧卧搬按法及牵抖冲压法纠正腰椎小关节错位，最后予针灸、微波等治疗。中医诊断为痹证，属气滞血瘀型，予桃红四物汤加减治疗。

疗程及疗效：每日治疗 1 次，首次治疗后，患者即可下地行走。连续 3 次治疗后，患者腰痛明显缓解，右下肢仍有麻木。在原来治疗的基础上加用倒悬牵引，每日 1 次，每次 10min，连续治疗 10 日。由于工作原因，遗留右下肢轻微麻木出院，嘱其每日坚持练习飞燕、拱桥等训练腰背肌肉功能，同时坚持游泳、吊单杠等运动。患者每日坚持锻炼，半年后腰痛右下肢麻木症状消失。随访 5 年余，未见复发。

病案分析：该患者腰椎间盘脱出诊断明确，西医主张手术治疗。该患者能够成功治愈，关键在患者对医生的足够信任，运用正骨手法配合倒悬牵引，有效地纠正了腰椎的错位。同时患者能够坚持不懈地锻炼，有助于腰部肌力的恢复，增加了脊柱的稳定性，帮助突出、脱出椎间盘的回纳和吸收。

● 例 2　张某，男性，46 岁。

主诉：腰部疼痛伴右下肢放射痛 1 个月余

现病史：1 个月前，患者因搬抬重物后出现腰部疼痛，伴右小腿前外侧麻木疼痛，病情逐渐加重。

现症见：腰部疼痛，伴右小腿前外侧麻木疼痛。舌红、苔黄厚，脉弦滑数。

查体：触诊腰部板硬，L_4 棘突左偏并后凸，L_5 椎体右侧压痛，右侧直腿抬高试验（＋），加强试验（＋），双侧骨神经牵拉试验（－），双侧"4"字试验（－）。

辅助检查：腰椎 DR 示：L_4、L_5 椎体双边征。腰椎 MRI 示：L_3/L_4、L_4/L_5 椎间盘突出。

诊断分析：采用三步定位诊断法，明确诊断为腰椎间盘突出症，病因分型为关节功能紊乱型。

治脊疗法：采用正骨摇腿揉腰法放松腰部肌肉，再予侧卧摇扳法及俯卧牵抖冲压法纠正腰椎小关节错位；配合电针治疗，穴取双侧大肠俞、膀胱俞及右侧环跳、委中、阳陵泉、承山、悬钟等，然后用微波照射腰部；予甲钴胺营养神经。结合症状及舌脉，中医诊断为痹症，证属痰热互结，予黄连温胆汤加减治疗。嘱其卧硬板床，每日坚持飞燕、拱桥等方法锻炼腰部肌肉。

疗程及疗效：每日治疗 1 次，首次治疗后，患者诉腰部疼痛明显减轻，治疗 10 次后，患者腰痛基本消失，嘱患者卧硬板床，坚持以飞燕、拱桥等动作锻炼腰部肌肉。随访 1 年未见复发。

病案分析：该患者结合症状体征及辅助检查，明确诊断为 L_4/L_5 椎间盘突出而引起的腰痛，针对病因治疗，故疗效较好。

● 例 3　林某，女性，30 岁。

主诉：产后腰痛 1 年余。

现病史：1 年前，患者因产后出现腰痛，双大腿前疼痛，于当地医院查腰椎 CT 示：L_4/L_5、L_5/S_1 椎间盘突出，建议行手术治疗。患者畏惧手术，行针灸、推拿、中药等保守治疗，症状未好转。近来腰部疼痛逐渐加重，行走困难，需在搀扶下行走。

现症见：腰痛，双大腿前疼痛，行走困难。舌淡红、苔薄白，脉细弱。

查体：腰椎左、右旋转受限，腰肌紧张，L_2、L_3 棘突间及椎旁压痛、叩击痛，L_2 左旋、L_3 右旋，直腿抬高试验（－），加强试验（－），双侧股神经牵拉试验（＋），双侧"4"字试验（－）。

辅助检查：腰椎 DR 片 L_2 棘突左偏、L_3 棘突右偏。

诊断分析：采用三步定位诊断法，明确诊断腰椎小关节紊乱，病因分型为关节功能紊乱型。

治脊疗法：先以摇腿揉腰法放松腰背部肌肉，再用侧卧摇按法及牵抖冲压法纠正 L_2、L_3 小关节错位，最后行针灸、微波等治疗。配合电针治疗，穴取双侧大肠俞、膀胱俞、环跳、委中、阳陵泉、承山、悬钟等，然后用微波照射腰部；中医方面，诊断为痹症，证属气血亏虚，予八珍汤加减治疗。同时嘱其每日坚持练习飞燕、拱桥等训练腰背肌肉功能。

疗程及疗效：每日治疗 1 次，首次治疗后，患者腰痛明显减轻。连续治疗 5 次，患者腰痛及大腿前疼痛基本消失。随访 2 年余，未见复发。

病案分析：产后腰痛为妇女常见病，由于怀孕时腰部负重过大，生产后腰部肌肉松弛，同时缺乏锻炼，故产后妇女易出现腰痛。该患者 CT 示 L_4/L_5、L_5/S_1 椎间盘突出，但患者双大腿前侧疼痛，为股神经病变，与 L_4/L_5、L_5/S_1 椎间盘突出无关，同时查体发现 L_2、L_3 局部压痛明显，结合腰椎 X 线片，考虑 L_2、L_3 错位引起的腰部疼痛，故针对 L_2、L_3 椎体错位进行治疗，效果立竿见影。

● 例4 张某，男性，46 岁。

主诉：腰部伴右下肢疼痛 3 日。

现病史：3 日前，患者因搬抬重物扭伤腰部，出现腰痛伴右下肢窜痛，右小腿前外侧麻木疼痛，咳嗽时加剧，家属搀扶下可勉强行走。

现症见：腰痛伴右下肢窜痛，右小腿前外侧麻木疼痛。舌红、苔薄白，脉弦。

查体：腰部板硬，L_4/L_5、L_5/S_1 椎旁压痛、叩击痛，L_4 棘突左偏并后凸，L_5 椎体右侧压痛，右侧沿坐骨神经痛行走线压痛明显，右直腿抬高试验（+），加强试验（+），双侧股神经牵拉试验（–），双侧"4"字试验（–）。

辅助检查：腰椎 MR 示 L_2/L_3、L_3/L_4、L_4/L_5 椎间盘膨出，L_5/S_1 椎间盘向右后突出，神经根受压。腰椎 X 线片示：腰椎骨质增生，L_4、L_5 双边征。

诊断分析：采用三步定位诊断法，明确诊断为腰椎间盘突出症，病因分型为关节功能紊乱型。

治脊疗法：先用摇腿揉腰法放松腰背紧张肌肉，再行侧卧摇扳法、俯卧牵抖冲压法纠正小关节错位，最后行针灸、微波等理疗。

疗程及疗效：第 2 日，患者腰背部疼痛不但没有缓解，反而加重，不能站立行走，考虑局部组织炎症水肿，予 20% 甘露醇 125mL 加地塞米松 5mg 加压静滴脱水及口服塞来昔布 0.2g，每日 1 次，连续治疗 3 日，同时停正骨手法，仅做腰部放松手法及右下肢痛区手法，电针、微波治疗继续。第 4 日，患者腰背疼痛较前减轻，再行侧卧摇正法、俯卧牵抖冲压法等治疗，每日 1 次，共治疗 7 次，患者腰痛症状基本消失，嘱其练习飞燕、拱桥等训练腰背肌肉功能。随访 1 年，未见复发。

病案分析：该患者有明确的外伤史，腰痛伴右小腿前外侧麻木疼痛，查体：L$_4$棘突左偏并后凸，L$_5$椎体右侧压痛，右直腿抬高试验（＋），加强试验（＋）。辅助检查：L$_5$/S$_1$椎间盘向右后突出，神经根受压，三步定位明确诊断L$_5$/S$_1$椎间盘突出症。但患者首次治疗效果不佳，症状反而加重，及时调整治疗方案，以脱水消炎为主，待疼痛缓解后再行正骨手法治疗。该病案提示要根据病情灵活运用主治法及辅治法。在实际运用过程中，龙氏正骨推拿法四步过程灵活选取两三种，不一定要全选。患者炎性水肿明显期予脱水、消炎、止痛为主，待症状缓解后，再以手法调整小关节错位为主。

● 例5 郭某，男性，56岁。

主诉：腰部伴右下肢疼痛3个月余。

现病史：3个月前，患者因劳累后出现腰痛伴右下肢窜痛，曾在广州市某三甲医院查腰椎MR示L$_3$/L$_4$、L$_5$/S$_1$椎间盘膨出，L$_4$/L$_5$椎间盘向右后突出，神经根受压。诊断为"腰椎间盘突出症"，予牵引、针灸、推拿等治疗，症状未见缓解。

现症见：腰痛伴右下肢窜痛。舌暗红、苔厚腻，脉弦滑。

查体：腰部活动受限，以左、右旋转明显，L$_4$/L$_5$、L$_5$/S$_1$椎旁压痛，叩击痛，L$_4$棘突右偏，L$_5$棘突左偏，右侧沿坐骨神经走行线压痛明显，右直腿抬高试验（＋），加强试验（＋），双侧股神经牵拉试验（－），双侧"4"字试验（－）。

辅助检查：腰椎X线示L$_5$棘突左偏，腰骶角过大。

诊断分析：采用三步定位诊断法，明确诊断为腰椎间盘突出症，病因分型为混合型。

治脊疗法：先用摇腿揉腰法放松腰背紧张肌肉，再行侧卧摇扳法、俯卧牵抖冲压法纠正小关节错位，最后行针灸、微波等理疗。予甲钴胺营养神经。中医诊断为痹症，证属痰瘀阻络，予桃红四物汤加温胆汤加减治疗。同时嘱其练习飞燕、拱桥等训练腰背肌肉功能。

疗程及疗效：每日治疗1次，连续治疗5日，患者腰痛伴右下肢窜痛明显缓解，唯有右侧坐骨结节处疼痛未见缓解，局部压痛明显，考虑坐骨结节处滑囊炎，在原来治疗的基础上，于右侧坐骨结节处小针刀治疗，每5日1次，共治疗3次，患者腰痛及右下肢疼痛基本消失。随访2年，未见复发。

病案分析：该患者腰椎间盘突出诊断明确，但同时合并有坐骨结节处的滑囊炎，故加用小针刀治疗，可达到立竿见影的效果。

● 例6 陈某，女性，28岁，白领。

主诉：反复右膝疼痛半年。

现病史：患者半年余前无明显诱因下出现右膝疼痛，上、下楼梯最为明显。

自行对右膝关节予药物贴敷，可轻度缓解。外院行右膝关节 X 线片检查，结果无异常（图 5-9）。近半月右膝疼痛加重。

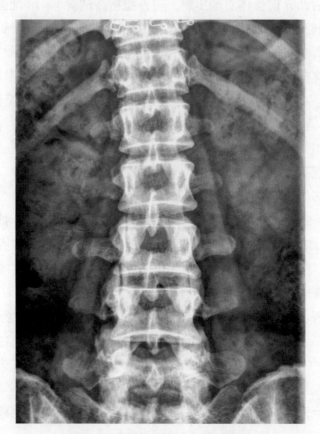

图 5-9　腰椎正位片示 L$_3$ 棘突偏右

现症见：右膝疼痛，走平路疼痛不明显，上、下楼梯疼痛明显。舌质淡、舌苔薄白，脉弦紧。

查体：右膝关节周围肌肉紧张，研磨试验、抽屉试验及髌骨恐惧试验均（－），内、外膝眼轻度压痛。腰部肌肉紧张，腰部活动受限，前屈受限明显，L$_3$ 棘旁压痛明显。

辅助检查：腰椎正位片示 L$_3$ 棘突偏右。

诊断分析：采用三步定位诊断法，明确诊断为膝痛，病因分型属关节功能紊乱型。

治脊疗法：患者俯卧位，摇腿揉腰放松腰部肌肉，接着予侧卧摇按法及俯卧牵抖冲压法纠正 L$_3$ 旋转式错位，最后行针灸、中频等治疗。中医诊断为痹症，证属痛痹，予痛痹汤加减。并嘱其行飞燕、拱桥等保健功。

疗程及疗效：每日治疗 1 次，治疗 3 次后，患者右膝疼痛现象基本消失。叮嘱其回去每日锻炼，强化腰背肌，少跷二郎腿。

病案分析： 该患者右膝疼痛，行膝关节相关体格检查，并无异常，可判断病因不在膝关节上。结合症状，体查发现患者 L_3 椎体棘旁压痛明显，结合腰椎 X 线片，考虑 L_3 错位引发的右膝关节痛。故针对 L_3 椎体复位，效果明显。

● 例7　王某，女性，45岁。

主诉： 腰部疼痛伴左下肢麻木1年余。

现病史： 1年前，患者因劳累后出现腰痛伴左下肢麻木，曾到当地医院检查。腰椎 MR 示：L_4 前滑脱 I 度，L_4/L_5 椎弓崩裂，L_3/L_4、L_4/L_5、L_5/S_1 椎间盘膨出，L_4/L_5 椎间盘向左后突出，神经根受压。诊断为腰椎滑脱，建议手术治疗。患者惧怕手术，予针灸、推拿等保守治疗，症状未见缓解。

现症见： 腰痛伴左下肢麻木，活动后加重。舌淡红、苔薄白，脉细弱。

查体： 腰部活动受限，以前屈后伸受限明显，腰椎棘突及椎旁广泛压痛，以 L_4/L_5、L_5/S_1 椎旁压痛明显，L_4 前滑脱，左侧沿坐骨神经走行线压痛明显，左直腿抬高试验（＋），加强试验（＋），双侧股神经牵拉试验（－），双侧"4"字试验（－）。

辅助检查： 腰椎 MR 示 L_4 前滑脱 I 度，L_4/L_5、L_5/S_1 椎弓崩裂，L_3/L_4、L_4/L_5、L_5/S_1 椎间盘膨出，L_4/L_5 椎间盘向左后突出，神经根受压。腰椎 X 线侧位片示（图5-10）：L_4 前滑脱 I 度，L_4/L_5、L_5/S_1 椎弓崩裂。

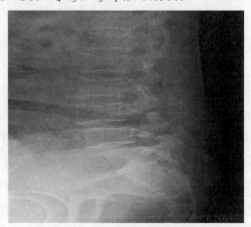

图 5-10　腰椎侧位片示 L_4 前滑脱

诊断分析： 采用三步定位诊断法，明确诊断为腰椎滑脱，病因分型为关节功能紊乱型。

治脊疗法： 先用摇腿揉腰法放松腰背紧张肌肉，再行侧卧摇扳法、俯卧牵抖冲压法纠正小关节错位，最后行针灸、微波、低频等治疗。于 L_4/L_5 椎间水针固定，并予甲钴胺营养神经。结合症状及舌脉，中医诊断为痹症，证属肝肾亏虚，

予独活寄生汤加减治疗。同时嘱其练习飞燕、拱桥等训练腰背肌肉功能，

疗程及疗效：每日治疗 1 次，连续治疗 10 次后，患者腰痛减轻。调整治疗方案，以水针固定及腰部肌肉锻炼为主，俯卧牵抖冲压法隔日治疗 1 次，再治疗 20 次，患者腰痛基本消失，左腿偶有麻木，嘱其出院后继续加强肌肉力量锻炼。随访 3 年余，未见复发。

病案分析：该患者椎弓崩裂考虑先天没有发育完全，患者腰痛及左腿麻木为近 1 年来才出现，而患者年轻时期未出现，考虑患者年老肌肉松弛导致不能固定椎体，故肌肉力量的训练为治疗的重点。

● 例8　黄某，女性，24 岁，未婚。

主诉：痛经 10 年。

现病史：患者自 14 岁来潮至今，每次来月经均有明显下腹痛，以少腹痛为主伴出冷汗、面色苍白、肢体发凉。经相关内科检查，排除器质性病变。既往有外伤史，11 岁时高处落下，臀部着地，此后双下肢酸胀不适。

现症见：腰背酸痛，双下肢酸胀不适。舌淡红、苔薄白，脉弦。

查体：L_3、L_4 棘突间及椎旁明显压痛，L_3 棘突左偏，L_4 棘突右偏，双侧骶髂关节处压痛、叩击痛，直腿抬高试验（-），双侧"4"字试验（+），双下肢不等长，阴阳脚明显。

辅助检查：腰椎正侧位片 L_3 棘突左偏，L_4 棘突右偏，骨盆正位右侧髂骨高于左侧，右侧髂骨旋前。

诊断分析：采用三步定位诊断法，明确诊断为骨盆旋移症，病因分型为关节功能紊乱型。

治脊疗法：先用俯卧位摇腿揉腰法使腰部及大腿肌肉放松，再用侧卧扳按法先扳健侧、再扳患侧纠正腰椎侧弯，然后使用侧卧牵抖复位法纠正长短脚及阴阳脚。

疗程及疗效：1 周治疗 1 次，治疗 3 次后，患者诉治疗后第 1 次来月经时，疼痛较前好转，无明显出冷汗、肢体发凉。月经结束后，再治疗 3 次，第 2 次月经已无明显疼痛，仅有腰部轻度不适。随访 1 年余，未见复发。

病案分析：支配盆腔内脏和性器官功能的内脏神经，其交感神经来自 L_1~L_3 腰髓侧角的节前纤维，穿过椎间孔，分出肠系膜下丛，支配生殖器功能。副交感神经来自 S_2~S_4 节段中间带的副交感核，随骶神经前支穿出骶前孔至盆腔，离开前支后参与盆丛的组成。节后纤维支配平滑肌和腺体功能，骨盆旋移使神经节抑制，导致生殖器官功能紊乱，出现痛经等表现，骨盆旋移常伴随腰椎错位，故两者同时存在时，需同时调整。

内科相关杂病及病案分析

一、心血管系统相关疾病

（一）冠心病

冠状动脉粥样硬化性心脏病是指冠状动脉粥样硬化使管腔狭窄或阻塞，导致心肌缺血、缺氧而引起的心脏病。它和冠状动脉功能性改变即冠状动脉痉挛一起，统称为冠状动脉性心脏病，简称冠心病，亦称缺血性心脏病。本病主要包括慢性心肌缺血综合征和急性冠状动脉综合征两大类，即可由于功能性改变或器质性病变而引起。稳定型心绞痛属于慢性心肌缺血综合征范畴。

目前，国内外已有不少心血管专家们注意到，自主神经功能紊乱在冠心病的发病上是重要因素。有人在死于冠心病的 400 多例尸体解剖中，发现有些病例并无冠状动脉粥样硬化。显然，肯定存在某种原因引起冠状动脉急性或慢性的功能改变而导致心肌缺血、缺氧，最终诱发死亡。

1.病因病理。冠状动脉循环功能不全，可引起心肌急剧缺血、缺氧，即可引起心绞痛发作及心电图改变。从生理解剖方面来认识，右侧交感神经纤维大部分终于窦房结，而左侧纤维大部分终于房室结和房室束。交感神经节前纤维通过椎间孔，受椎间关节错位的卡压，神经功能低下后，副交感神经则相对兴奋时，冠状动脉发生痉挛收缩，引起心绞痛发作。因此，对于在心血管专科已确诊为冠心病，稳定性心绞痛，且排除器质性病变，药物治疗效果不理想的患者，可怀疑是由于脊椎错位引起，选用治脊疗法适用于心绞痛或心律失常两类患者。

治疗稳定型心绞痛的作用机制：第 2~5 胸节及上、中、下颈节，组成心上、心中、心下神经到达心脏形成心丛，位于心基底部，支配心脏活动。心丛分为心深丛和心浅丛，心深丛分为左、右两部，左侧心支进入左心部，右侧心支进入右心部，并发支至左、右冠状动脉与左肺前丛；心浅丛分支至右冠状动脉及左肺前丛。颈部交感节之心支主要传导心跳加速运动。各颈椎错位不同，引发的异搏点各异，如果椎间发生旋转式错位，这种骨性刺激偏于某侧，将会导致心脏异搏点出现而导致心律失常。为此，我们对临床中冠心病和心律失常患者进行了颈、胸椎检查，证实所检查患者相应颈椎、上胸椎的相应椎间关节存在错位。治疗患病颈椎及 T_1~T_5 胸椎能缓解心绞痛，促使早期冠心病和心律失常得以康复。根据临床治疗经验提出的脊椎病因是对目前冠心病和心律失常病因学的一项补充。

2. 临床表现。心绞痛以发作性胸痛为主要临床表现，主要在胸骨体上段或中段之后，可波及心前区、有手掌大小范围，界限不清楚，常放射至左肩、左臂内侧，胸痛常为压迫、发闷或紧缩感，也可有灼烧感，但不尖锐。心绞痛发作常由体力劳动或情绪激动所激发，疼痛出现后常逐步缓解，然后在 3~5min 内逐渐消失，一般在停止原来诱发症状的活动后即缓解，舌下含服硝酸甘油也能在几分钟内使之缓解。由于脊椎病因引起的心绞痛多属于混合型，所以多有颈、背部的肌肉僵硬和疼痛，头晕头痛、失眠、胸闷、心律失常等症状。

3. 诊断要点。除符合冠心病的诊断标准外（包括症状、体征、心电图改变等），结合三步定位诊断，还应具备颈椎病的相关症状，触诊可触及相应颈、胸节段的椎体错位，X 线片所示椎体错位与神经、触诊定位诊断吻合等，方可确诊。

4. 治脊疗法方案。治脊疗法包括：①用正骨推拿法，根据颈、胸椎的错位类型选用相应方法治疗错位椎体，消除对脊神经根、交感神经节和节前纤维的刺激和压迫。②使用以热疗为主的理疗治疗椎周软组织无菌性炎症。③用水针疗法治疗椎旁软组织劳损，以达到脊椎稳定，防止再发生错位。

颈椎错位能造成交感神经的功能紊乱，颈上、中、下交感神经节发出的心支，受到刺激而兴奋；T_1~T_5 椎间关节错位，可因椎间孔变形变窄，直接压迫或刺激交感神经节前纤维，而造成损害。由此可见，脊椎错位是自主神经功能紊乱的病因之一。颈椎及上胸椎错位造成异搏点兴奋，导致心律失常，或引发冠状动脉痉挛而引起心绞痛。对已有冠状动脉粥样硬化的冠心病患者，脊椎病发作时，也会对冠心病起到激发作用。

典型病例

● 丁某，女性，53 岁。

主诉：反复发作性胸痛 3 年余。

现病史：患者 2007 年 5 月无诱因下突发心前区疼痛，以闷痛为主，每日发作 2~3 次，每次持续 30s 左右。心电图示 V_3~V_5 导联 S-T 段及 T 波异常，心脏彩超未见异常，临床诊断为冠心病，稳定型心绞痛。予曲美他嗪、单硝酸异山梨酯、复方丹参滴丸治疗。2008年因颈部及背部疼痛予局部封闭治疗。近期患者胸闷加重，发作次数及持续时间明显增加，多年来经用各种中西药物治疗，未能控制病情发作。

现症见： 胸闷痛，活动后加重，颈部及肩背部疼痛。舌淡红、苔薄白，脉弦细。

查体： 体检血压 135/93mmHg，心律齐，心率 80 次/min，心电图示：$V_1 \sim V_6$ 导联 T 波低平。脊柱检查：颈椎各方向活动受限，以前、后屈伸受限明显，C_4 呈滑脱式错位，T_3 棘突偏左，T_4 棘突偏右，颈椎及上胸段广泛压痛，以 C_4 及 T_3、T_4 椎旁压痛明显，T_3、T_4 棘上韧带摩擦音明显，叩顶试验（－），双侧臂丛神经牵拉试验（－）。

辅助检查： 颈椎 X 线片示椎体 C_4/C_5 后缘连线中断，动力位可见椎体移位征象；胸椎 X 线片示 T_3 棘突左偏，T_4 棘突右偏，T_3/T_4 棘突间隙增宽，T_4/T_5 棘突间隙变窄。

诊断分析： 采用三步定位诊断法，明确诊断为冠心病，病因分型为混合型。

治脊疗法： 先用揉法、滚法等放松颈肩部及背部肌肉，予侧卧推正法纠正 C_4 滑脱，俯卧冲压法纠正 T_3、T_4，再行牵引下正骨纠正 C_4 滑脱。辅以红外线、微波、中频、电针等治疗以松解局部痉挛组织，促进劳损软组织修复。继续服用曲美他嗪、单硝酸异山梨酯、复方丹参滴丸治疗。根据患者症状、舌脉，中医诊断胸痹，属心气不足证，方予生脉散合保元汤以益气通脉、鼓动心阳。并嘱其练习米字功、问号功等加强颈部肌肉力量。

疗程及疗效： 每日治疗 1 次，3 次后，患者胸闷及颈肩部疼痛减轻，胸闷发作次数及持续时间明显减少。停复方丹参滴丸，继续服用曲美他嗪、单硝酸异山梨酯，加用水针治疗，每日 1 次，治疗 8 次后，患者胸闷基本未见再发。停用曲美他嗪、单硝酸异山梨酯，手法治疗改为隔日治疗 1 次，继续应用水针治疗，前后共治疗 22 日，患者胸闷及颈背部疼痛消失。出院后坚持练颈保健功，改用保健枕，未再服药治疗。随访 3 年余，未见复发，多次复查心电图均正常。

病案分析： 本病例具有病程长，反复发作，正规药物治疗效果欠佳等特点，在排除器质性病变的前提下，脊柱病因应重点考虑。因颈胸椎错位，刺激交感神经可致心律失常，引起冠状动脉痉挛诱发心绞痛等。患者体查中 C_4 呈滑脱式错位，T_3、T_4 棘突有不同程度的偏歪及椎旁压痛，经正骨、电针、推拿、微波、中频脉冲等治疗后症状可逐步改善，辅以水针疗法并指导患者行背肌训练以重建稳定性。主、辅治法优化组合，疗效显著。配合中药生脉散合保元汤以益气通脉，鼓动心阳，标本兼治。

（二）高血压

高血压是一种以动脉压升高为特征，可伴有心脏、血管、脑和肾脏等器官功能性或器质性改变的全身性疾病，它有原发性高血压和继发性高血压之分。按起病缓急和病程进展，可分为缓进型和急进型。缓进型早期表现多无症状，偶尔体检时发现血压增高，或在精神紧张，情绪激动或劳累后感头晕、头痛、眼花、耳鸣、失眠、乏力、注意力不集中等症状。急进型高血压也称恶性高血压，占高血压病的 1%，可发生在任何年龄，但以 30~40 岁为最多见。易并发心、脑、肾的损伤，应做系统的专科治疗。

高血压病分期：

第一期：血压达确诊高血压水平，临床无心、脑、肾损害征象。

第二期：血压达确诊高血压水平，并有下列一项者：①体检、X 线片、心电图或超声心动图示左心室扩大。②眼底检查，眼底动脉普遍或局部狭窄。③蛋白尿或血浆肌酐浓度轻度增高。

第三期：血压达确诊高血压水平，并有下列一项者：①脑出血或高血压脑病。②心力衰竭。③肾功能衰竭。④眼底出血或渗出，伴或不伴有视神经盘水肿。⑤心绞痛，心肌梗死，脑血栓形成。

1. 病因病理。在绝大多数患者中，高血压的病因不明，称之为原发性高血压，占总高血压病的 95% 以上。继发性高血压继发于其他疾病，最常见的是由肾脏及肾上腺疾病所致，以及内分泌性高血压。治脊疗法适用于原发性高血压第一期患者，第二、第三期的患者应以药物治疗为主，治脊疗法作为辅助治疗，可明显提高疗效。治脊疗法认为：①颈上交感神经节附着于 C_1~C_3 或 C_2~C_4 横突前方，但 C_1~C_4 关节错位使横突发生位移时，或因错位损伤而引起无菌性炎症时，均能引起交感神经节后纤维兴奋性改变，而引起脑血管发生痉挛，若此种刺激持续存在，将继发影响脑血管舒缩中枢的功能而发展为全身性小动脉痉挛使血压持续升高。另外，颈上、颈中及颈下交感神经节发出的心支参与形成心深丛及心浅丛，分布于窦房结及房室结，并随冠状动脉分布至心肌，故颈椎错位对颈交感神经的机械性刺激可加速神经兴奋而出现心悸、心跳加强、冠状动脉舒张而导致血压升高。②颈动脉窦位于 C_6（因个体差异，颈动脉窦位置在 C_4~C_6）横突前方，中下段（C_4~C_6）颈椎错位时，若横突前方的肌肉紧张或因横突骨性位移的直接刺激或因钩椎关节错位而引起斜角肌及筋膜紧张而牵张刺激颈动脉窦使血压发生波动，常见血压突然升高，而有时反低于正常值，或肩部沉重不适。

2. 诊断要点。

（1）治脊疗法只适用于原发性高血压，排除由于肾脏、内分泌等造成的继发性高血压。

（2）除高血压外，存在头晕、颈肩部疼痛、麻木等颈椎病的临床表现，触诊发现颈椎存在错位，局部压痛。

（3）X线片提示颈椎存在关节错位，符合三步定位诊断。

3. 治脊疗法。①正骨推拿法：根据颈椎的错位类型选用相应手法纠正错位椎体。②理疗：可选用微波、激光、超声波等物理因子疗法治疗错位关节周围的无菌性炎症反应。③水针疗法：治疗患椎周围的软组织劳损，同时坚持练习颈椎保健操，以达到稳定颈椎的目的。

典型病例

● 李某，女性，58岁，会计。

主诉：发现血压升高伴反复发作性头晕8年，加重1个月。

现病史：患者8年前无明显诱因出现头晕，无恶心呕吐，后逐渐加重，就诊后确诊为高血压病，长期服用缬沙坦胶囊20mg，每日1次；左旋氢氯地平5mg，每日1次，控制血压。近日头晕症状加重，伴有头部胀痛，视物旋转，经心血管科及神经内科检查，排除心脑器质性疾病。今为求诊治来诊我科。既往有低头工作及落枕史。

现症见：偶有头晕发作，发作时伴头痛、视物旋转、面色潮红、情绪烦躁，胃纳、睡眠差。舌红、苔黄、脉弦。

查体：入院时测血压为180/102mmHg，颈椎棘突旁、肩部压痛明显，C_2、C_3旋转式错位，椎动脉压迫试验（+），转颈试验（+）。

辅助检查：颈椎张口位示寰齿间隙不等宽，左宽右窄，枢椎偏右。颈椎正侧位片：颈椎退行性变，C_2、C_3旋转式错位，C_2向右旋，C_3向左旋。

诊断分析：根据三步定位诊断：①症见反复头晕、头痛伴血压升高，视物旋转。②颈椎棘突旁、肩部压痛明显，C_2、C_3旋转式错位，椎动脉压迫试验（+），转颈试验（+）。③颈椎张口位示寰齿间隙不等宽，左宽右窄，枢椎偏右。颈椎正侧位片：颈椎退行性变，C_2、C_3旋转式错位，C_2向右旋，C_3向左旋。明确诊断为椎动脉型颈椎病，病因分型属关节功能紊乱型。

治脊疗法：跟患者沟通，嘱患者停用降压药5日，5日内用正骨手法治疗，每日1次。结合患者的影像诊断，先用揉、提捏、按等手法使患者颈部及肩胛部放松约10min，再用低头摇正法纠正C_2、C_3错位，再使用仰头摇正法纠正寰枢、枢椎错位，最后用拔伸手法加强稳定关节。首次治疗后患者自诉头部胀痛明显减轻，并用微波治疗15min。结合患者症状及舌脉，中医诊断为眩晕，证属肝阳偏

六、风阳上扰证，予天麻钩藤饮平肝息风、清热活血、补益肝肾。

疗程及疗效： 经过 5 次治疗，患者无明显头晕、头痛，测血压为 135/90mmHg，且棘突旁压痛不明显。追踪半年患者未再服降压药，血压未见升高。

病案分析： 颈上交感神经节附着于 $C_1 \sim C_3$ 或 $C_2 \sim C_4$ 横突的前方，当这些关节发生错位时，会引起交感节后纤维兴奋性改变，在持续的刺激下，将会使全身小动脉痉挛使血压升高，当纠正关节的错位使交感神经兴奋性降低，小动脉血管不会发生痉挛则血压会降低，拔伸手法起到加强、稳定关节的作用，微波可促进软组织炎症吸收。中药天麻钩藤饮起到平肝息风潜阳、补益肝肾的作用，以达阴平阳秘的生理状态。

（三）心律失常

心律失常是由于心脏活动的起源和传导障碍导致心脏搏动的频率和节律异常，由于心律失常的类型不同，临床表现各异。

1. 病因病理。心律失常除心脏器质性引起者外，不少患者是由自主神经功能紊乱引起的。脊椎病因治疗学认为：交感神经节后纤维是椎旁神经节细胞发出的轴突，一部分与脊神经结合而随神经分布，支配周围的血管运动、竖毛肌与汗腺；一部分与血管偕行而分布于内脏，颈上、中、下交感神经节及第 2~5 胸节组成心丛位于心基底部，供给心肌，分为心深丛和心浅丛。心深丛分为左右二部，左侧心支进入左心部，右侧心支进入右心部，心深丛发支至左、右冠状动脉与肺前丛；心浅丛分支至右动脉丛及左肺丛。颈部 3 个交感神经节之心支主要传导心跳加速冲动。颈椎及胸椎关节错位和椎旁软组织无菌性炎症，使位于椎旁的交感神经节受到刺激则能引起心律失常。治脊疗法适用于原因不明的心律失常和冠心病非急性期的心律失常，尤其适用于自主神经功能紊乱引起的心律失常。临床上，我们常发现 C_2、C_3 关节错位（颈上交感神经节受损）易发生阵发性室上性心动过速，$C_5 \sim C_7$ 关节错位（颈中间交感神经节及颈动脉窦受损）易引起心动过缓，$C_7 \sim T_3$ 关节错位（星状神经节及 $T_1 \sim T_3$ 交感神经节前纤维受损）易发生心房颤动，$T_3 \sim T_5$ 关节错位（胸交感神经节前纤维受损）易引起房性或室性期前收缩。

2. 诊断要点。

（1）经心脏彩超、冠状动脉造影等排除心脏本身器质性病变患者。

（2）除心律失常外，伴有颈背部疼痛、麻木等颈椎病症状，触诊颈椎横突、胸椎棘突有明显偏歪，并局部压痛明显者。

（3）颈椎、胸椎 X 线片发现颈椎及胸椎确实存在错位，符合三步定位诊断者。

3. 治脊疗法。

（1）正骨推拿法：根据颈、胸椎的错位类型选用相应的正骨手法纠正错位的关节。

（2）理疗：可选用微波、激光、超声波等治疗错位关节周围的无菌性炎症反应。

（3）水针疗法：治疗患椎周围的软组织劳损，以达到脊椎稳定，防止再发生错位。

（4）根据中医辨证论治采用相应的中医中药治疗。

典型病例

● 关某，男性，44 岁。

主诉：心悸胸闷伴气促头晕 3 年余，加重 1 个月。

现病史：患者 3 年前暴怒后突然出现胸闷、心悸伴头晕、头痛、失眠等症状，当地医院查心电图发现频发性室性早搏、心脏彩超未见异常，诊断为冠心病并发频发室性早搏，予中西药物治疗许久，病情未见缓解。1 个月前，患者上述症状加重，伴全身无力。患者既往有外伤史，3 年前曾被大石砸中背部，此后背部常有隐痛。

现症见：心悸、胸闷、气促、头晕、头痛，背部隐痛，时欲太息，失眠。舌红、苔薄白，脉弦细。

查体：心界不大，颈部活动受限，以左右旋转明显，颈部及背部广泛压痛，以 C_1~C_4 及 T_4~T_6 椎旁压痛明显，C_2 横突左旋，C_3 横突右旋，T_4、T_5 向右侧凸，T_6 向左侧凸。叩顶试验（+），双侧臂丛牵拉试验（−）。

辅助检查：心电图示频发室性早搏（15~28 次 /min），V_2~V_5T 波低平。颈椎 X 线片张口位示寰齿间隙不等宽，左宽右窄；侧位片示 C_2、C_3 双边征；胸椎正位片示：T_4、T_5 棘突向右偏，T_6 棘突向左偏。

诊断分析：采用三步定位诊断法，明确诊断室性早搏，病因分型为关节功能紊乱型。

治脊疗法：以正骨推拿为主治法，先放松颈部及背部肌肉，仰头摇正法纠正 C_2、低头摇正法纠正 C_3、俯卧冲压法纠正 T_4~T_6 关节错位后，辅以电针、推拿、超短波、低频脉冲电疗及水针疗法等治疗。电针穴取双侧华佗夹脊、肺俞、心俞、厥阴俞、肝俞、内关、神门等。结合症状及舌脉，中医诊断胸痹，证属肝气郁结，予柴胡疏肝散加减以疏调气机、和血通脉。同时嘱其练习米字功、问号功等加强颈部肌肉力量。

疗程及疗效：每日治疗1次，治疗4次后，患者胸闷、心悸、气促等明显缓解。15次治疗后，患者心悸、胸闷、头晕、头痛等基本消失。1年后复查心电图正常，随访4年未见复发。

病案分析：患者心悸、胸闷，排除心脏器质性病变，药物疗效不显著，根据三步定位诊断法，重点考虑为外伤引起背部软组织挫伤合并上颈段错位诱发心律失常。治疗以推拿正骨为主治法，辅以电针、推拿、超短波、低频脉冲电、水针等促进软组织修复、增强脊柱稳定性等，故疗效明显。

二、消化系统相关疾病

（一）膈肌痉挛

膈肌痉挛又叫呃逆，是由于膈肌、膈神经、迷走神经或中枢神经等受到刺激后引起一侧或双侧膈肌的阵发性痉挛，伴有吸气期声门突然关闭，发出短促、响亮的特别声音。

1. 病因病理。正常人可因进食过快、进食刺激性食物和吸入冷空气而产生呃逆，多数可于短时间内停止。在排除脑部疾病、胸腹疾病等器质性病变引起的呃逆，还有一些不明原因的呃逆，我们不妨从神经方面考虑，膈神经由 $C_3 \sim C_5$ 前支组成，感觉纤维支配心包、膈、纵隔胸膜等部分，运动支配膈肌。临床上我们发现 $C_3 \sim C_5$ 钩椎关节错位时，刺激到膈神经可引起呃逆，经过调整 $C_3 \sim C_5$ 钩椎关节错位或针刺新设穴位可治疗此类呃逆。

2. 诊断要点。

（1）经专科检查排除胃肠道器质性病变。

（2）伴随颈疼痛、麻木等颈椎病的症状。

（3）查体发现 $C_3 \sim C_5$ 横突偏歪及压痛明显。

（4）X线片发现 $C_3 \sim C_5$ 存在关节错位，符合三步定位诊断者。

3. 治脊疗法。

（1）正骨推拿法：根据颈椎的错位类型选用相应的正骨手法纠正错位的关节。

（2）理疗：可选用微波、激光、超声波等物理因子疗法于 $C_3 \sim C_5$ 关节错位处治疗，消除周围的无菌性炎症反应。

（3）指压法：对偶发性的呃逆患者，可用拇指、食指按压 C_3、C_4 两旁的新设穴，按压 1~2min。

典型病例

● 例1 丁某，女性，38 岁，个体经营者。

主诉：反复胃痛 3 年余。

现病史：患者 3 年前无明显诱因下出现胃痛。胃痛的症状不定时出现，持续的时间时短时长。经休息有缓解，劳累时加重。行胃镜检查提示：轻度慢性胃炎改变。予药物治疗，效果不佳

现症见：面容憔悴，含胸驼背，身体乏力，上背部酸痛不适。舌红、苔薄，脉弦。

查体：腹肌紧张，无压痛及反跳痛。上背部肌肉紧张，广泛性压痛，局部可触及结节及条索，T_6 棘旁压痛明显。

辅助检查：胸椎正位片示 T_6 棘突偏左。

诊断分析：采用三步定位诊断法，明确诊断为胃痛，病因分型属关节功能紊乱型。

治脊疗法：患者俯卧位，摇腿揉背放松胸背部肌肉，接着予俯卧旋转分压法及俯卧牵抖冲压法纠正胸椎小关节错位，最后行针灸、微波等治疗。中医诊断为胃痛，证属肝郁气滞，予柴胡疏肝散加减。嘱其行飞燕等保健功。

疗程及疗效：治疗前，恰逢患者胃痛。治脊疗法治疗后，患者胃痛顿消。每日 1 次，治疗 10 次后，患者胃痛现象基本消失。叮嘱其回去每日练习扩胸、胸椎后伸等动作，注意纠正不良姿势。随访 1 年，未见复发。

病案分析：该患者胃痛多年，行胃镜检查并无明显异常，胃痛发作也未与进食有明显相关性，故不考虑是胃本身问题引起的。患者日常久坐为主，姿势多为含胸驼背，胸背部肌肉紧张及压痛明显，触诊也发现有椎体错位，经三步定位诊断，可明确诊断该胃痛的病因是脊源性。因此，治疗上，纠正错位椎体，解除对交感神经的刺激，便可治愈。

● 例2 张某，男性，37 岁。

主诉：呃逆 11 日。

现病史：患者既往易患落枕，11 日前，突发呃逆，每分钟 10 余次，呃声响亮，入睡后缓解，醒后依旧，进食时加重。予甲氧氯普胺、654-2 等治疗，未见缓解，查：胃镜、肠镜未见异常。

现症见：呃逆，每分钟 10 余次，入睡后缓解，进食时加重，颈肩部酸痛。

舌淡红、苔薄白，脉滑。

查体：双侧颈背肌肉紧张，C_3、C_4棘突及椎旁压痛，C_3左旋、C_4右旋，叩顶试验（−），双侧臂丛牵拉试验（+）。

辅助检查：颈椎 X 线片示 C_3 棘突偏左，C_4 棘突偏右。

诊断分析：采用三步定位诊断法，明确诊断颈椎病，临床分型为颈型颈椎病，病因分型为关节功能紊乱型。

治脊疗法：先放松颈肩部肌肉，再予低头摇正法、牵引下正骨治疗，最后行针灸、微波等治疗。

疗程及疗效：首次治疗后，呃逆即止。随访 3 个月未见复发。

病案分析：C_3~C_5 椎体的钩椎关节发生错位，可导致膈神经受压迫或刺激，引起膈肌痉挛，继而出现呃逆症状，手法纠正关节错位，改善对膈神经的压迫，即可消除症状。

（二）神经性呕吐

神经性呕吐又称功能性呕吐，指一组自发或故意诱发反复呕吐的精神障碍，呕吐物为刚吃进的食物。该病不伴有其他的明显症状，无明显器质性病变为基础，多数无怕胖的心理和要求减轻体重的愿望，少数患者有害怕发胖和减轻体重想法，但体重无明显减轻。本病女性比男性多见，通常发生于成年早期和中期。精神因素为最可能的因素，可有家族史，部分患者有闭经。神经性呕吐可自我克制或自行诱发，尽管长期呕吐，不少患者并无求医的迫切愿望，精神治疗对部分患者有效。

1. 病因病理。呕吐是一种复杂的协调反射过程，当恶心到达一定阈值时就会发生呕吐反射。呕吐反射由延髓两个不同功能的相邻中枢控制。呕吐中枢在延髓孤束核腹侧的网状结构的背面，接受各种传入神经的兴奋或间接由化学感受器触发区传来的刺激，引起呕吐协调运动。化学感受器触发区位于延髓第四脑室的底面，接受各种外来化学物质或内生代谢产物及精神因素的刺激，由此发出神经冲动传入呕吐中枢，引起呕吐反射。当椎动脉受损害而致椎 – 基底动脉缺血时，可造成延髓缺血而引起头晕、恶心。若同时发生 C_3~C_5 椎体小关节错位，损害膈神经时，可见头晕、恶心、呕吐并伴发上腹部疼痛。T_5~T_8 椎小关节错位时，易引起胃痉挛而致厌食。所以，脊椎失稳继而导致颈胸椎小关节功能紊乱，压迫椎动脉或相关神经，是引起神经性呕吐的重要因素。

2. 临床表现。一般在进食后呕吐，无明显恶心及其他不适，以后在类似情况下反复发作。呕吐患者否认自己有怕胖的心理和要求减轻体重的愿望，对自身的健康很关心，常常在呕吐后进食，甚至边吐边吃，呕吐不影响下次进食的食欲。患者因总的进食量不减少，故体重无显著减轻，体重常保持在正常体重的 80% 以上，无内分泌紊乱等现象。脊源性神经性呕吐症，常伴有颈肩部僵硬、疼痛，颈椎活动障碍，转颈呕吐加重，头目眩晕、胸闷、心慌等症状。

3.诊断要点。根据罗马Ⅲ功能性呕吐诊断标准，诊断依据如下。

（1）自发的或故意诱发的反复发生于进食后的呕吐，呕吐物为刚吃进的食物。

（2）体重减轻不显著，保持在正常体重值的 80% 以上。

（3）无怕胖的心理和减轻体重的愿望。

（4）无导致呕吐的神经和躯体疾病。

（5）这种呕吐几乎每天发生，至少已持续 1 个月。

此外，结合三步定位诊断法，诊断依据应包含颈胸椎查体及影像学的改变。如常见颈椎活动受限，转颈试验阳性，颈椎棘突旁及棘突下压痛，局部肌紧张，压痛，叩顶试验（＋）。X 线片提示寰枢关节紊乱，颈胸椎滑脱、侧摆、旋转、倾仰式错位。

4.治脊疗法。根据三步定位诊断法，确定病变椎体，放松颈肩部肌肉，用仰头摇正、低头摇正、侧向扳按法，配合牵引下正骨纠正 C_1~C_5 椎体错位；T_5~T_8 错位采用俯卧冲压法、旋转分压法等矫正胸椎错位，配合微波、红外线等理疗治疗椎周软组织无菌性炎症；运用浮针、水针疗法治疗椎旁软组织劳损。

典型病例

● 例：李某，女性，37 岁。

主诉：恶心呕吐 6 个月余。

现病史：6 个月前，患者因工作过度劳累后出现恶心欲吐、头晕、失眠。曾在当地医院就诊，查头颅 CT、胃镜等排除心脑及胃肠等器质性病变，诊断为"神经性呕吐"，予改善循环、营养神经等治疗，症状未见好转。

现症见：恶心呕吐，全身乏力，时有干呕，颈部酸痛，头晕，失眠。舌红、苔黄，脉弦。

查体：颈椎左右活动受限，颈椎棘突间及椎旁广泛压痛，以枕下三角区及 C_4 椎旁明显，叩顶试验（＋），双侧臂丛牵拉试验（－），C_1 右旋，C_2 左旋。

辅助检查：颈椎 X 线片示寰齿间隙不等宽，C_1、C_2 双边征。

诊断分析：采用三步定位诊断法，诊断为 C_1、C_2 旋转错位，病因分型为关节功能紊乱型。

治脊疗法：先放松颈部及胸背部的肌肉，采用仰头摇正法纠正 C_1、C_2，低头摇正法纠正 C_4，最后采用针灸、微波、低频等治疗颈肩部。结合症状及舌脉，中医诊断为呕吐，证属肝火犯胃，予清胃散加减治疗，并嘱其练习米字功、问号功等加强颈部肌肉力量。

疗程及疗效：每日 1 次，首次治疗后，患者打嗝、失眠、头晕明显改善。治疗 7 次后，患者恶心欲吐、头晕、颈部酸痛等症状基本消失。随访 2 年余未见复发。

病案分析：该患者由于 C_1、C_2 错位造成交感神经紊乱而引起头晕、恶心、失眠乏力等症状，通过调整脊柱小关节错位可得到根治。

（三）胃肠道功能紊乱

胃肠道功能紊乱又称胃神经官能症，是一组胃肠综合征的总称。精神因素为本病发生的主要诱因，如情绪紧张、焦虑，生活与工作上的困难、烦恼、意外不幸等，均可影响胃肠功能正常活动，进而引起胃肠道的功能障碍。

从解剖学看，胃及十二指肠是由 T_5~T_8 交感神经节支配的，其纤维经内脏大神经至腹腔神经节至腹腔丛，沿腹腔动脉支而行，与动脉分别于胃及十二指肠。小肠由 T_5~T_{10} 交感神经节支配，其纤维经内脏大神经至腹腔节、围绕肠系膜上动脉的肠系膜上丛，节后纤维分布于肠壁。内脏小神经起于 T_{10}、T_{11} 交感神经节，穿膈角而终于腹腔节，内脏最小神经起于 T_{12} 交感神经节。肠系膜下神经丛分布于结肠和直肠。脊椎病因学认为，当脊柱椎体错位，刺激相应的交感神经，导致内脏交感神经紊乱而出现一系列的相关胃肠道症状。

1.临床表现。胃神经官能症的患者多表现为反酸、嗳气、厌食、恶心、呕吐、剑突下灼热感、食后饱胀、上腹不适或疼痛，每遇情绪变化则症状加重。肠神经官能症患者以肠道症状为主，患者常有腹痛、腹胀、肠鸣、腹泻和便秘、左下腹痛时可扪及条索状肿物，腹痛常因进食或冷饮而加重，在排便、排气、灌肠后减轻。腹痛常伴有腹胀、排便不畅感或排便次数增加，粪便可稀可干等症状。

2.诊断要点。

（1）胃肠道功能紊乱的临床特点，特别是病情常随情绪变化而波动，同时排除胃肠道肿瘤、结核等器质性病变。

（2）伴有腰背部疼痛，触诊发现 T_5~L_2 椎体存在偏歪，局部可触及结节、摩擦音、压痛者。

（3）X 线片检查提示 T_5~L_2 存在椎体错位的征象。

3.治脊疗法。

（1）用揉法、滚法、摇腿揉腰法等放松腰部肌肉。

（2）根据椎体错位类型选用坐式旋转复位法、间接分压法、斜扳法、牵抖冲压法等纠正关节错位。

（3）采用弹拨、点按或针灸病变椎旁华佗夹脊、足三里、三阴交、太冲、阳陵泉等穴位。

（4）运用微波、激光、中频等物理因子促进椎旁炎症组织的修复，运用水针椎旁固定帮助稳定椎体，同时加强腰背肌肉锻炼，增加脊柱的稳定性。

典型病例

● 例1　张某，男性，53岁。

主诉：大便稀烂14年余。

现病史：14年前，患者因饮食不规律出现大便稀烂，每日3~5次，伴腹胀、腹痛。曾于广州市多家医院消化科就诊，多次查肠镜及胃镜未见明显异常，诊断为肠易激综合征，予奥美拉唑、双歧杆菌等药物治疗，症状未见明显缓解，经我院消化科主任介绍找我就诊。

现症见：精神疲倦，大便溏泻，食欲差，腹胀，腹痛，全身乏力。舌淡红、苔薄白，脉细弱。

查体：腹平软，无压痛及反跳痛，T_9 棘突偏向左，T_{10} 棘突偏向右，棘突旁压痛明显。

辅助检查：胸椎正侧位片 T_9 棘突向左偏歪，T_{10} 棘突向右偏歪。

诊断分析：采用三步定位诊断法，明确诊断胃肠功能紊乱，病因分型为关节功能紊乱型。

治脊疗法：先放松背部肌肉，予俯卧冲压及旋转分压法纠正胸椎小关节错位，再予电针夹脊穴、低频、微波等治疗。连续治疗3次，患者大便稀溏、腹痛、腹胀等症状明显改善，嘱其练习飞燕、拱桥等加强腰背肌肉力量。继续治疗7次，患者大便稀溏、腹痛、腹胀等症基本消失。随访2年余，未见复发。

病案分析：从解剖学看，小肠由 T_5~T_{10} 交感神经节支配，其纤维亦由内脏大神经至腹腔节、围绕肠系膜上动脉的肠系膜上丛，节后纤维布于肠壁，内脏小神经起于 T_{10}、T_{11} 交感节，穿膈角而终于腹腔节，肠系膜下神经丛分布于结肠及直肠。胸椎关节错位，肠系膜下交感神经节前纤维受到严重压迫，神经功能低下，肠壁细胞处于迷走神经的过敏状态，对许多正常食物或某些刺激性食物显示过敏现象而致肠功能紊乱。俯卧冲压法及旋转分压法，可纠正胸椎关节错位，解除神经的压迫而使得胃肠功能紊乱得到有效的治疗。

● 例2 蓝某，男性，42岁。

主诉：反复腹痛伴背部酸痛4年余。

现病史：4年前，患者无明显诱因出现腹痛、腹胀，伴背部酸痛，在当地医院诊断为慢性胰腺炎，采用法莫替丁及中药等治疗，症状未见缓解。

现症见：腹痛、腹胀、时常泄泻，腰部酸痛。舌淡、苔薄白，脉沉弱。

查体：腹部肌肉稍紧张，上腹部压痛，无反跳痛。脊柱侧弯，T_6、T_7椎旁压痛明显，T_6、T_7棘突向右偏歪。

辅助检查：胸部正侧位DR片：T_6、T_7向右偏歪。

诊断分析：采用三步定位诊断法，明确诊断腹痛，病因分型为关节功能紊乱型。

治脊疗法：用摇腿柔腰法放松腰背部肌肉，再用侧卧摇按法及牵抖冲压法纠正关节错位，最后行针灸、微波、低频等理疗，

疗程及疗效：首次治疗后，患者腹痛及背痛明显减轻。治疗8次，患者腹痛、腹胀、泄泻、腰背痛等症状基本消失。嘱其坚持运用飞燕、拱桥等方法锻炼腰部肌肉。随访4年余，未见复发。

病案分析：T_6、T_7神经受压可能产生消化道的疾病，包括胃痉挛，消化不良，胃溃疡、胰腺炎等，该患者由于关节错位紊乱，导致交感神经兴奋而引起上述的症状。胸椎关节有胸、肋骨保护，稳定性较好，但长期的不良习惯亦可导致胸椎小关节的错位。

● 例3 曹某，男性，10岁，湖南衡阳人。

主诉：反复右侧腹痛2个月余。

现病史：2个月前，患者无明显诱因出现腹部疼痛呈阵发性，尤以夜间及晨起时加重，特地休学四处求医。近2个月来一直在湖南及广东等地10余家医院求治，诊断为"胃炎？胰腺炎？"，行腹部相关检查未见明显异常。经中西医药物治疗后，症状均无明显缓解。

现症见：腹部疼痛呈阵发性，腰背酸痛。舌淡红、苔薄白，脉弱。

查体：右腹部压痛，无反跳痛，L_1、L_2棘突间及椎旁压痛，L_1棘突左偏，L_2棘突右偏，左腿稍比右腿长，双下肢直腿抬高试验（−），加强试验（−），双侧股神经牵拉试验（−），双侧"4"字试验（−）。

辅助检查：腰椎正侧位片L_1椎体向左偏，L_2椎体向右偏。

诊断分析：采用三步定位诊断法，明确诊断为腹痛，病因分型为关节功能紊乱型。

治脊疗法：先用揉腿摇腰法放松腰背部肌肉，再用侧卧摇按法及俯卧牵抖冲压法纠正腰椎小关节错位，最后行针灸、微波等治疗。

疗程及疗效：首次治疗后，患者腹痛立即减轻。以后每日 1 次，前后共治疗 3 次后，腹痛消除，回湖南上学。随访 1 年余，未见复发。

病案分析：该患者腹痛，排除了胃肠等内科器质性病变，查体：L_1、L_2 棘突间及椎旁压痛，结合影像学表现，考虑脊柱关节错位，刺激交感神经导致的胃肠功能紊乱。

● 例4　刘某，女性，56 岁。

主诉：便秘 2 年余。

现病史：2 年前，患者出现便秘，胃镜、肠镜检查未见异常。长期服用泻药排便，继而又出现了胃肠功能紊乱，常感到腹部饱胀、嗳气。

现症见：大便干结，如羊屎状，2~3 日 1 次，伴有腹部饱胀、嗳气。舌红、苔厚腻，脉沉滑。

查体：腹肌紧张，无压痛、反跳痛，L_1~L_3 棘突及椎旁压痛明显，L_1~L_3 棘突左偏。

辅助检查：腰椎正侧位片：L_1~L_3 侧弯。

诊断分析：采用三步定位诊断法，明确诊断便秘，病因分型为关节功能紊乱型。

治脊疗法：用摇腿揉腰法放松腰部肌肉，侧卧摇扳法及牵抖冲压法纠正关节错位，最后行电针、微波等治疗。结合症状及舌脉，中医诊断为便秘，证属肠道腑实证，予小承气汤加减治疗。同时嘱其坚持运用飞燕、拱桥等方法锻炼腰部肌肉，

疗程及疗效：每日治疗 1 次，治疗 3 次后，患者诉不服用药物即可排便但稍干结。再治疗 7 次，患者便秘症状基本消失。随访 2 年余，未见复发。

病案分析：L_1~L_3 神经主要支配胃肠活动，故上腰段的错位可刺激交感神经，引起胃肠道的蠕动减慢，排空减少，故可出现便秘症状。根据患者错位类型，予侧卧摇扳法纠正旋转式错位，以恢复腰椎生理结构，消除对交感神经的刺激，从而缓解对胃肠蠕动的抑制，故便秘症状自然消除。

三、神经系统相关疾病

（一）脑震荡后遗症

脑震荡后遗症是指脑震荡经早期临床症状治愈后，仍出现反复的眩晕、头痛、恶心、呕吐、记忆力减退、疲乏、失眠、精神紧张、注意力不集中、健忘等

症状。

1. 病因病理。

目前认为脑震荡后遗症的出现可能是脑损伤的病理因素与患者的心理因素相互作用的结果，当我们排除了颅内器质性病变，而患者眩晕、头痛、恶心、呕吐、记忆力减退等症状未得到根本的解决时，多数人都认为这是心理因素造成的，简单地下了脑震荡后遗症而不去追究其具体的病变原因。脊椎病因学认为：患者在脑部受到外力损伤时，颈部也会受到挫伤或扭伤，导致颈椎各小关节错位，而目前医学界大多关注的是患者颅脑是否损伤，针对颅脑病变去治疗而忽略了颈部的损伤，致使许多患者脑部外伤后颈部损伤未得到及时的治疗，久之出现颈椎各小关节错位失稳，导致临床一系列脑震荡后遗症的发生。通过应用治脊疗法纠正颈椎各小关节错位，可使脑震荡后遗症得到根治。

2. 诊断要点。

（1）有明确的外伤史，经治疗后排除颅内器质性病变。

（2）由于颈椎不同节段的错位可出现头晕、头痛、耳鸣等症状，多伴有颈部酸痛不适等局部症状。

（3）颈椎横突触诊发现偏歪，局部发现结节、条索等阳性反应物，椎体附近压痛明显。

（4）X线、CT等发现颈椎存在错位征象，符合三步定位诊断。

3. 治脊疗法。

（1）正骨推拿法：根据颈椎的错位类型选用相应手法纠正错位椎体，多关节错位时，牵引下正骨法疗效较确切。

（2）理疗：可选用微波、激光、超声波等物理因子疗法治疗错位关节周围的无菌性炎症反应。

（3）水针疗法：治疗错位椎体周围的软组织劳损，有滑脱、失稳者，可行环形、半环形注射疗法帮助固定椎体，同时坚持练习颈椎保健操，以达到稳定颈椎的目的。

典型病例

● 例 黄某，男性，38岁，司机。

主诉：反复头晕1年余，加重伴双下肢乏力10日。

现病史：1年前患者因车祸治疗后出现头晕，双下肢乏力，在外院查头颅CT未见异常，诊断为脑震荡后遗症，予改善微循环、营养神经等治疗，症状可缓解。

现症见：10 日前上述症状加重并伴颈肩部疼痛，双下肢乏力，行走踩棉花感。

查体：颈椎生理曲度变直，前屈受限，C_1~C_3、C_6 右棘突间及椎旁压痛，叩顶试验（+），双侧臂丛神经牵拉实验（-），双侧霍夫曼征（+），双膝反射、双跟腱反射亢进。

辅助检查：颈椎 MRI 示 C_3/C_4、C_4/C_5、C_5/C_6 椎间盘向后突出，以 C_3/C_4 椎间盘为著，硬膜囊受压变形，继发性椎管狭窄，最窄处 8.6mm，脊髓受压。颈椎 X 线片示 C_5、C_6 反弓，C_1~C_3 双边征，寰齿间隙不等宽，右宽左窄。

诊断分析：采用三步定位诊断法，明确诊断为混合型颈椎病，病因分型为关节功能紊乱型。

治脊疗法：先放松颈肩部肌肉，予仰头摇正法纠正上颈段小关节错位，牵引下正骨法纠正反弓段。再予针灸、微波等治疗。嘱其行米字功、颈肌抗阻力训练等自主功能锻炼，同时采用颈椎保健枕。

疗程及疗效：每日治疗 1 次，治疗 20 次后，患者头晕、肩部疼痛及双下肢乏力基本消失。嘱其继续采用颈椎保健枕及坚持颈椎功能锻炼。随访 4 年余，未见复发。

病案分析：本病例患者以反复头晕，双下肢乏力为主要症状，既往有车祸病史，在外院检查排除头颅病变，诊断为脑震荡后遗症。但患者病情加重，根据脊椎病因学理论，考虑颈椎挥鞭伤，结合颈椎 MRI 及 X 线诊断明确。外伤不仅能导致颅脑、内脏等损伤，脊柱小关节错位亦是经常发生的，由于当前缺乏对脊椎小关节错位的诊断及治疗，因而常常被误诊为外伤而引起的后遗症。

（二）神经性头痛

神经性头痛主要是指紧张性头痛、功能性头痛及血管神经性头痛，多由精神紧张、生气引起，主要症状为持续性的头部闷痛、压迫感、沉重感，有的患者自诉为头部有紧箍感。大部分患者为两侧头痛，多为两颞侧、后枕部及头顶部或全头部。头痛性质为钝痛、胀痛、压迫感、麻木感和束带样紧箍感。

1.病因病理。头痛的病因十分复杂，头颅有丰富的神经、血管，疼痛感觉灵敏。脊椎病亦是头痛的常见病因之一，但由于当前医学缺乏脊椎病因的认识，故常常被忽视。特别是年轻人，因为当前对脊椎病的认识大多停留在骨质增生、椎间盘突出等阶段，故必须强调颈椎小关节错位是引起头痛的常见病因之一。在诊断之前，必须排除颅内器质性病变引起的头痛，血管神经性头痛具有时好时发、时轻时重的特点，与器质性病变引起的持续性、进行性加重相区别。血管性头痛呈跳痛性质，神经性头痛常为麻木、串通或胀麻感为主。脊椎病因学认为：①以前额、框区或前头痛为主者，常为枕寰关节或 C_1~C_4 多关节错位引起的。前额及框区属三叉神经支配，三叉神经感觉核是脊髓后角的直接延续，尤其是脊髓束位于第 2 颈髓以上，故枕寰关节错位时可因脊膜的牵引而刺激到三叉神经脊髓束。同时三叉神经比颈神经更敏感，故每当颈椎关节错位时，即引起头痛发作，若错位部位及方向固定，则疼痛发作的部位及性质不变。如多关节错位，则症状可出现更广泛的头痛。②以一侧或双侧头痛或以枕部麻痛为主者，常为 C_2、C_3 或 C_3、C_4 椎小关节错位。颈神经丛由 C_1~C_4 颈神经组成，除纯运动神经的枕下神经外，大部分均含感觉纤维，耳大神经及枕小神经分布于耳区皮肤及枕部，枕大神经及第 3 枕神经分布于深部颈肌穿过头夹肌及斜方肌到达上项线的枕部皮肤，故 C_2~C_4 关节错位可引起颅外性头痛。③血管性头痛是以跳痛或灼痛为表现，颈椎钩椎关节错位，刺激交感神经而引起剧烈的头痛。颈交感神经的颈上节、颈中节及颈下节附于颈椎横突的前方，尤其钩椎关节错位，容易损伤窦椎神经，该神经含交感神经纤维，故易引起交感神经兴奋或抑制，而使头、脑及上肢血管舒缩功能障碍而出现灼性神经痛或血管性头痛。

2. 诊断要点。

（1）头痛，以一侧、前额或后枕部等为主，排除颅脑、血液、鼻窦、眼睛等疾病引起的头痛。

（2）伴随颈部疼痛不适，颈椎横突偏歪，局部有结节、摩擦音等阳性反应物，局部压痛明显。

（3）X 线片、CT 等提示寰枕关节、寰枢关节等上颈椎关节错位，符合三步定位诊断。

3. 治脊疗法。

（1）正骨推拿法：采用仰头摇正法、低头摇正法等纠正上段颈椎关节错位。

（2）理疗：可选用微波、激光、超声波、针灸等治疗错位关节周围的无菌性炎症反应。

（3）水针疗法：治疗错位椎体周围的软组织劳损帮助固定错位的椎体，同时坚持练习颈椎保健操，以达到稳定颈椎的目的。

典型病例

● 例1　肖某，男性，28 岁，从事电子商务工作。

主诉：左侧头痛 1 年余。

现病史：1 年前，患者突发左侧头痛，呈搏动样，伴有恶心，汗出。于广州市多家医院诊断为"偏头痛"，予舒马曲普坦等药物治疗，症状时轻时重。

现症见：左侧头部疼痛，呈搏动样，恶心呕吐，在精神紧张的状态下头痛明显，难以入眠，烦躁不安，伴颈肩部疼痛。舌红、苔黄，脉弦数。

查体：颈部活动受限，以前、后屈曲为主，颈肩部及棘突旁广泛压痛，C_1~C_2横突右旋，C_3前滑脱，右侧乳突前茎突下可触及硬结。

辅助检查：颈椎张口位，寰齿间距不同等宽，右宽左窄，C_3前滑脱，颈椎后下缘可见骨质增生，颈椎正侧位片 C_1~C_2 棘突向右偏。

诊断分析：采用三步定位诊断法，明确诊断为交感型颈椎病，病因分型为关节功能紊乱型。

治脊疗法：先放松颈肩部肌肉，用仰头摇正法纠正 C_1、C_2 关节错位，再牵引下正骨纠正 C_3 滑脱，后用电针微波等治疗。结合症状及舌脉，中医诊断为头痛，证属肝火上炎，予龙胆泻肝汤加减治疗。同时嘱其练习米字功、问号功等加强颈部肌肉力量。

疗程及疗效：每日 1 次，经 3 次治疗后，患者头痛明显减轻。后配合水针疗法、颈椎保健操及采用颈椎保健枕，前后共治疗 10 次，头痛基本消失。嘱其继续进行颈椎保健操锻炼及采用保健枕。随访 2 年余，未见复发。

病案分析：交感神经的颈上节、颈中节或颈下节紧附于颈椎横突的前方，尤其关节错位或侧摆，容易损害窦椎神经，该神经含交感神经纤维，易引起交感神经兴奋，椎体侧摆，则使一侧头、脑及上肢血管舒缩功能障碍而出现偏头痛，纠正关节错位即可治愈。同时颈椎滑脱易引起病情反复，故待症状稍缓解后即刻用水针疗法以巩固疗效，平时的颈椎保健锻炼亦是根治的关键。

● 例 2　夏某，女性，50 岁。

主诉：右侧面部疼痛 1 年余。

现病史：1 年前，患者无明显诱因下出现右侧面部疼痛，呈刀割样疼痛，受外界环境寒冷刺激，疼痛明显，曾在当地医院诊断为三叉神经痛，予卡马西平、甲钴胺等药物治疗，症状稍好转，但仍有阵发性疼痛。

现症见：右侧面部疼痛，呈阵发性疼痛，发作时可见面肌抽搐，偶有流泪。舌红、苔黄腻，脉弦滑数。

查体：右面颊部粗糙，肤色较暗，颈部僵直，活动明显受限，C_2~C_4 棘突间及椎旁压痛，叩顶试验（－），双臂丛神经牵拉试验（－）。

辅助检查：颈椎 X 线片示寰齿间隙不等宽，C_3 双凸征。

诊断分析：采用三步定位诊断法，明确诊断为面痛，病因分型为关节功能紊乱型。

治脊疗法：先放松颈肩部肌肉，仰头摇正法及低头摇正法纠正颈椎关节错位，最后行针灸、微波等治疗，予甲钴胺营养神经。结合症状及脉象，中医诊断为面痛，证属痰热上扰，予龙胆泻肝汤加减治疗。并嘱其练习米字功、问号功等加强颈部肌肉力量。

疗程及疗效： 每日 1 次，首次治疗后，患者面肌抽搐明显减轻。前后治疗 13 次后，患者面部疼痛基本消失。并嘱其坚持加强颈部肌肉的功能锻炼。随访 1 年余，未见复发。

病案分析： 三叉神经痛与颈椎退行性变、椎间关节错位相关。三叉神经脊束核，由延髓至颈髓，颈椎骨关节错位直接或间接刺激三叉神经，导致出现面部疼痛、面肌抽搐、流泪等表现，所以纠正关节错位可改善三叉神经痛的症状。

● 例 3 李某，女性，38 岁，江西人。

主诉： 双侧面部疼痛 7 年余。

现病史： 7 年前患者因右侧面瘫治愈后出现双侧面部疼痛、麻木，到上海、北京等多家医院治疗，诊断为面瘫后遗症，予激素、营养神经、针灸等治疗，症状未见缓解。2 年前，患者面部疼痛、麻木持续加重，继而出现右手背部疼痛、麻木，由于疼痛麻木难忍，患者时常用手指抓破面颊及右手背，当地医师诊断为抑郁症，予黛力新等抗抑郁药物治疗，患者拒绝服用。

现症见： 双侧面部及右手背多处抓破伤害痕及疼痛麻木，颈背部酸痛。舌红、苔黄腻，脉弦滑。

查体： 颈椎活动受限，以左、右旋转受限明显，颈肩部广泛压痛，以 C_1、C_2 尤甚，局部可触及硬结及条索，触诊双侧横突发现 C_1 左旋，叩顶试验（−），双侧臂丛牵拉试验（−）。

辅助检查： 颈椎张口位 DR（图 5-11、图 5-12）示寰齿间隙不等宽，左侧稍变窄，侧位片示颈椎生理曲度变直，C_1 棘突可见"双突"征象。

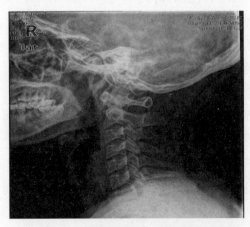

图 5-11 颈椎侧位片示生理曲度变直

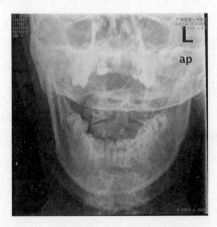

图 5-12 颈椎张口位示寰齿间隙不等宽

诊断分析：采用三步定位诊断法，明确诊断为面痛，病因分型为关节功能紊乱型。

治脊疗法：先采用龙氏推拿手法点法、按法、揉法使颈肩部肌肉放松，特别是寰枕关节处的肌肉，后予龙氏仰头摇正法纠正寰枕关节及寰枢关节错位、牵引下正骨法纠正颈轴变直，再予激光、微波、针灸等治疗，并予甲钴胺营养神经。根据症状及舌脉，中医诊断为面痛，证属痰热上扰，予龙胆泻肝汤加减治疗。同时嘱其练习米字功、问号功等加强颈部肌肉力量。

疗程及疗效：每日治疗 1 次，首次治疗后，患者面部及右手背疼痛明显减轻。5 次治疗后，患者面部及手背麻木疼痛基本消失，后枕部仍见绷紧疼痛感，在原来治疗的基础上加用小针刀松解治疗，5 日治疗 1 次，共治疗 2 次。患者前后共住院治疗 15 天，患者面部、手背疼痛麻木及颈肩部疼痛基本消失。随访 1 年余未见复发。

病案分析：面瘫患者可能伴随上颈段关节错位，该患者面瘫虽治愈了，而上颈段椎小关节错位未能及时调整，刺激颈上交感神经节，继而出现面部及手背疼痛麻木等神经功能紊乱的现象，经过调整上颈段关节错位即可治愈。

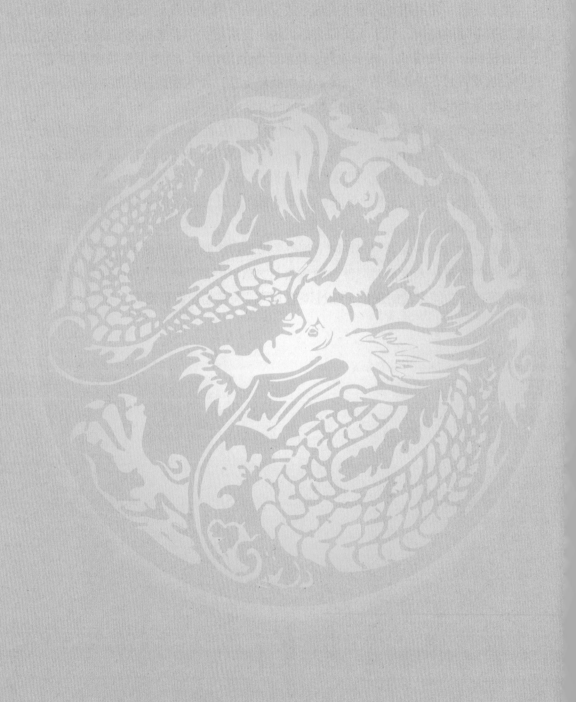

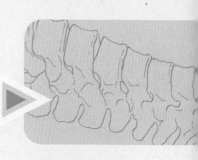

第六章 ▶

功
法

第一节
为何要练习功法

做一名推拿医生要讲"功力"。我们发现有这样的一些人，他们一身理论，治疗效果却不行，经常感到心有余而力不足。究其原因，是他们的功力达不到他们认知水平的高度，空有一身好"武艺"，却没有一身好"功夫"。他们不是自身的理论水平不高，而是在理论之外的功夫不够，真是令人惋惜。如果想提高，不妨换个角度，在钻研理论的同时，把自己的身体状态调整好，或许会更高效地胜任工作。而有些患者则发现：同样的技术，怎么老师做的就是比学生做的更有效果，难道老师留了一手没有教吗？不是的，是因为老师的功力深厚，而学生的功力浅薄。功力大的治疗量就大，而且到位；功力小的治疗量就小，而且不到位。还有一些现象，有些人理论强，技术操作熟练，但是治疗效果一般，不过在他们的指导下，别人做起来效果却很好。什么问题？还是功力问题，他们仅理论强而功力却太弱了。功力真的会影响我们的日常工作吗？

不知大家在临床工作中有没有发现以下这些问题。

（1）做推拿治疗很累，一天下来腰酸背痛，骨头都快散架了。

（2）做推拿这个行业几年，发现躺在治疗床上的患者，其实他们的症状比你还轻，有时在想，躺在上面的应该是自己而不是患者。

（3）患者块头不大，而你却不够力气去给他们做治疗，动不动就气喘吁吁。

（4）因为劳累，所以亚健康很严重，未老先衰，明明年纪未到，白头发，色斑，皱纹开始慢慢出现，一句话，早衰了。

（5）连续推拿治疗两三个患者就累得半死。

（6）自己运用手法的效果不好。学习了很多好的手法，回来之后，做起来效果好像不怎么样，有时真的怀疑那些好的手法是不是吹牛。

（7）工作是件辛苦的差事，一上班就感觉到累。

同时，我们又发现以下这些问题。

（1）做推拿治疗不累，很轻松地就可以应对，偶尔出现做得太多了，会有点疲劳。

（2）做推拿治疗这行几年，发现身体越来越好了。

（3）比你块头大的患者，做起来一样轻松自如。

（4）工作比较辛苦，但是相貌衰老得很慢，和同龄人站在一起，明显比他们年轻，好像越活越年轻。

（5）连续推拿治疗三五个患者也不觉得累。

（6）学了好的手法以后，回来一用就灵，几乎做到手到病除。

（7）工作是件快乐的事情，从早忙到晚都是精力充沛，心情舒畅。

是什么原因造成了相似的医学理论，相同的工作环境，相似的体形，相近的饮食营养，大家的治疗效果却不一样？有些人做的治疗效果好，有些人做的治疗效果差，这就是大家功力不一样的结果。医学发展到现在，我们在重视理论和操作研究的同时，一定要同样重视个人功力的问题，而提升功力就必须有好的功法去练习，才能提高功力。而且对自己的身体也好，越工作越快乐，越年轻。

俗话说："学艺不练功，终究一场空。"

手法的操作，大多使用巧劲，运用"四两拨千斤"的原理，学会"借力"。如果操作者连"四两"的力气都没有，那是空有一身技艺而无用武之地。手无缚鸡之力，你还谈什么上场操作呢？手法操作的精髓都在于"巧"力的运用。但操作者本身还是要有一定的功力，简单来说就是要有一定的臂力、指力和腰腿力。臂力和指力的训练方法有很多，我们在这里只介绍其中最有效的几种，其他的方法教科书已经重复提到了，看看了解一下就行了。我们介绍的俯卧功，能在短时间内迅速提升臂力，而且简单有效。但是光有上肢的力量还不行，练过武术的人都知道，人体的力量之根在下盘（即脚下），所以还要练好下盘的功夫，否则你很难拥有好的力量和持久力。在这里我们介绍面壁功和贴墙功。另外，手法的操作也要求手指有很好的灵敏度。所以，在力量训练之余还要增加触诊灵敏度训练。

一、俯卧功

本功法除了迅速增加臂力之外，还可以增加全身肌肉的韧性及抗击打能力。坚持训练一两个月，臂力能比原来倍增。本功法练习简单，越是基本功越是简单，所以大家不要小看。

本功法练习要点

1. 十指着地，形似做俯卧撑，双掌距离与肩同宽（图 6-1），双臂弯曲 90°，双脚脚尖点地，全身肌肉挺直绷紧，注意臀部不能上翘。

2. 腹式呼吸，吸气时鼓起腹部，呼气时收缩腹部，呼吸节奏均匀，呼吸时间绵长均匀，鼻孔不能有明显的气流感。用这种方式练习，就把一个普通的力量练习，上升到内功练习的层次。

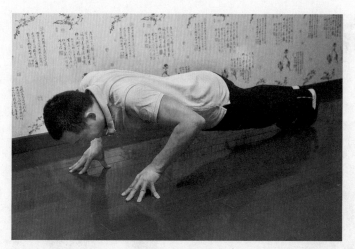

图 6-1 俯卧撑

3. 窍门。第一次练习时，心中默念数字，大约 1s 一个数字。如果数到 30 次是你的极限，一定要咬紧牙关，再坚持 3~5 次。也就是说，你第一次的练习做了35 次，休息一会之后，你今天的所有练习就一定要达到 35 次，不能少，也没必要超过。2~3 日增加 1 次，坚持 1~2 个月，你的臂力一定会增长许多。同时，你会发现当你收缩全身的肌肉，全身肌肉好像充满气体的轮胎，结实而有弹性，并且呼吸也比平时平缓深长了许多。平时，我们发现有些人坐着不动，也能明显感觉甚至听到他们的呼吸声，这是肺部功能减弱，肾虚（肾不纳气）的表现。

二、面壁功

面壁功可以快速提升腿部、背部肌群的力量。因为要蹲下，所以要穿宽松的衣裤和平底鞋，不要在饭后一两小时内练习，以免蹲下时压得肚子难受。练习时选一面直立的墙脚裙边较薄的墙，面墙而立，两脚平行与肩同宽，脚尖轻触墙壁（图 6-2）。心情放松，呼吸调匀，蹲下时，缓缓吸气，用逆腹式呼吸（吸气时缓缓收腹，呼气时缓缓把肚子鼓起，此法与腹式呼吸相反）。头面部向墙，不要因为有难度而侧向一边。双手自然垂于身体两侧（图 6-3），下蹲时正好吸完一口气。呼气时，缓缓站起，站直时正好呼完一口气。注意整套动作手不能触摸任何东西，不能借力。次数不限，当能连续做 20 次的时候，两脚间距离缩小一个脚掌宽度继续练习，直到两脚并立下蹲（图 6-4、图 6-5），如能做到这一步，则本功法大功告成，以后就只练这一式即可。

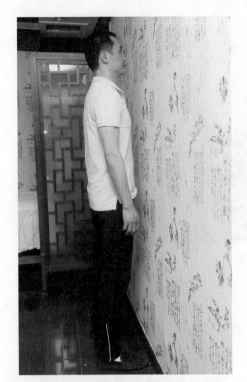

图 6-2　双脚与肩同宽面壁站立

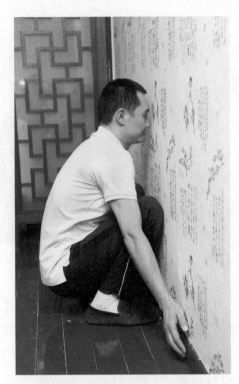

图 6-3　双脚与肩同宽面壁下蹲

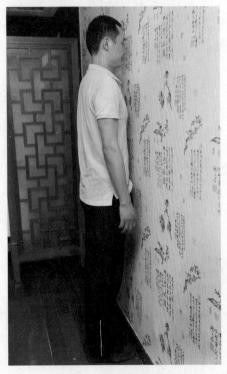

图 6-4　双脚并拢面壁站立

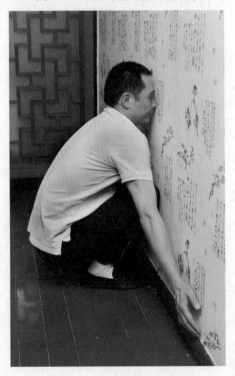

图 6-5　双脚并拢面壁下蹲

三、贴墙站桩

这个功法非常简单实用，不用配合呼吸，可以随时随地练习，而且效果非常快，可以短时间内就练得下盘有力。练习时，找一面墙或门，直立的柱子或者树木都可以，背墙而立，背部贴墙，双脚向前移动，身体下坠如悬空坐在凳子上（图6-6）。要点是全身放松，背紧贴墙，大腿与小腿夹角和小腿与地面的夹角都呈90°。

四、触诊灵敏度训练

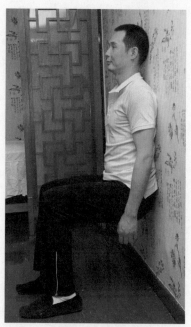

图6-6　贴墙站桩

触诊是门功夫，需要手指有非常好的灵敏度，所以需要平时反复地练习、不断积累经验才能提高。首先，熟悉人体各部位的解剖结构和相互的联系，如果有条件还可以多看、多触摸人体骨骼和肌肉。熟记骨骼形态和附着的肌肉起止部位、走向及功能。其次，是手指灵敏度的练习。这里介绍几种简单方法：①一有空就触摸自己腕关节的骨骼、肌腱、血管，体会其区别。②触摸麻将牌，读出每一张麻将牌上的点数等内容。③把一串长的佛珠压在不要太厚的棉被下，用手隔着被子触摸佛珠的凹凸感、饱满感、歪斜感，就如触摸脊椎棘突一样。④棉布下放置形状不同的金属丝，触摸分辨出其形状，练到一定程度时改为稍粗的形状各异的棉线，分辨出其形状。练到最高水平时，在极薄的丝绸下面放置头发，能摸出头发的位置及走向。当然，最好的方法是遇到患者的时候，首先用心触摸脊椎一遍，细心体会，及时与患者沟通了解痛点及指下的异常，患者有什么样的感觉，并记住这些感觉，日积月累，功到自然成。

患者功法训练

患者经过治疗后，如果平时再加强功能训练，可以促进机体的康复和防止复发。

一、颈部功能训练

（一）米字功

"米"字书写有 8 个方向，用到颈部运动中则可以锻炼颈部 8 个方向的肌肉。颈椎四周的肌肉韧带劳损后，四周力量平衡被破坏，造成颈椎关节周围肌张力不平衡，而使小关节紊乱错位。米字功非常简单，就是头部分别向前、后、左、右，左前，右前，左后，右后 8 个方向低头仰头。动作要点：①做每个动作的过程中颈部肌肉要绷紧。②每做完一个动作头部必须回到正中位置才能做下一个动作，每一个动作幅度尽量要大。本功法可重复多次练习。

（二）回头望月

这也是很简单的动作。挺胸抬头，眼平视前方，然后身体不动，头部左转到尽头，眼望左后方，然后回到正中，再向右转到尽头，眼望右后方，回正头部。重复多次练习，一般每次练习不超过 1min。

（三）扳颈功

本功法具有增强颈部肌肉力量及按摩的作用。

挺胸抬头目视前方，头转向左侧，左手掌从颈后用力扳住右侧颈部不动，（图 6-7），然后头向右侧用力扭转过去。如此重复 5 次，换成相反方向，头转向右侧，右手掌从颈后用力扳住左侧颈部不动（图 6-8），然后头向左侧用力扭转过去。如此亦重复 5 次，这样为一组，有时间可多做几组。

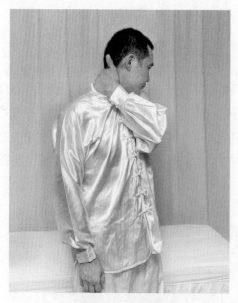

图 6-7　左扳颈

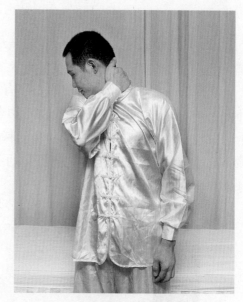

图 6-8　右扳颈

（四）抗衡米字功

　　本功法是米字功的延续，它在米字功的每个动作都加上对抗的力，例如向前低头时，用双手掌抵住下颌，用一定的力量向头后方用力推，即与低头方向相反对抗用力（图 6-9）。当向后仰头时，双手抱头枕部，向头前方用力，与仰头相对抗（图 6-10）。其他以此类推。

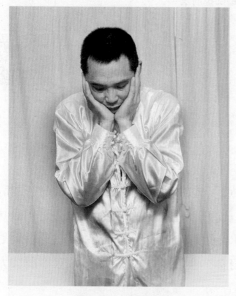

图 6-9　低头抗衡

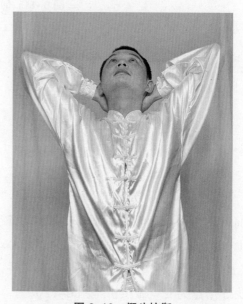

图 6-10　仰头抗衡

（五）颈椎生理曲度训练

颈椎的生理曲度训练常用的方法有两种，一种是睡竹筒（或可乐瓶），即仰卧床上，去枕，颈椎后面放一个用毛巾包裹的竹筒（平放桌面与拳头等高）或可乐瓶做枕头，一般在每日中午和晚上睡觉前练习 30~60min 即可；另一种方法是颈部拉筋法，即仰卧床上，把肩胛骨的一半伸到床沿，双手尽量向后伸展，头部自然下垂 5~8min（图 6-11）。

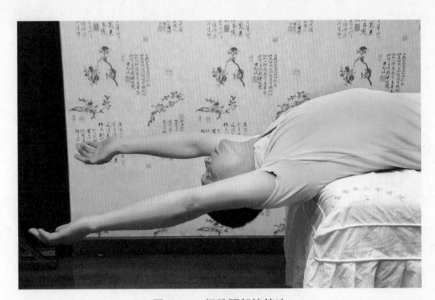

图 6-11　仰卧颈部拉筋法

二、腰背部功能训练

（一）拱桥

拱桥的练习方法有两种，一种是"三点"式拱桥，一种是"五点"式拱桥，前者的练习难度较大，锻炼的肌肉也较多。"三点"式拱桥的练习方法是仰卧床上，双脚收缩与床面呈 90°，然后以双脚掌及头为支点身体向上拱起如拱桥状。"五点"式拱桥方法似"三点"式拱桥，身体向上拱起时以双脚掌、双手肘尖及头 5 个点为支点做拱桥（图 6-12）。

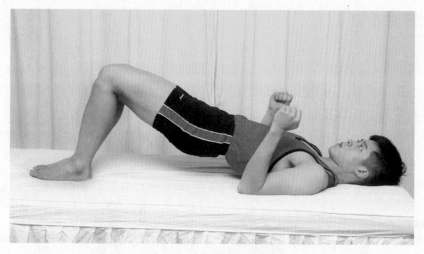

图 6-12 "五点"式拱桥

（二）飞燕

身体背向上平卧床上，以腹部为支点，身体向后反弓挺起。要点是头尽量向后仰起，四肢伸直尽量向后抬起（图 6-13）。

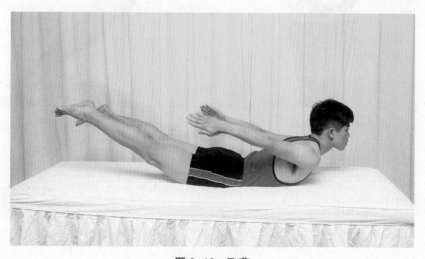

图 6-13 飞燕

（三）面壁下蹲

见本章第二节的第二部分面壁功，训练动作相同，只是不用配合呼吸。

（四）悬吊功

形似吊单杠，找一个距离地面约一人伸直双手高度的横杆，如单杠，篮球架等，双手抓住横杆，除双手抓住横杆要用力外，身体其余部位完全放松，借重力作用自然下垂，特别是脊椎更是要放松，同时屈曲双膝关节后用力向下向后蹬直双下肢，这个方法可以起到一个很好的牵引和拉伸身体肌肉韧带和关节的作用（图6-14、图6-15）

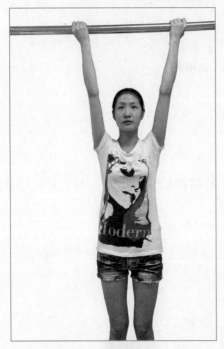

图 6-14 垂直悬吊

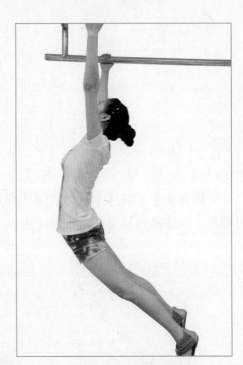

图 6-15 后蹬悬吊

三、肩部功能训练

（一）肩三角肌前侧肌、胸大肌功能训练

找一个重量较重的床、桌子或沙发等物品，身体面向它，以一侧肘关节内侧贴紧它，用约五成的力向前推，每次20~30s（图6-16）。然后换另一只手重复此动作。次数不限，量力而行。

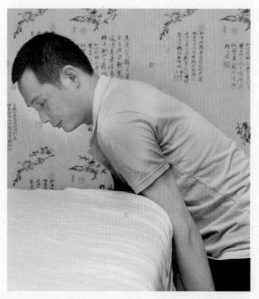

图 6-16　肩三角肌前侧肌、胸大肌功能训练

（二）肩三角肌内侧，棘上肌，棘下肌，大、小圆肌功能训练

身体上身挺直，左手伸直水平屈曲置于身体右侧，右手抵住左肘关节上部，然后左手向左、右手向右以五成的力向相反方向对抗用力，每次 20~30s（图 6-17）。放松换右手重复这个动作。次数不限，量力而行。

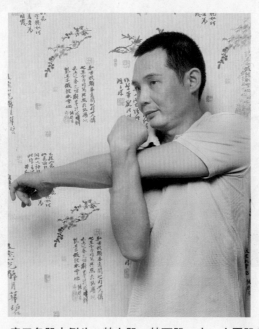

图 6-17　肩三角肌内侧头，棘上肌，棘下肌，大、小圆肌功能训练

（三）肩三角肌后侧肌、背阔肌功能训练

身体面墙而立，脚尖离墙约 30cm，举起左手，以肘尖贴墙，用五成的力向墙面用力，每次 20~30s（图 6-18）。换右手再重复此动作。次数不限，量力而行。

（四）肩部拉筋

找一门框，双手伸直扶住两边的门框，双脚一前一后呈弓步。前腿屈膝，膝盖不过脚尖；后腿绷直，脚跟着地，不可抬起。身体尽量与门框平行，头伸直（图 6-19）。10min 后换另一只脚在前，重复此动作。一般肩部有问题的人一开始做不到 10min，所以开始练习时要循序渐进，次数不限，量力而行。

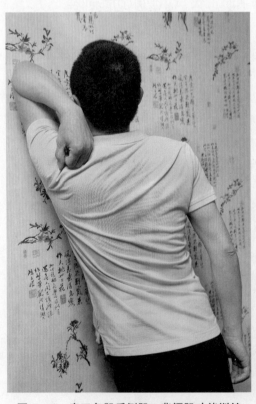 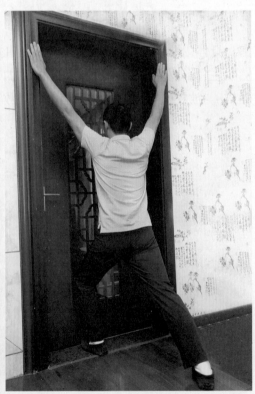

图 6-18　肩三角肌后侧肌、背阔肌功能训练　　　　图 6-19　肩部拉筋

四、膝关节功能训练

（一）股四头肌训练

找一高度适宜的座位，放一个沙包在脚背，练习时，交替伸直双腿（图6-20），每次3~5min。

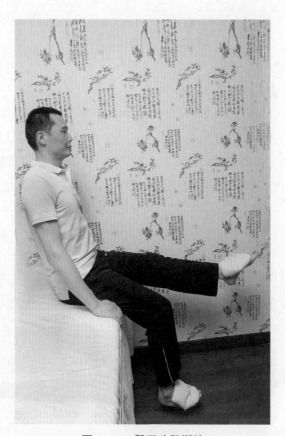

图 6-20　股四头肌训练

（二）仰卧位踩单车

仰卧床上，左、右膝关节交替屈曲，伸直，在空中做踩单车动作（图6-21），每次3~5min。

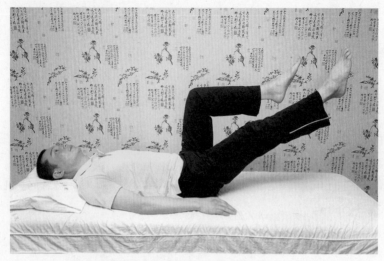

图 6-21　仰卧位踩单车

（三）仰卧位直腿抬高

仰卧床上，左腿伸直抬高呈 30°~45°，停在空中，累了就放下；换右腿伸直抬高呈 30°~45°，停在空中，累了就放下（图 6-22）；双腿同时伸直抬高呈 30°~45°，停在空中，累了就放下。时间不限，循序渐进，量力而行。

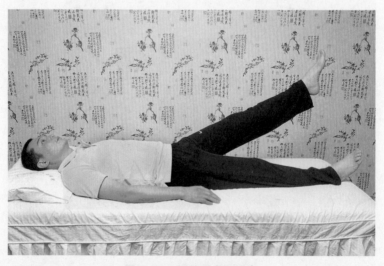

图 6-22　仰卧位直腿抬高

（四）贴墙站桩

见本章第二节的第三部分贴墙站桩，训练动作相同。

五、晨起脊椎稳定舒展训练

人在睡了一整晚后，肌肉、韧带处于松弛状态，部分小关节对位也不是太好，人体的阳气还未完全升起，若急忙起床则易影响阳气的生发而整天精神不佳，还可能导致一些小关节紊乱。此时若"赖床"几分钟，在床上做做脊椎关节的舒展训练，则可保一日精力充沛，提高工作效率，具体如下。

1. 手拍阳经：第一步，平卧床上，以左手巴掌拍打右手的三焦经络，从肩膀开始循经到手背拍打3遍；同样的方法以右手拍打左手的三焦经3遍（图6-23）。第二步，平卧屈膝，用双手巴掌拍打下肢的少阳胆经，从足部开始循经到髋背，重复拍打3遍（图6-24）。

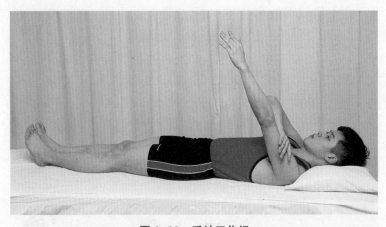

图 6-23　手拍三焦经

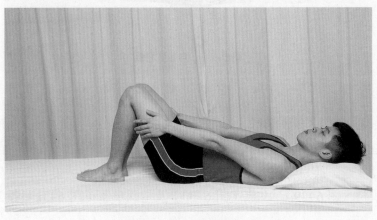

图 6-24　手拍胆经

2. 平卧,双下肢并拢伸直,双手十指相扣向前伸直与床面呈 90°,并向左摆带动上身转动,手触及左侧床面后再向右摆,带动上身转动至手能触及右侧床面,重复 3 遍(图 6-25、图 6-26)。

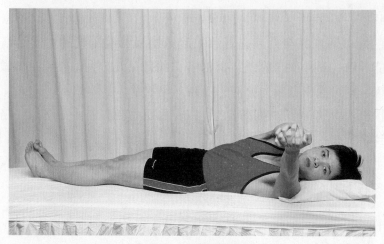

图 6-25　伸上肢左摆

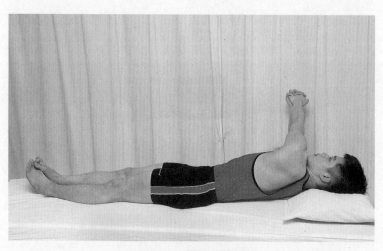

图 6-26　伸上肢右摆

3. 平卧,双手伸直放身旁,左下肢伸直,右下肢伸直并抬起(角度越大越好),向左摆带动腰转动,右脚能触及左侧床面后再向右摆,至右脚能触及右侧床面,重复 3 遍。换另一侧脚同样方法重复 3 遍(图 6-27、图 6-28)。

4. 做拱桥(图 6-29)、飞燕(图 6-30)及空踩单车(图 6-31)各 3 遍。

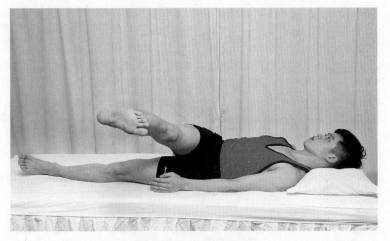

图 6-27　伸下肢左摆

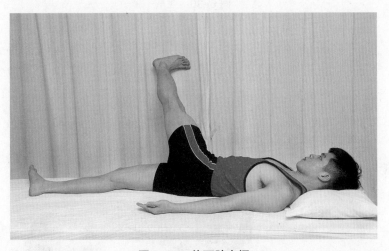

图 6-28　伸下肢右摆

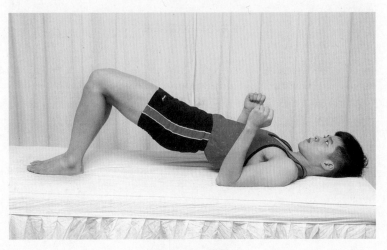

图 6-29　拱桥

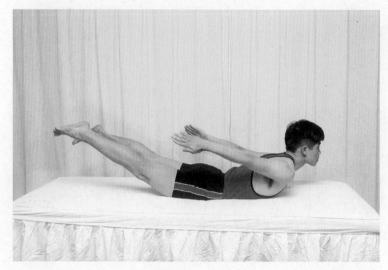

图6-30　飞燕

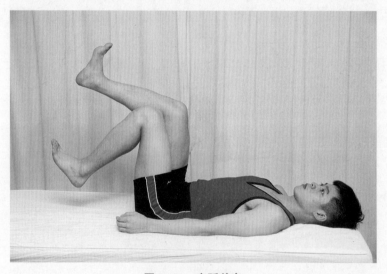

图6-31　空踩单车

参 考 文 献

薄智云，1999．腹针疗法［M］．北京：中国科技出版社．

伯格曼，彼得森，2013．美式整脊技术：原理与操作［M］．王平，译．天津：天津科技翻译出版有限公司．

程海英，2008．火针疗法在针灸治疗中的应用［J］．北京中医药（11）：853-855．

董福慧，2002．皮神经卡压综合征［M］．北京：北京科技出版社．

段俊峰，魏征，2012．脊椎病因治疗学［M］．北京：人民军医出版社．

范刚启，符仲华，2005．浮针疗法及其对针灸学发展的启示［J］．中国针灸，25（10）：733-734．

符仲华，2011．浮针疗法治疗疼痛手册［M］．北京：人民卫生出版社．

郭义，2013．中医刺络放血疗法［M］．北京：中国中医药出版社．

贺普仁，2004．火针的机理及临床应用［J］．中国中医药，10（10）：20-23．

贺普仁，2013．针灸三通法临床应用［M］．北京：人民卫生出版社．

黄真，1999．澳式手法治疗下腰痛［J］．中国康复医学，14（2）：71．

李树香，2012．刺络放血疗法临床应用述评［J］．中医学报（06）：778-780．

李雁雁，2013．美式整脊疗法［M］．北京：求真出版社．

李义凯，2001．脊柱推拿的基础与临床［M］．北京：军事医学出版社．

李志明，孟庆才，2010．小针刀作用机理的研究进展［J］．新疆中医药（04）：85-87．

刘百生，夏义仁，2011．火针疗法的作用机制探讨［J］．中外医学研究（05）：105-106．

刘绍敏，尤柱，董宝强，2014．针灸配合拉伸治疗颈性眩晕疗效观察［J］．中华中医药学刊，32（4）：755．

龙层花，2012．脊椎病因治疗学［M］．北京：世界图书出版公司．

石学敏，2006．针灸学［M］．北京：中国中医药出版社．

王芳，2014.《黄帝内经》刺络放血应用研究［D］．广州中医药大学．

王和鸣，2007．中医伤科学［M］．北京：中国中医药出版社．

魏征，1992．脊椎病因治疗学［M］．中国香港：商务印书馆．

许广喜，2011．刺络放血结合针刺治疗腰椎间盘突出症［J］．当代医学（17）：

158-159.

张和华，王晴，袁军，2009. 微波治疗仪的研究和应用新进展 [J]. 中国医学装备（03）：53-57.

张乐，杨杨，2009. 普拉提理论的构建 [J]. 体育世界. 学术（6）：8-9.

张玲玲，王刚，董宝强，2014. 针刺配合循经筋拉伸治疗膝骨性关节炎临床疗效观察 [J]. 辽宁中医药大学学报，16（8）：144-145.

张维杰，彭怀晴，蓝巍，2012. 物理因子治疗技术 [M]. 武汉：中国中医药出版社，华中科技大学出版社.

张义，郭长青，2010. 针刀治疗软组织疾病的理论依据及其效应 [J]. 中国组织工程研究与临床康复（24）：4520-4523.

张义，权伍成，尹萍，等，2010. 针刀疗法的适应证和优势病种分析 [J]. 中国针灸（06）：525-528.

钟士元，2011. 脊柱相关疾病治疗学 [M]. 广州：广东科技出版社.

朱汉章，2007. 小针刀疗法 [M]. 北京：中国中医药出版社.